W0264052

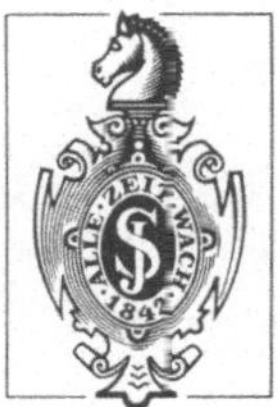

ALLE ZEIT WACH
S
1842

Impuls-cytophotometrie

Herausgegeben von M. Andreeff

Mit 97 Abbildungen

Springer-Verlag Berlin Heidelberg GmbH 1975

Internationales Symposion im Deutschen Krebsforschungszentrum
in Heidelberg 1973

Dr. Michael Andreeff
Medizinische Universitätsklinik, 6900 Heidelberg, Hospitalstr. 3

ISBN 978-3-540-07035-1   ISBN 978-3-642-66011-5 (eBook)
DOI 10.1007/ 978-3-642-66011-5

Library of Congress Cataloging in Publication Data. Main entry under title: Impulscytophotometrie. „Bericht des 1973 im Deutschen Krebsforschungszentrum Heidelberg abgehaltenen internationalen Symposions." Bibliography: p. Includes index. 1. Tumors--Diagnosis--Congresses. 2. Cytophotometrie--Congresses. I. Andreeff, M., 1943- ed. RC255.146 1974 616.9'92'0754
74-22392

Vorwort

Die in diesem Band zusammengefaßten Vorträge des 1973 vom Herausgeber veranstalteten Symposiums geben einen Einblick in die Grundlagen und Anwendungsmöglichkeiten der Impulscytophotometrie.

Die Methode der Durchflußcytophotometrie stellt den derzeitigen Abschluß der von Caspersson inaugurierten Cytophotospektrometrie, d.h. der Messung von Nucleinsäuren und anderen Zellinhaltsstoffen innerhalb intakter Zellen, dar. Caspersson bestimmte den Gehalt einzelner Zellen an Desoxyribonucleinsäure und Ribonucleinsäure durch Messung ihrer Absorption von monochromatischem, ultraviolettem Licht. Die theoretische Grundlage hierfür lieferte das Bouguer-Lambert-Beer'sche Gesetz.

Die von Feulgen, Rossenbeck und Voit entwickelte spezifische Farbreaktion auf DNS ermöglichte die Verlegung der Absorptionsmessungen in den sichtbaren Spektralbereich. Dadurch konnten Pollister und Moses und in Deutschland besonders Sandritter und Mitarb. den technischen Aufwand der Cytophotometrie erheblich vermindern.

Der Zeitaufwand dieser Methode blieb und bleibt jedoch groß, da jede Zelle einzeln unter Sicht des Auges justiert und gemessen werden muß. Deswegen war die Anwendung limitiert und es wurden nicht alle vom Ansatz her bestehenden Möglichkeiten ausgeschöpft.

Kamentsky entwickelte ein Durchflußverfahren, bei dem die Zellen, die in Suspension aufgeschwemmt waren, einen focussierten UV-Lichtstrahl passieren, wobei ihre Absorption und Größe gemessen wurden. Das mühsame Aussuchen und Einstellen jeder einzelnen Zelle ist bei diesem Verfahren elegant umgangen, allerdings um den Preis des Verlustes der optischen Kontrolle.

Erst die Einführung von Fluorochromen brachte jedoch die erforderliche Genauigkeit und Schnelligkeit. Fluorochrome können sich spezifisch und stöchiometrisch an intrazelluläre Substanzen binden und emittieren bei kurzwelliger Anregung längerwelliges Licht, dessen Intensität wiederum ein Maß für die Menge des Zellinhaltsstoffes ist. Bei der Fluorometrie entfällt das Scannen und die Größenbestimmung einer Zelle, da *ein* Meßwert (Impuls) den Gehalt jeder Zelle angibt. Verschiedene Fluorochrome wurden untersucht; als zur Zeit am häufigsten verwendete seien Acriflavin, Acridinorange und Ethidiumbromid genannt. Eine rasche Entwicklung auf dem Gebiet der Fluorochrome wird die Messung weiterer zellulärer Substanzen mit größerer Genauigkeit gestatten.

Die Kombination von Fluorochromierung und Durchflußprinzip wurde von Van Dilla, Kamentsky und Melamed, von Dittrich und Göhde und von Sprenger, Böhm und Sandritter

V

in verschiedenen Entwicklungen realisiert. Die technische Entwicklung verläuft in Richtung auf die simultane Messung und Auswertung mehrerer Parameter (z.B. DNS- RNS-, Protein- -Gehalt, Zellkern und Zellgröße, Kern-Plasma-Relation, DNS-Histon-Quotient) und auf das der Messung folgende Sortieren der einzelnen Zelltypen aufgrund bestimmter cytochemischer Eigenschaften.

Wenn sich auch bestimmte Hoffnungen auf den Einsatz von Impulscytophotometern zur automatischen Carcinomdiagnostik nicht erfüllt haben, so wird der oben skizzierte Weg über kurz oder lang doch zu dem Ziel führen, den Cytologen von Routinearbeit zu entlasten, ohne ihn freilich zu ersetzen.

Einen festen Platz hat die Impulscytophotometrie heute schon bei der Untersuchung der Zellcycluskinetik von homogenen, proliferierenden Zellsystemen. Grenzen sind zur Zeit noch bei heterogenem Material, Tumoren mit mehreren Stammlinien und nicht-proliferierenden Kompartimenten gesetzt. Eine Ergänzung durch Techniken, die radioaktiv markierte Nucleinsäurevorstufen verwenden (Autoradiographie, Flüssigkeitsscintillations-Spectrometrie) ist erforderlich. Es zeichnen sich jedoch auch hier - allerdings noch an einem fernen Horizont — Fluorochrome ab, die als Marker für Nucleotide Radioaktivität ersetzen können. Mit Hilfe von Fluorochromen wäre dann sowohl die Syntheseleistung als auch der Substanzgehalt einer Zelle bestimmbar.

Die sehr exakt mögliche DNS-Fluorochromierung gestattet die Zuordnung der einzelnen Kompartimente proliferierender Zellsysteme zu den ihnen entsprechenden Zellcyclusphasen. Aus Änderungen der DNS-Histogramme unter bestimmten Bedingungen, z.B. durch Cytostatica, lassen sich sehr schnell Wirkungen auf den Zellcyclus erkennen und damit mögliche Phasenpräferenzen verschiedener Substanzen. Wie bei der Zeitraffermikrokinematographie ermöglicht nicht schon das Einzelbild, sondern erst die Abfolge einer großen Zahl von Bildern bzw. Histogrammen das Verstehen und die sinnvolle Deutung der ablaufenden Prozesse. Im klinischen Bereich wird dadurch eine Überwachung und Steuerung der cytostatischen und radiologischen Therapie möglich, z.B. bei Leukämien.

Ein weiteres Anwendungsgebiet der Impulscytophotometrie wird die Quantifizierung immunbiologischer Phänomene (z.B. Membranfluorescenz und antinucleäre Faktoren) sein.

Das vorliegende Buch gliedert sich in 4 Abschnitte. Zunächst werden physikalische und cytochemische Grundlagen der verschiedenen Färbungen sowie ihre Vergleichbarkeit behandelt. Im Vordergrund steht die Bestimmung der nucleären Ribonucleinsäuren. Über den reinen DNS- und RNS- Gehalt hinaus wird die Aktivität des Nucleoproteinkomplexes untersucht.

Im zweiten Abschnitt werden Probleme der Zellgewinnung und Zellpräparation aus Blut, Knochenmark und soliden Geweben sowie die Wirkung von Ultraschall auf Zellsuspensionen behandelt. Es wird über die Diffusionskammertechnik als Testverfahren für proliferierende Zellen berichtet sowie über Methoden zur Auswertung der gewonnenen Meßwerte. Die

beiden folgenden Abschnitte stellen Anwendungsmöglichkeiten und Ergebnisse der Impulscytophotometrie dar. Verschiedene Arbeitsgruppen berichten über ihre Untersuchungen zur
Proliferationskinetik experimenteller Tumore unter Cytostatika und Bestrahlung sowie über
die Erfahrungen bei Leukämien und soliden Tumoren wobei auch auf Aspekte der sog.
Synchronisationstherapie eingegangen wird. Den Abschluß bilden Arbeiten über die Verwendung der Methode in der Tumordiagnostik, so u.a. bei Ergüssen, soliden Tumoren und
insbesondere in der Diagnostik gynäkologischer Malignome.

Wesentlich zum Gelingen der Tagung trug ihr Schirmherr, Professor Dr. Kl. Goerttler sowie
die Moderatoren Priv. Doz. Dr. Sprenger, Dr. Schumann und Prof. Dr. Noeske bei, denen
mein besonderer Dank gilt. Das Deutsche Krebsforschungszentrum stellte freundlicherweise
die Räumlichkeiten zur Verfügung und zahlreiche Helfer aus der Medizinischen Univ.-Poli-
klinik Heidelberg halfen bei der Organisation. Die Firma Phywe-AG, Göttingen, ermöglichte
das Erscheinen der Vorträge in dieser Form. Bei der Herstellung des Buches waren Mitarbei-
terinnen des Institutes für Medizinische Information, Dokumentation und Statistik am Deutschen Krebsforschungszentrum beteiligt.

Der Springer–Verlag, vertreten durch Professor Dr. Geinitz, Herrn Matthies und Frau Müller,
half geduldig, alle bei der Herstellung auftretenden Probleme zu meistern. Auch ihnen sei an
dieser Stelle herzlich gedankt.

Heidelberg, November 1974   Michael Andreeff

Inhaltsverzeichnis

I. Färbungsprobleme

II. Technische und präparative Probleme in der Impulscytophotometrie

III. Impulscytophotometrische DNS-Bestimmung proliferierender Systeme

IV. Automation in der Cytodiagnostik

Teilnehmerverzeichnis

ALONSO, M., Dr.

Instituto Nacional de Oncologia
Madrid, Spanien

ANDREEFF, M., Dr.

Medizinische Universitäts-Poliklinik
Heidelberg

BERKHAN, E., Dr.

Phywe AG
Göttingen

BOTHMANN, G., Dr.

Universitäts-Frauenklinik
Heidelberg

BÜCHNER, TH. Prof. Dr.

Medizinische Klinik und Poliklinik der Universität
Münster

DITTRICH, W., Prof. Dr.

Institut für Strahlenbiologie der Universität
Münster

GOERTTLER, Kl.,Prof. Dr.

Institut für Experimentelle Pathologie am Deutschen
Krebsforschungszentrum
Heidelberg

GÖHDE, W., Dr.

Institut für Strahlenbiologie der Universität
Münster

GORYSCH, H.

Pathologisches Institut der Universität
Düsseldorf

HAAG, D., Dipl. Phys.

Institut für vergleichende und experimentelle
Pathologie der Universität
Heidelberg

HAANEN, C., Prof. Dr.

St. Radboud-Ziekenhuis
Nijmegen, Niederlande

HANKE, K., Dipl. Biol.

Max-Planck-Institut für Virusforschung
Tübingen

HATTORI, S., Dr.   Fachklinik Haus Hornheide
Handorf b. Münster

HENNEBERG, J., Dr.   Pathologisches Institut der Universität
Münster

HILLEN, H., Dr.   St. Radboud-Ziekenhuis
Nijmegen, Niederlande

KLEIN, H. O., Priv. Doz. Dr.   Medizinische Universitätsklinik
Köln

KRAUS, H., Prof.   Universitäts Hals-, Nasen-, Ohren-Klinik
Münster

KÜBLER, D.   Institut für Experimentelle Pathologie am Deutschen
Krebsforschungszentrum
Heidelberg

LANG, H. J.   Medizinische Klinik C, Kantonsspital St. Gallen
St. Gallen, Schweiz

LINDEN, W. A., Dr. Dr.   Institut für Biophysik und Strahlenbiologie der
Universität Hamburg

LUTZ, D., Dr.   Ludwig-Boltzmann-Institut
Wien, Österreich

MAJ, S., Doz. Dr.   Ludwig-Boltzmann-Institut
Wien, Österreich

MÜLLER, D., Dr.   Medizinische Universitätsklinik
Tübingen

NOESKE, K., Prof. Dr.   Pathologisches Institut
Paderborn

ORGAS, H.   Universitäts-Frauenklinik
Göttingen

PFITZER, P., PD. Dr. Dr.   Pathologisches Institut der Universität
Düsseldorf

RUMMEL, H., Prof. Dr.   Universitäts-Frauenklinik
Heidelberg

SACHS, H., PD. Dr.   Universitäts-Frauenklinik
Hamburg

SCHOEN, U.   Pathologisches Institut der Universität
Gießen

SCHUMANN, J., Dr.   Fachklinik Haus Hornheide
Handorf b. Münster

SENN, H. J., D. Dr.   Medizinische Klinik C, Kantonsspital St. Gallen
St. Gallen, Schweiz

SEVERIN, E., Dr.   Institut für Strahlenbiologie der Universität
Münster

SMETS, L., Dr.   Krebsinstitut der Universität
Amsterdam, Niederlande

SPRENGER, E., PD. Dr.   Pathologisches Institut der Universität
Freiburg

STÖHR, M., Dipl. Phys.   Institut für Experimentelle Pathologie am Deutschen
Krebsforschungszentrum
Heidelberg

TRIBUKAIT, B., Prof. Dr.   Radiobiologiska Institutionen Karolinska Sjukhuset
Stockholm, Schweden

WEHBE, S., Dr.   Institut für Biophysik und Strahlenbiologie der
Universität Hamburg

WEISS, D., Dr.   Universitäts-Frauenklinik
Göttingen

ZEILE, G., Dr.   I. Medizinische Universitätsklinik, Abt. für
Hämatologie Mainz

Färbungsprobleme

Der Einfluß der Färbemethode auf die Ergebnisse automatischer Zellkern-DNS-Bestimmungen*

E. SPRENGER

Am Modell der Leberzelle konnten Sprenger *et al.* (1972) die Eignung von Acriflavin und Ethidiumbromid zur quantitativen Bestimmung des Zellkern-DNS-Gehaltes nachweisen. Außer dem Nachweis der grundsätzlichen Eignung einer biologischen Methode kommt der Überprüfung der Methode am speziellen Versuchsobjekt eine entscheidende Bedeutung zu.

Beispielhaft für diese These sind die unterschiedlichen Ergebnisse der Akriflavin- und der Ethidiumbromid-Färbung beim cervixcytologischen Prescreening.

Tabelle 1 zeigt die Gegenüberstellung der cytologischen Diagnosen im Papanicolaou-Abstrich und der Durchflußphotometrie bei Akriflavin-Färbung und Messung im ICP 11. 2/3 der Pap negativen Proben waren durchflußphotometrisch falsch positiv oder nicht verwertbar. Keiner der Pap positiven Fälle wurde in der Durchflußphotometrie als negativ klassifiziert. Allerdings wurde fast die Hälfte der Pap positiven Fälle durchflußphotometrisch als nicht verwertbar beurteilt.

Tabelle 1

	Cytologische Diagnose	PAP I PAP II	PAP III	PAP IV PAP V	PAP 0	Summe
Durchfluss-Photometrie	negativ	49				49
	$0_2 < 0{,}1$ positiv	106		6		112
	$0_2 \geqslant 0{,}1$ nicht	66		4		70
	verwertbar					
	Summe	221		10		231

*Die vorliegende Untersuchung wurde ermöglicht durch Zuwendungen des Bundesministeriums für Jugend, Familie und Gesundheit.

Tabelle 2 zeigt eine Gegenüberstellung der Diagnosen im Papanicolaou-Abstrich und in der Durchflußphotometrie bei Ethidiumbromid-Färbung mit Pepsinvorbehandlung und Messung im ICP 11. Unter den Pap negativen Abstrichen war knapp 1/5 falsch positiv oder nicht verwertbar. Etwa 2/3 der nach Papanicolaou positiven Abstriche war durchflußphotometrisch falsch negativ.

Tabelle 2

Cytologische Diagnose	PAP I PAP II	PAP III	PAP IV PAP V	PAP 0	Summe
Durchfluss-Photometrie	negativ				
	162		7	2	171
$Q_2 < 0,1$ positiv					
	13		3		16
$Q_2 \geqslant 0,1$ nicht					
	21				21
verwertbar					
Summe	196		10	2	208

Die Auswertung der durchflußphotometrisch gemessenen Histogramme erfolgt rechnerisch durch einen Quotienten, der sich aus der Zellzahl im doppelten Abstand des 2c-Wertes zur Zellzahl des 2c-Wertes ergibt. Durchflußphotometrisch als positiv werden Proben mit einem Quotienten $Q_2 \geq 0,1$ bewertet. Durchflußphotometrisch negativ eingestuft werden Proben mit $Q_2 < 0,1$. Eine Probe wird als nicht verwertbar betrachtet, wenn die Zellzahl im 2c-Gipfel weniger als 50 % der Maximalzahl (1 000 Zellen/Kanal erreicht. Auch differenzierte mathematische Verfahren der Kurvenanalyse bestätigen prinzipiell die unterschiedlichen Ergebnisse an Akriflavin und Ethidiumbromid gefärbtem Cervixmaterial.

Beide DNS-Fluorochrome erfahren eine unterschiedliche Einschränkung ihrer Verwendbarkeit durch eine über die Farbstoffbindung an die DNS hinausgehende Reaktion des Zellmaterials auf den Färbeprozeß.

Die Akriflavin-Feulgen-Färbung erfordert eine Färbedauer von 160 min. und einen zehnmaligen Wechsel des Suspensionsmediums mit 10 Zentrifugationen. Der häufige Wechsel des Suspensionsmediums bedingt Zellverluste, die sich in einer großen Zahl durchflußphotometrisch nicht verwertbarer Proben äußern. Zur Reduzierung der Zellzahl trägt auch die im Verlauf der Feulgen-Hydrolyse und Akriflavin-Färbung auftretende Aggregatbildung bei.

Größere Aggregate werden vor der Messung durch Siebe entfernt. Eine Isolierung der aggregierten Zellen durch Pepsinverdauung des Cytoplasmas ist nicht möglich, da die salzsaure Pepsinlösung zu einer Vorhydrolyse des Zellmaterials führt (Sprenger *et al.*,1972). Orientierende Versuche ergaben, daß nach Akriflavin-Färbung und Hydrolyse auftretende Aggregatbildungen von Cervixepithelien selbst gegen eine lange Beschallung (bis zu 37,5 sec.) resistent sind.

Die zahlreichen falsch positiven Befunde lassen sich nicht nur durch die wenig trennscharfe ad hoc Analyse der Quotientenbildung erklären sondern beruhen auch auf kleineren Zellaggregaten, die das Maschenwerk des Siebes passieren.

Die Verwendung eines externen Standards in der Feulgen-Durchflußphotometrie stößt auf Schwierigkeiten, da verschiedene somatische Zellkerne ein unterschiedliches Hydrolyseverhalten aufweisen können. Die Zellmorphologie ist bei der Akriflavin-Feulgen-Färbung sehr gut erhalten, so daß jederzeit eine Zuordnung der Morphologie des Cytoplasmas und Zellkerns zum Zellkern-DNS-Gehalt möglich ist. Eine intakte Zellmorphologie ist die wesentliche Voraussetzung für die Anwendung von Zellsortierverfahren mit anschließender morphologischer Klassifizierung der aussortierten Zellen.

Die Ethidiumbromid-Färbung erfordert eine Färbezeit von 95 min. und sechsmaligem Wechsel des Suspensionsmediums. Der relativ seltene Wechsel des Suspensionsmediums bedingt geringe Zellverluste. Eine Pepsinbehandlung vor der Ethidiumbromid-Färbung eliminiert die DNS-unspezifische Fluorescenz des Ethidiumbromids im Cytoplasma der Plattenepithelien und vermeidet damit falsch positive Befunde. Die pepsinbedingte Cytoplasmaverdauung führt außerdem zu einer Isolierung der Zellkerne, dadurch bilden sich keine größeren Aggregate, die beim Sieben zu Zellverlusten führen. Auch kleinere Zellaggregate sind durch die Pepsinvorbehandlung relativ selten, wie sich aus der geringen Zahl falsch positiver Befunde ergibt. Da nach der Pepsinvorbehandlung eine Einzelzellsuspension vorliegt, erhöht auch eine Beschallung von 2,5 sec. nicht den Anteil der durchflußphotometrisch richtig negativ eingeordneten Fälle.

Durch orientierende Versuche konnte festgestellt werden, daß Kalbsthymus-Lymphocyten einen zuverlässigen externen Standard für die Festlegung des 2c-Wertes bei der Ethidiumbromid-Färbung ergeben. Die relativ große Häufigkeit falsch negativer Befunde schränkt den Wert der Ethidiumbromid-Färbung in einem Prescreeningverfahren ein. Die falsch negativen Befunde für Zellmaterial der Cervix entstehen durch die geringe relative Häufigkeit atypischer Zellen gegenüber normalen diploiden Zellpopulationen wie Plattenepithelien und Leukocyten.

Eine selektive Leukocytenzerstörung durch Ultraschalleinwirkung mit einer Verschiebung der relativen Häufigkeitsverteilung zugunsten der atypischen Zellen ist fraglich (Sprenger *et al.*,1973).

Die Ethidiumbromid-Färbung mit vorausgehender Pepsinbehandlung des Abstrichmaterials der Cervix kann als erfolgversprechender Bestandteil eines automatisierten Prescreening angesehen werden, wenn es gelingt die Zahl der falsch negativen Befunde einzuschränken.

Selbst äußerst trennscharfe Verfahren der mathematischen Kurvenanalyse (Sprenger *et al.*, in Vorbereitung) liegen wesentlich über dem in der Papanicolaou-Cytologie üblichen

Anteil von 2 % falsch negativer Befunde.

Die durch die Pepsinvorbehandlung bei der Ethidiumbromid-Färbung bedingte Cytoplasmaverdauung und Alteration der Zellkernstruktur stehen einer Zuordnung von Zellmorphologie zu Zellkern-DNS-Gehalt an identischem Material entgegen.

Akriflavin und Ethidiumbromid sind, obwohl sie als quantitative DNS-Fluorochrome
gelten können, nur mit großen Einschränkungen zum Cervixcytologischen Prescreening
geeignet.

Die Ergebnisse der Papanicolaou-Cytologie stellen weiterhin eine Herausforderung an die
experimentelle Farbstoff-Forschung dar.

Literatur

SPRENGER, E., BÖHM, N., SCHADEN, M., KUNZE, M., SANDRITTER, W.: Fluoreszenzzytophotometrische Bestimmung der Zellkern-DNS. Eine Gegenüberstellung der Akriflavin-Feulgen- und der
Ethidiumbromid-Färbereaktion. Histochemie 30, 255 (1972).
SPRENGER, E., RÖVER, J., WAGNER, D., SANDRITTER, W.: Probleme bei der durchflußphoto-
metrischen Erfassung atypischer Cervix-Epithelien nach DNS-Fluorochromierung mit Ethidiumbromid. Beitr.Path.148, 141 (1973).
SPRENGER, E. *et al* in Vorbereitung.

Untersuchungen zur Proportionalität zwischen DNS-Gehalt und Fluorescenzemission fluorochromierter Einzelzellen

D. HAAG

Sowohl absorptions- als auch fluorescenzcytophotometrische Substanzmengenbestimmungen beruhen auf der Gültigkeit des Lambert-Beer'schen Gesetzes. Dabei besteht zwischen der Messgröße Extinktion x Fläche und dem Substanzgehalt bei Absorptionsmessungen ein linearer Zusammenhang. Bei den fluorescenzcytophotometrischen Verfahren dagegen wird das Produkt aus Fluorescenzintensität x Fläche registriert. Die überlegene Schnelligkeit der Emissionsmethode beruht wesentlich darauf, daß die auf dunklem Untergrund leuchtende Fläche automatisch in die Messung mit eingeht. Im Gegensatz zu den absorptionsphotometrischen Verfahren besteht jedoch bei den Fluorescenzmessungen und somit auch bei der Impulscytophotometrie kein linearer, sondern ein exponentieller Zusammenhang zwischen Fluorochromkonzentration c und Fluorescenzintensität, der von Förster (1951) mathematisch formuliert wurde. Nach einer Modifikation von Rigler (1966) für Auflichtfluorescenz läßt sich dieser Zusammenhang stark vereinfacht durch folgende Formel darstellen:

$$\text{Fluorescenzintensität} = A \left(1 - e^{-kc} \right)$$

Hierin bedeuten A und k Konstanten, c ist die Fluorochromkonzentration. Man erkennt, daß die Fluorescenzintensität mit zunehmender Konzentration c dem Grenzwert A zustrebt, den sie auch bei beliebig hohen Werten von c nicht übersteigen kann. Aus dieser Tatsache ergibt sich eine Fehlermöglichkeit bei mikrofluorometrischen Substanzmengenbestimmungen: Da nur das Produkt aus Intensität x Fläche, nicht aber seine Faktoren registriert werden, können unterschiedliche Fluorochrommengen gleiche Fluorescenzsignale ergeben, indem Zellen mit sehr konzentrierter Substanz im Verhältnis zu schwache Signale liefern. Man versucht diesem Umstand in der Praxis dadurch zu begegnen, daß man durch entsprechende Wahl von Fluorochromen sowie der Messbedingungen (Erreger- und Sperrfilter), den Exponenten in obiger Gleichung möglichst klein hält.

Nur unter der Bedingung, daß dieser Wert kleiner als 0.05 bleibt, besteht eine praktisch lineare Beziehung zwischen Substanzgehalt und Fluorescenzintensität, welche die Grundlage auch der impulscytophotometrisch gewonnenen Histogramme bildet:

$$\text{Substanzgehalt} = \text{Fluorescenzintensität} \times \text{Fläche} \times \text{Konstante}$$

In der Konstanten sind alle diejenigen Größen zusammengefaßt, welche während der Messung konstant gehalten werden.

In der vorliegenden Studie sollte geprüft werden, inwieweit die Voraussetzung näherungs-
weiser Linearität unter den allgemein üblichen Meßbedingungen erfüllt ist, und welche Abweichungen in Extremfällen auftreten können. Zu diesem Zweck wählten wir Zellen eines
Ehrlich-Lettré'schen Ascitestumors der Maus, da sie eine große Variationsbreite der Chroma-
tinkonzentration aufweisen. Bekanntlich ist das Kernchromatin während verschiedener
Phasen des Zellcyklus unterschiedlich kondensiert; die höchste Chromatindichte tritt während der Mitosephase auf. Die in dieser Studie untersuchten Zellen waren während der
logarithmischen Wachstumsphase entnommen worden und zeigen in fast jedem Gesichtsfeld
Mitosefiguren. Als Färbemethode für DNS wurde die Feulgen-Methode angewandt, da ihre
Spezifität als zuverlässig gilt. Objektträgerausstriche wurden gemeinsam hydrolysiert (5n
HCL, 28°C, 30 min.) und nach Aufteilung sowohl in Schiff'schem Reagenz nach Graumann
(1952) als auch in Feulgen-analog hergestelltem Acriflavin (Böhm und Sprenger, 1968)
gefärbt. Die Herstellung, Fixierung und Fluorochromierung einer Zellsuspension erfolgte
nach der Vorschrift von Sprenger und Mitarbeitern (1971). Die absorptionsphotometrischen
Scanning-Messungen nahmen wir mit dem Universalmikrospektralphotometer (UMSP I von
Zeiss) vor. Für die mikrofluorometrischen Einzelmessungen benutzten wir ein Ultraphot-II-
Mikroskop mit Auflicht-Optik und einem Mikroskop-Photometer-Zusatz (MPM) von Zeiss.
Die Messungen wurden mit den Erregerfiltern BG 12 und BG 38 und einem Sperrfilter bei
610 mμ durchgeführt. Bei gleicher Filterkombination erfolgte auch die durchflußcytophoto-
metrische Messung der Zellsuspension am ICP 11 der Firma PHYWE.

Einzelphotometrisch wurden je 1.000 Zellen gemessen; diese Anzahl ist wegen der starken
Variationsbreite der Messwerte zur Gewinnung zuverlässiger Histogramme erforderlich. Im
Protokoll wurden die Meßergebnisse von Mitosen besonders gekennzeichnet, wobei wir
zwischen Metaphase-Figuren und Telophasen-Hälften unterschieden. Als Eichstandard
dienten Messungen an je 100 unter gleichen Bedingungen gefärbten menschlichen Lymphocyten, durch deren DNS-Gehalt von 6.5×10^{-12} Gramm die Maßstäbe der Histogrammab-
scissen festgelegt wurden. Die Ergebnisse der verschiedenen Methoden sind zum Vergleich in
folgender Tabelle zusammengefaßt:

Tabelle

Zellart	Färbung	1. Modal- wert	2. Modal- wert	Verhältnis d. Modalwerte
Lymphocyten	Feulgen	6.5	--	--
Lymphocyten	Acriflavin	6.5	--	--
EAT-Zellen	Feulgen	6.6	13.2	1 : 2.0
dto. Mitosen	Feulgen	6.6	12.8	1 : 1.94
EAT-Zellen	Acriflavin	7.4	13.3	1 : 1.80
EAT-Zellen	Acriflavin ICP- Messung	7.4	13.2	1 : 1.79
dto. Mitosen	Acriflavin	5.4	10.8	1 : 2.0

Nach dieser Tabelle zeigen die absorptionscytophotometrischen Messungen bei "klassischer" Feulgen-Reaktion keine Besonderheiten. Der gegenüber Lymphocyten geringfügig erhöhte DNS-Gehalt des ersten Modalwertes von EAT-Zellen war statistisch nicht zu sichern; das Verhältnis der Modalwerte beträgt 1 : 2 und entspricht den Vorstellungen über den DNS-Reduplikationsmechanismus. Die Meßdaten von Mitosefiguren in diesem Präparat stimmen innerhalb der Fehlerbreite mit den Modalwerten überein.

Indessen liegt der erste Modalwert bei den Fluorescenzmessungen von EAT-Zellen mit 14 % deutlich höher als die entsprechenden Lymphocytenwerte. Das Verhältnis der Modalwerte beträgt nur 1 : 1.8. Die durchflußfluorescenz-cytophotometrische Messung mit dem ICP 11 ergab ein hiermit praktisch übereinstimmendes Histogramm, in welchem die Modalwerte ebenfalls etwa im Verhältnis 1 : 1.8 stehen.

Die weitaus größten Differenzen traten jedoch an den Mitosefiguren der Acriflavin-Präparate auf: Für Metaphasen lagen die Werte um 17 %, für die Hälften von Telophase-Figuren sogar um 27 % niedriger als die entsprechenden Modalwerte im Gesamthistogramm.

Alle beobachteten Abweichungen bei den Fluorescenzmessungen bestätigen die Diskussion stöchiometrischer Verhältnisse, welche Böhm und Sprenger (1968) in einer grundlegenden Arbeit gaben. Danach ergeben bei Anwendung einer linearen Nährung Zellkerne mit lockerem Chromatin ein zu großes, Zellkerne mit dichtem Chromatin dagegen ein zu niedriges Signal. Darin könnte auch die Ursache für das verminderte Verhältnis der Modalwerte bei Fluorescenzmessungen liegen. Am deutlichsten tritt der Effekt bei Mitosefiguren auf, da die DNS während dieser Phase bekanntlich in maximal kondensiertem Zustand vorliegt.

Diese Ergebnisse zeigen, daß bei fluorescenzmikroskopischen Substanzmengenbestimmungen in Extremfällen durchaus Fehler bis etwa 25 % vorkommen können. Der exponentielle Charakter des Fluorescenzgesetzes bedingt, daß solche Differenzen grundsätzlich auch bei allen anderen Fluorochromierungen, wie z.B. bei der häufig angewandten Ethium-bromid-Färbung in gleicher Weise auftreten. Die Größe der Fehlermöglichkeit wird im wesentlichen vom speziellen Extinktionskoeffizienten des Fluorochromkomplexes bei der Wellenlänge des Erregerlichtes bestimmt. Aus der Wellenlängenabhängigkeit ergibt sich eine begrenzte Möglichkeit, Linearitätsfehler zu vermindern, indem statt der Blau-Erregung die Ultraviolett-Erregung gewählt wird. Im Falle der Feulgen-analogen Acriflavin-Fluorochromierung resultiert aus diesem Vorgehen eine etwa 10-fache Verminderung der Extinktion, damit allerdings auch eine mindestens ebenso große Verminderung der Signale.

Aus den Befunden lassen sich folgende Schlüsse ziehen: Die Nichtlinearität des Fluorescenzgesetzes bewirkt bei Zellen mit dichtem Chromatin eine Fluorescenzminderung. Je nach dem Anteil solcher Zellen in einer Population kann dadurch das Histogramm verfälscht werden. Bevor eine Verschiebung der Modalwerte fluorescenzcytophotometrischer Histogramme als "Stammlinien-Verschiebung" (Leuchtenberger und Mitarbeiter, 1954; Makino, 1957; Sandritter und Mitarbeiter, 1966) interpretiert wird, sollte stets das Chromatinmuster der Zellpopulation kritisch geprüft werden, da irrtümliche Fehlinterpretationen dem Ansehen der Methode schaden würden. Die gegenwärtig zu lösenden Probleme der Impulscytophotometrie liegen somit wohl weniger auf intrumentellem, als auf präparativem Gebiet. Ansätze zu einer Verminderung der aufgezeigten Fehlermöglichkeiten könnten sich aus den

Untersuchungen von Kasten (1959) über Schiff-Typ-Reagenzien ergeben. Das Ziel ist die Entwicklung spezifischer Fluorochrome mit hoher Quantenausbeute und möglichst geringfügiger Überlappung der Anregungs- und Emissionssprektren.

Zusammenfassung

Zwischen Fluorochromkonzentration und Fluorescenzintensität besteht aus theoretischen Gründen ein exponentieller Zusammenhang, welcher bei mikrofluorometrischen Substanzmengenbestimmungen einen systematischen Fehler bedingen kann. Die Größe solcher Fehler wurde durch Vergleiche der absorptionsphotometrischen und emissionsphotometrischen DNS-Meßwerte an Einzelzellen des Ehrlich- Lettré- schen Mäuseascitestumors ermittelt. Aufgrund von Ploidiestufen ergibt die Häufigkeitsverteilung der Meßwerte bei diesem Tumor ein bimodales Histogramm. Bei den Einzelmessungen wurde zwischen Interphasezellkernen und Mitosen unterschieden. Die absorptionsphotometrischen Messungen nach der klassischen Feulgen-Methode ergaben keine Unterschiede zwischen dem ersten Modalwert und den Meßwerten von Telophasen-Hälften. Das Verhältnis der Modalwerte betrug 1 : 2.0. Dagegen lagen bei mikrofluorometrischen Messungen nach Acriflavin-Fluorochromierung der Zellkerne die Meßergebnisse von Telophasen-Hälften 27 % unter dem dipoiden ersten Modalwert der Häufigkeitsverteilung. Die Modalwerte standen nach Acriflavin-Fluorochromierung im Verhältnis 1 : 1.8. Die gemessenen Differenzen sind auf die unterschiedliche Chromatindichte von Interphase-Zellkernen und Mitosen zurückzuführen und stimmen mit den theoretisch zu erwartenden Abweichungen gut überein. Auf die Möglichkeit einer Fehlinterpretation von Modalwertdifferenzen bei unterschiedlichen Chromatindichten wird hingewiesen.

Literatur

BÖHM, N., SPRENGER, E.: Fluorescence Cytophotometry: A Valuable Method for the Quantitative Determination of Nuclear Feulgen-DNA. Histochemie 16, 100 (1968).

FÖRSTER, Th.: Fluoreszenz organischer Verbindungen. Göttingen: Vandenhoeck & Ruprecht, 1951.

GRAUMANN, W.: Zur Standardisierung des Schiff'schen Reagenz. Z.wiss.Mikr. 16, 225 (1952).

KASTEN, F. H.: Schiff-type Reagents in Cytochemistry. Histochemie 1, 466 (1959).

LEUCHTENBERGER, C., LEUCHTENBERGER, R., DAVIS, A. M.: A microspectrophotometric study of the deoxyribose nucleic acid content (DNA) in cells of normal and malignant human tissues. Amer.J.Path. 30, 65 (1964).

MAKINO, S.: The Chromosome Cytology of the Ascites Tumors of Rats, with Special Reference to the Concept of the Stemline coll. Intern. Review of Cytology, Vol. VI, 25 Edited by G.H. Bourne and J.F. Danielli. New York: Acad. Press Inc., Publishers, 1957.

RIGLER, R. Jr.: Microfluorometric Characterization of Intracellular Nucleic Acids and Nucleoproteins by Acridine Orange. Acta physiol. scand. 67, Supp. 267, 1 (1966).

SANDRITTER, W., CARL, M., RITTER, W.: Cytophotometric measurements of the DNA-content of human malignant tumors by means of the Feulgen-reaction. Acta cytol. (Philad.) 10, 26 (1966).

SPRENGER, E., BÖHM, N., SANDRITTER, W.: Durchflußfluoreszenz-Cytophotometrie für ultraschnelle DNS-Messungen an großen Zellpopulationen. Histochemie 26, 238 (1971).

Die günstigste Farbstoffkonzentration für Anlagerungsfärbungen

E. BERKHAN

Bei der Impulscytophotometrie werden Partikel dadurch erkannt, daß die Konzentration eines fluorescierenden Farbstoffes innerhalb des Partikels um Größenordnungen höher ist als in dem umgebenden Medium.

Diese unterschiedliche Konzentration innerhalb und außerhalb des Partikels kann durch mehrere Färbemethoden erreicht werden:

1. Nach der Färbung wird das Färbemedium durch ein farbstofffreies Medium ersetzt. Hierbei wird vorausgesetzt, daß der Farbstoff irreversibel in dem Partikel gebunden ist. Als Beispiel ist die Feulgenfärbung für DNS zu nennen.

2. Das Partikel verbleibt während der Messung in dem Färbemedium. Diese Methode wird angewendet, wenn die Färbung reversibel ist, d.h. bei Ersatz des Färbemediums durch ein farbstofffreies Medium der Farbstoff das Partikel wieder verläßt. Eine Färbung im Sinne der Impulscytophotometrie ist nur möglich, wenn durch Bindungskräfte zwischen dem Farbstoff und einem Inhaltsstoff des Partikels eine Konzentration des Farbstoffs erfolgt. Als Beispiel ist hier die DNS-Färbung mit Ethidiumbromid zu nennen.

3. Der fluorescierende Farbstoff entsteht erst innerhalb des Partikels durch eine chemische Reaktion. Das Medium enthält dann eine nichtfluorescierende Vorstufe des Farbstoffes. Als Beispiel ist hier der Esterase-Nachweis durch Fluorescein-Diacetat zu nennen. Unter der Einwirkung der Esterase entsteht aus dem nichtfluorescierenden Fluorescein-Diacetat in einer Zelle das Fluorescein.

Hier soll auf das zweite Verfahren, die reversible Färbung eingegangen werden. Sie setzt einen Bindungsprozeß zwischen dem Farbstoffmolekül und chemischen Bestandteilen des Partikels voraus.

Die Partikel, im allgemeinen tierische oder pflanzliche Zellen, besitzen für den Farbstoff eine endliche Zahl von Bindungsstellen. Die Belegungsdichte an diesen Stellen hängt ab von der Konzentration des Farbstoffes im umgebenden Medium. Der Zusammenhang zwischen

B = Bindungsstelle für Farbstoff F

B(−) ohne Farbstoff, B(+) mit Farbstoff

$$\text{Reaktion:} \quad F + B(-) \rightleftharpoons B(+) \qquad (1)$$

$$\text{MWG:} \quad [F] \cdot [B(-)] = [B(+)] \cdot K \qquad (2)$$

$$[B(+)] + [B(-)] = [B] \qquad (3)$$

$$\Rightarrow \quad [B(+)] = [B] \cdot \frac{[F]}{K + [F]}$$

Abb. 1

der Menge des gebundenen Farbstoffes und seiner Konzentration im umgebenden Medium wird durch das Massenwirkungsgesetz bestimmt (Abb. 1).

Die freien Bindungsstellen B (-) können vom Farbstoff F besetzt werden. Andererseits können besetzte Bindungsstellen B (+) den Farbstoff wieder abgeben (Gleichung 1). Das Massenwirkungsgesetz fordert, daß das Produkt der Konzentration der Reaktionspartner proportional der Konzentration des Reaktionsproduktes ist (Gleichung 2). Da die Anzahl der Bindungsstellen in der Zelle konstant ist (Gleichung 3), ist die Zahl der besetzten Bindungsstellen und also der Farbstoffgehalt der Zelle proportional der Gesamtzahl der Bindungsstellen, dem Sättigungswert, und einer von der Farbstoffkonzentration abhängigen Funktion. Die Konstante K ist diejenige Farbstoffkombination, bei der 50 % des Sättigungswertes erreicht werden.

Man erkennt, daß diese Funktion für hohe Farbstoffkonzentrationen einen Sättigungswert von 100 % annimmt, während sie für sehr kleine Konzentrationen proportional der Farbstoffkonzentration ist.

Die experimentelle Überprüfung zeigt die Abb. 2. Die Kreuze sind die Meßergebnisse. Die Kurve ist nach der oben angegebenen Gleichung angepaßt. Es ergibt sich eine Konzentration von 2,15 mg/1 Ethidiumbromid für eine Färbung von 50 % des Sättigungswertes. Auch die Färbung mit Acridin-gelb genügt der gleichen Beziehung. Die 50 %-Konzentration beträgt 1,15 mg/1. Es liegt der Schluß nahe, daß für die Impulscytophotometrie möglichst hohe Farbstoffkombinationen optimal sind, da dann die Sättigung innerhalb der Zelle erreicht wird und damit das Ergebnis nicht von der Farbstoffkonzentration abhängt.

Dies stimmt aber nur so lange, wie allein die Signalhöhe und nicht auch der Meßfehler berücksichtigt wird.

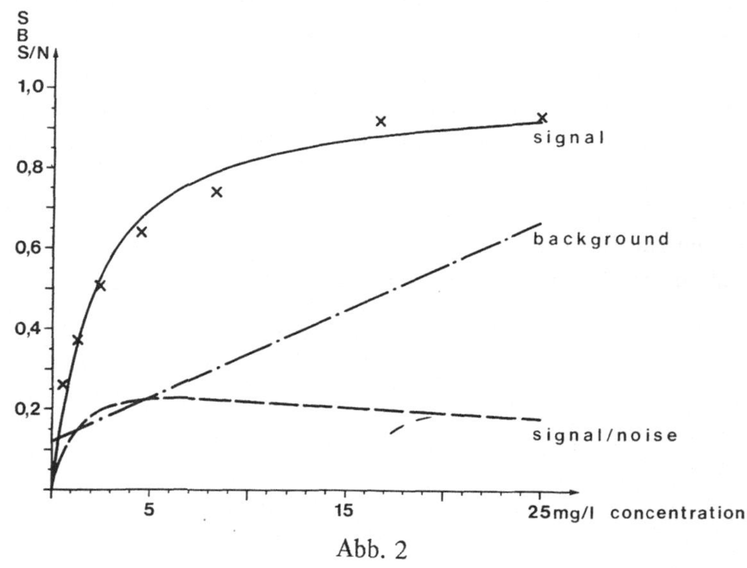

Abb. 2

Bei der Impulscytophotometrie wird das Signal einer Zelle gemessen als Differenz der Helligkeit des Gesichtsfeldes mit und ohne die Zelle.

Da nur während sehr kurzer Zeit (typisch sind 2 μs) die Helligkeit des Gesichtsfeldes gemessen wird, müssen wir in Betracht ziehen, daß uns für diese Messung nicht beliebig viele Lichtquanten zur Verfügung stehen. Es gilt die im Bild angegebene Beziehung, daß der Fehler der Helligkeit proportional der Wurzel aus der Helligkeit ist. Der Proportionalitätsfaktor ist bestimmt durch die optischen Eigenschaften des Meßsystems, insbesondere durch die Quantenausbeute des Fotomultipliers. Er ist hier willkürlich gleich eingesetzt.

Um den Meßfehler für das Helligkeitssignal von einer Zelle zu bestimmen, sind die Hellig- keiten mit und ohne Zelle nach dem Gauss'schen Fehlerfortpflanzungsgesetz zu addieren. Damit ist der Fehler des Signales proportional der Wurzel aus der Summe der Helligkeiten des Gesichtsfeldes mit und ohne Zelle. Hier geht die Helligkeit des Gesichtsfeldes H doppelt so stark ein, wie das Signal S von der Zelle. Da nun diese Helligkeit des Gesichtsfeldes mit der Konzentration ansteigt, steigt auch der Fehler. In Abb. 3 ist die Helligkeit ohne Zelle

$$\text{Helligkeit ohne Zelle} \quad H \qquad \pm\sqrt{H}$$

$$\text{Helligkeit mit Zelle} \quad H(+) \qquad \pm\sqrt{H(+)}$$

$$\Rightarrow \text{Signal der Zelle} \quad S = H(+)-H \qquad \pm\sqrt{H(+)+H}$$

$$\text{Rauschen} \quad N = \sqrt{2 \cdot H + S}$$

Abb. 3

und das Signal- zu Rauschverhältnis, d. h. der reziproke Wert des relativen Meßfehlers aufge- tragen. Es ist zu erkennen, daß dieses Signal- zu Rauschverhältnis ein Maximum vor dem Sättigungsbereich annimmt. Die Lage dieses Maximums hängt von der Fluorescenzlichtaus- beute des Farbstoffes in Lösung und innerhalb der Zelle und von den optischen Parametern des Meßgerätes ab. Bei der Verwendung von Ethidiumbromid als Farbstoff und der üblichen Filterkombination nimmt das Signal- zu Rauschverhältnis das Maximum an, wenn das Signal 70 % des Sättigungswertes erreicht. Sie erkennen aber auch, daß die doppelte Konzentration das Signal- zu Rauschverhältnis noch nicht wesentlich verschlechtert.

Die Helligkeit des Gesichtsfeldes wird aber nicht nur durch den Farbstoff im Suspensions- medium erhöht, sondern auch durch fluorescierende Verunreinigungen innerhalb des Strah- lenganges. Hier kommen insbesondere eine Fluorescenz des Immersionsöls oder Schmutz auf der Deckglasunterseite in Frage. Auch diese können die Helligkeit des Gesichtsfeldes und damit das Rauschen erhöhen, obwohl sie außerhalb des Tiefenschärfenbereiches liegen und daher nicht als Verunreinigungen sichtbar sind.

Es wurde gezeigt, daß bei der Impulscytophotometrie die Helligkeit des Gesichtsfeldes den Meßfehler mitbestimmt. Bei reversiblen Färbungen ergibt sich ein Maximum des Signal- zu Rauschverhältnisses bei Farbstoffkonzentrationen, die deutlich unter dem Sättigungswert liegen. Bei Einführung neuer Farbstoffe sollte daher stets die Abhängigkeit des Signales von der Konzentration bestimmt und die optimale Farbstoffkonzentration gewählt werden.

Zur Methodik der Impulscytophotometrischen DNS-Bestimmung in normalen und pathologischen Zellpopulationen

H. J. LANG, E. FEIL und H. J. SENN

In den verschiedenen Arbeiten, welche bis heute über die Impulscytophotometrie erschienen sind, wurden die untersuchten Zellpopulationen zu Einzelzellsuspensionen verarbeitet und mit Alkohol fixiert, störende Cytoplasmabestandteile durch Behandlung mit Pepsin ausgeschaltet, RNS durch Ribonuclease-Behandlung zerstört und die verbleibende DNS mit Ethidiumbromid angefärbt.

Wir interessierten uns in einer ersten Phase unserer Untersuchungen vor allem für die Wirkung der einzelnen Behandlungsschritte auf eine mögliche Zerstörung des Zellkerns und auf die Schärfe der Gipfel im resultierenden DNS-Histogramm.

1. Methodik

Einzelzellsuspensionen wurden gemäß standardisierten Protokollen für die Messungen der DNS-Verteilungsmuster im Impulscytophotometer (Fa. Phywe AG, Göttingen) vorbereitet. Schrittweise wurde der Einfluß der Fixation, der Behandlung mit Pepsin und Ribonuclease und der Färbung auf zu messende Zellpopulation geprüft.

2.

Über unser detailliertes methodisches Vorgehen wird im Rahmen einer Dissertation demnächst ausführlich berichtet. Zur Hauptsache verwendeten wir Anreicherungen normaler oder pathologischer Leukocyten, "reine" Granulocyten- oder Lymphocyten-Suspensionen und Vollblut, daneben Körperhöhlenergüsse und Suspensionen aus solidem Tumor- und Normalgewebe.

3.

Als repräsentativ für einen Kernzerfall erachteten wir die auftretenden Vorsignale, d. h. alle Signale vor dem 2c-Gipfel (Abb. 1). Wir berechneten den prozentualen Flächenanteil der Vorsignale an der Gesamtfläche aller Signale. Als Maß für die Schärfe der Gipfel diente uns die "Relative Halbwerts-Breite" (RHB-Breite des Gipfels auf seiner halben Höhe bezogen auf den Kanal der Gipfelspitze x 100 %). Wir untersuchten die Konstanz dieser Größe bei unterschiedlicher Verstärkung der Grundsignale.

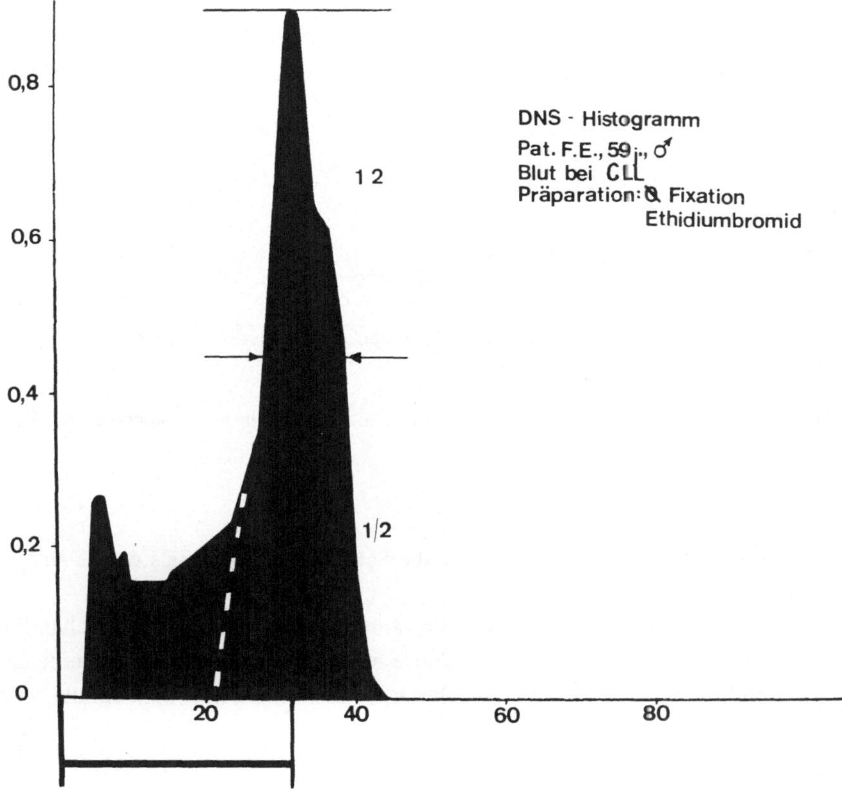

Abb. 1. DNS-Histogramm mit 2c-Gipfel und Vorsignalen. Abgrenzung der Vorsignale auf Grund von Symmetriebetrachtungen des 2c-Gipfels

Resultate

In über 100 vergleichenden methodologischen Experimenten erhielten wir unter anderem folgende Resultate:

1. Vier verschiedene alkoholfixierte, ethidiumbromidgefärbte Leukocyten- und Lymphocyten-Suspensionen wurden mit ansteigender Signalverstärkung mehrmals nacheinander gemessen und als Histogramm ausgeschrieben. Von jedem 2c-Gipfel wurde die RHB berechnet.

Abb. 2 zeigt die RHB in Abhängigkeit der verschiedenen Gipfelspitzen-Kanäle. Sie erwies sich als sehr konstant. Die Schwankungen bei Kanalnummern unter 30 werden verständlich, wenn man berücksichtigt, daß ein zufälligerweise mitgezählter Kanal bei Kanal 10 eine Änderung der RHB von 10 %, bei Kanalnummer 20 von 5 % und bei Kanalnummer 30 von 3 % ausmacht.

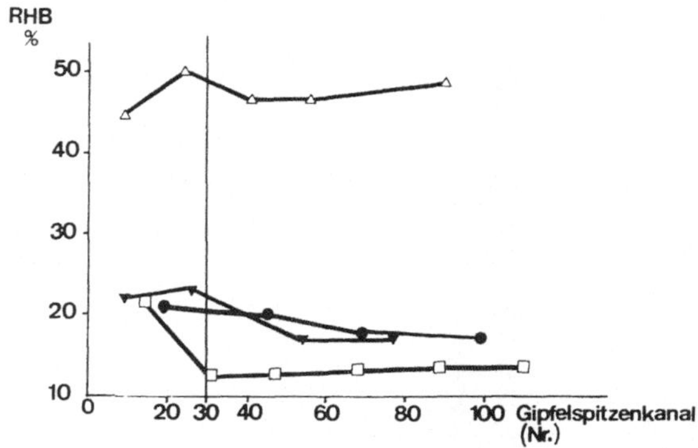

Abb. 2. Relative Halbwertsbreite bei 4 verschiedenen Zellpopulationen, in Abhängigkeit der Verstärkung der Grundsignale

2. Der Einfluß von Alkohol und Pepsin auf die Schärfe des 2c-Gipfels wurde an 5 verschiedenen Blutproben getestet.
Abb. 3 zeigt, daß sowohl durch Alkoholfixation als auch durch Pepsinbehandlung eine kleinere RHB, das heißt eine größere Schärfe erzielt wird gegenüber den unbehandelten, nur ethidiumbromidgefärbten Zellen. Durch eine kombinierte Behandlung wird keine Verbesserung erzielt.

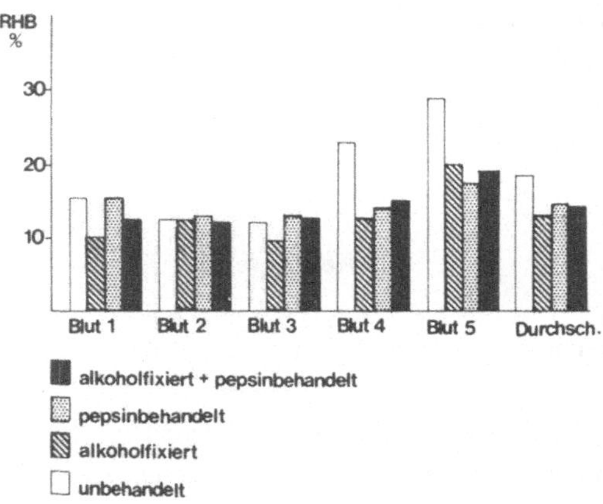

Abb. 3. Relative Halbwertsbreite bei verschiedener Präparation der Zellen

3. Der Einfluß von Alkohol und Pepsin auf den Kernzerfall der Leukocyten wurde ebenfalls an 5 verschiedenen Blutproben getestet. Die Vorsignale wurden in % der Gesamtsignale ausgedrückt.

Abb. 4 zeigt, daß die Kerne unbehandelter, nur ethidiumbromidgefärbter Leukocyten einen ausgeprägten Zerfall aufweisen. Pepsinbehandelte Zellkerne zeigen einen mäßigen, alkoholfixierte oder kombiniert behandelte Zellkerne nur einen geringen Kernzerfall.

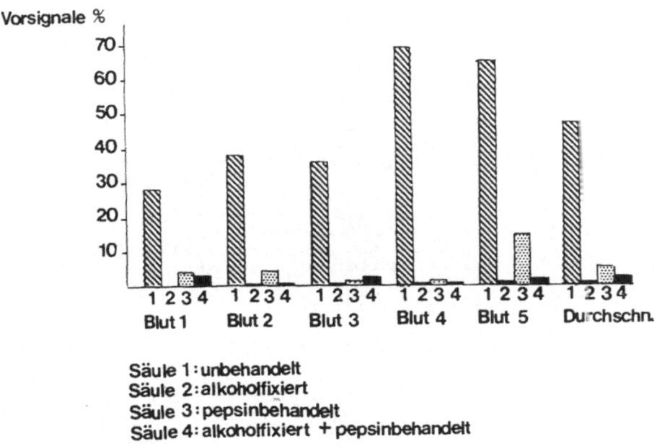

Abb. 4. Vorsignale bei verschiedener Präparation der Zellen

4. Der Vergleich zwischen der Färbung nach Feulgen und der Färbung mit Ethidiumbromid an verschiedenen alkoholfixierten Leukocytensuspensionen zeigte in Bezug auf die Form vergleichbare Kurven. Hingegen war die RHB bei der Färbung nach Feulgen ca. 3 mal größer als mit Ethidiumbromid. Die Vor- und Nachsignale betrugen bei der Feulgenfärbung je ca. 20 %, bei Ethidiumbromidfärbung weniger als 1 %. Es ist dabei zu berücksichtigen, daß das Acriflavin eine viel geringere Fluorescenz aufweist als Ethidiumbromid, und daß deshalb zur Messung bei der Feulgenfärbung eine viel größere Verstärkung der Grundsignale nötig war.

5. Fünfzehn verschiedene Leukocytensuspensionen wurden mit Alkohol 70 %, mit Pepsin oder mit Alkohol und Pepsin behandelt und mit Ethidiumbromid gefärbt. Nach 15, 45 und 75 Minuten wurde ein Histogramm ausgeschrieben. Die Schärfe der Gipfel blieb konstant, jedoch stieg der Anteil der Vorsignale nach 45 und 75 Minuten deutlich an, wie Abb. 5 zeigt.
Der Anstieg bei unbehandelten, nur ethidiumbromidgefärbten Zellen ist wesentlich größer als bei alkoholfixierten, bei pepsinbehandelten oder bei kombiniert behandelten Zellen. Bei Behandlung ausschließlich mit Alkohol ist der Zerfall kleiner als bei kombinierter Behandlung. Es muß angenommen werden, daß Ethidiumbromid bzw. dessen Lösungsmittel (Tris-Puffer) den Kern angreift, und daß die vorherige Fixation mit Alkohol den Kern zu einem gewissen Grade vor der Zerstörung schützt.

6. Die Wirkung der Ribonuclease wurde in 5 Experimenten an gesunden und pathologischen Leukocyten, an Zellsuspensionen eines Pankreas- und eines Gallengangtumors getestet.

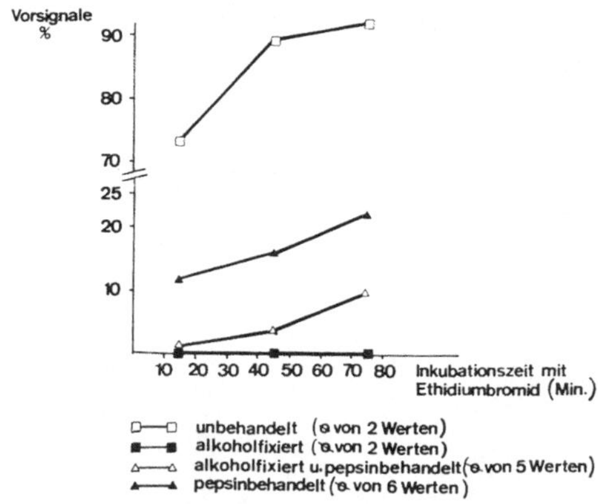

Abb. 5. Vorsignale in Abhängigkeit der Inkubationsdauer mit Ethidiumbromid

Der Versuch wurde sowohl an unbehandelten wie auch an alkoholfixierten, pepsinbehandelten und kombiniert behandelten Zellen ausgeführt. Die eine Hälfte jeder Zellpopulation wurde mit Ribonuclease inkubiert, die andere Hälfte mit physiologischer NaCl-Lösung. Die Färbung erfolgte mit Ethidiumbromid. Die erwartete Verkleinerung der Signale nach der Zerstörung der RNS (die durch Ethidiumbromid wie die DNS angefärbt wird) blieb aus. Das Histogramm nach dem Mischen der entsprechenden Hälften zeigte keine signifikante Veränderung der RHB im Vergleich mit den DNS-Histogrammen vor der Mischung.

Zusammenfassung

Zusammenfassend kann folgendes gesagt werden:

1. Die Behandlung der Zellsuspensionen mit Alkohol oder Pepsin ist notwendig, um einen allzustarken Kernzerfall durch die Färbung mit Ethidiumbromid zu verhindern (verantwortlich ist wahrscheinlich der in der Farbstofflösung enthaltene Tris-Puffer). Eine kombinierte Anwendung von Alkohol und Pepsin bringt keinen Vorteil.
2. Die Färbung mit Ethidiumbromid ist wegen der besseren Fluorescenz und möglicherweise durch die größere Spezifität der Feulgen-Färbung überlegen. Die Inkubationszeit mit Ethidiumbromid ist von kritischer Bedeutung bei der Messung nicht oder ungenügend fixierter Zellpopulationen.
3. Eine Ribonuclease-Behandlung der Zellpopulation in der bisher üblichen Weise rechtfertigt den zeitlichen und materiellen Aufwand nicht.
4. Die RHB ist eine taugliche Größe, um die Schärfe der Gipfel zu vergleichen.

Literatur

BERKHAN, E.: DNS-Messung von Zellen aus Vaginalabstrichen. Ärztl. Lab. 18, 77 (1972).

GÖHDE, W.: Automation in der quantitativen Zytologie mit dem Impulscytophotometer. "GBK-Mitteilungsdienst" Bd 6 Heft 2, 22 (1972).

LANG, H. J.: Zur Methodik der quantitativen DNS-Bestimmung mittels Impulscytophotometrie in normalen und pathologischen Zellpopulationen (Dissertation in Vorbereitung).

LEPECQ, J. B., PAOLETTI, C.: A Fluorescent Complex between Ethidium Bromide and Nucleid Acids. J. molec. Biol. 27, 87 (1967).

REIFFENSTUHL, G., SEVERIN, E., DITTRICH, W., GÖHDE, W.: Die Impulscytophotometrie des Vaginal- und Cervicalsmears. "Archiv für Gynäkologie" Bd 211, Heft 4 (1971).

Zum Problem der Selektivität von Ethidiumbromid
in der Cytofluorometrie cellulärer DNS

Vergleichende cytophotometrische Untersuchungen an Leberzellen

E. SEVERIN

Einleitung

Die Qualität einer Fluorochromierung cellulärer DNS kann nach zwei unterschiedlichen cytophotometrischen Verfahren bewertet werden:

Mit dem Mikroskopcytophotometer werden Zellausstriche bei gleichzeitiger optischer Kontrolle der Fluorescenzintensität von Zellkern und Cytoplasma ausgemessen. Eine gute DNS-Färbung zeigt eine intensive Fluorescenz des Kerns und eine fehlende oder minimale Fluorescenz des Plasmas.

Mit Hilfe eines Durchflußcytophotometers erhält man aus einer Suspension fluorochromierter Einzelzellen charakteristische Intensitätsverteilungen, deren Analyse den Beweis für eine quantitative Färbung bei geeigneten Objekten am schnellsten ermöglicht (Trujillo und van Dilla, 1972).

Die DNS-Messung nach Anfärbung mit Fluorescenzfarbstoffen erforderte einen beträchtlichen präparativen Aufwand, bis LePecq und Paoletti (1966) Ethidiumbromid (EB) als Fluorochrom für Nucleinsäuren vorschlugen und Dittrich und Göhde (1969) diesen Farbstoff in die Cytofluorometrie einführten. EB bildet mit Nucleinsäuren einen stark fluorescierenden Komplex, dessen physikalische und chemische Eigenschaften *in vitro* besonders von Waring (1965) und LePecq und Paoletti (1967) untersucht worden sind. In der Literatur finden sich jedoch vereinzelt Angaben über eine Fluorescenz des Farbstoffs in Verbindung mit anderen Substanzen oder Strukturen (LePecq und Paoletti, 1966; Gitler *et al.*, 1969; Reiffenstuhl *et al.*, 1971; Karsten und Wollenberger, 1972). In der vorliegenden Arbeit soll im Hinblick auf die wachsende Bedeutung des Ethidiumbromids als Fluorochrom in der Durchflußcytophotometrie (Noeske, 1971; Büchner *et al.*, 1971; Schumann *et al.*, 1971; Fey *et al.*, 1972; Manso-Martinz und Frank, 1972, Göhde *et al.*, 1971, 1972) mit Hilfe der beiden eingangs erwähnten Meßverfahren untersucht werden, unter welchen methodischen Bedingungen und in welchem Umfang Selektivität für DNS zu erwarten ist.

Besonderheiten der EB-Färbung:

EB bindet sich nach LePecq (1971) und Waring (1965) auf zwei Arten an Nucleinsäuren:

1. Bei einer Farbstoffkonzentration, die nur geringfügig über der Konzentration der Nucleinsäuren liegt, lagert sich EB vorwiegend in die hydrophobe Region zwischen den Strängen

der Doppelhelix ein. Die Fluorescenz verhält sich dann proportional zur Menge doppelsträngiger Nucleinsäuren (LePecq und Paoletti, 1966; Sela, 1969). Die Fluorescenzintensität des auf diese Weise gebundenen EB ist nach LePecq (1971) etwa hundertmal größer
als die des freien Farbstoffs.

2. Bei sehr hoher Farbstoffkonzentration und niedrigem Elektrolytgehalt (Na^+ kleiner als
   10^{-2} M) lagert sich EB bei nur geringem Anstieg der Fluorescenzintensität vor allem elektrostatisch an und bildet ein tiefrotes Präcipitat. Dieser zweite Bindungsmechanismus ist
   bei einer Konzentration von 0,1 M NaCl ohne Bedeutung.

Die Fluorescenzintensität des RNS-EB-Komplexes *in vitro* beträgt 46 % der des DNS-EB-
Komplexes. Nach Hydrolyse mit RNase bzw. DNase geht die Intensität auf 1,5 % bzw. 2 %
des Ausgangswertes zurück (LePecq und Paoletti, 1966). Das Absorptionsmaximum für EB
in Wasser liegt bei 480 nm, an DNS oder RNS gebunden bei 520 nm. Das Fluorescenzmaximum für freies und gebundenes EB in wäßrigem Milieu liegt bei 590 nm (Waring, 1965;
LePecq und Paoletti, 1967).

Material und Methoden

Als Versuchsmaterial wurden Leberzellen der Maus gewählt, weil sie auf Grund ihrer
Ploidiestufen in einer geometrischen Reihe und ihres Gehaltes an zahlreichen, sich möglicherweise mit dem Farbstoff verbindenden Substanzen zur Demonstration eines quantitativen
Beweises geeignet scheinen.

Die Lebern 4 - 5 Monate alter weißer Mäuse wurden mit physiologischer Kochsalzlösung
unter Vetrenzusatz von der Pfortader aus durchgespült, anschließend zerzupft und durch
Verbandmull filtriert. Das Filtrat wurde zweimal in der Salzlösung ausgewaschen. Ein Teil
der Zellaufschwemmung wurde nun auf Objektträgern ausgestrichen und mindestens eine
halbe Stunde lang in 95,3 %igem Äthanol fixiert. Der andere Teil wurde tropfenweise der
zehnfachen Menge konzentrierten Alkohols zugegeben. Die Fluorochromierung erfolgte mit
EB in einer Konzentration von 1 : 40 000 in physiologischer Kochsalzlösung.

Proben der Suspension und ein Teil der Präparate wurden vor der Färbung behandelt mit:

1. Desoxyribonuclease (3.1.4.5) 300 E/mg, aus Rinderpankreas, salzfrei, lyophilisiert, 25 %
   aktiv (von Roth, Karlsruhe); in einer Lösung von 20 μg/ml 0,1 molaren Tris-HCl- Puffers
   bei einem pH von 7,3; 0,025 Mol $MgCl_2$ und 0,0025 Mol $CaCl_2$. Hierin wurden die
   Leberzellen für 4 Std bei 37°C inkubiert.

2. Ribonuclease (2.7.7.16) 5x krist., reinst, aus Pankreas, frei von Protease und DNase, 45
   Kunitz- Einheiten/mg (von Serva, Heidelberg); in einer Lösung von 1 mg/ml destillierten
   Wassers. Inkubationsdauer: 1 Std bei 37°C.

3. Amylase (3.2.1.1) aus Bakterien, Lyophilisiert, 170 U/mg (von Merck, Darmstadt); in
   einer Lösung von 1 mg/ml 0,02 molaren Phosphatpuffers bei einem pH von 6,9 unter
   Zusatz von 0,066 Mol NaCl.

   Die Einwirkungszeit betrug eine Stunde bei Zimmertemperatur.

4. Pepsin (3.4.4.1) 1000 E/g (von Merck, Darmstadt); in einer Lösung von 5 mg/ml einer
   0,056 N-HCl. Inkubationsdauer: 15 Min bei 37°C.

Cytophotometrie

Alle Messungen der Fluorescenzintensität erfolgten an Zellsuspensionen oder Ausstrichen in Farblösung.

Die Leberzellausstriche wurden unter dem Orthoplan-Mikroskop (Leitz, Wetzlar) mit der Fluorescenzauflichtanordnung und dem Objektiv Fl Öl 54/0,95 gemessen; aus dem Licht einer Quecksilberlampe (HBO 100 W/2, Osram) wurde die Erregerstrahlung durch die Glasfilter BG 12/5 mm und BG 38/3 mm (Schott, Mainz) und einen dichromatischen Teilerspiegel mit Halbwert bei 580 nm ausgesondert. Das Fluorescenzlicht wurde von der Erregerstrahlung mit Hilfe zweier Sperrfilter mit Halbwert bei 580 nm gereinigt. Die Anregungsspannung des Lichtvervielfachers (EMI, Typ 9558 Q) betrug 750 kV. Als Anzeigegerät diente eine Digitalvoltmeter (Hartmann und Braun).

Über die Meßtechnik mit dem in diesen Untersuchungen benutzten Impulcytophotometer (Dittrich und Göhde, 1969) ist an anderer Stelle schon ausführlich berichtigt worden (Reiffenstuhl *et al.*, 1971). Bei diesem Gerät erfolgte die Fluorescenzanregung über die Filterkombination BG 38/3 mm und KP 490.

Ergebnisse

Die EB-gefärbten Leberzellausstriche zeigten unter dem Fluorescenzmikroskop weniger intakte Zellen als nackte Zellkerne. Nahezu alle Zellen waren vereinzelt. In allen Proben kamen auch Granulocyten vor, auf deren photometrischen Mittelwert bei stationärer Messung alle Werte der Leberzellen bezogen sind. Die unterste Kurve einer jeden Abbildung wurde zum Vergleich mit dem ICP im Durchflußverfahren gewonnen.

Die 3 Histogramme der Abb. 1 stellen Leberzellen nach EB-Fluorochromierung dar. Die obere Kurve zeigt die Verteilung der Meßwerte der Kerne nach Ausblendung des Zellplasmas, die mittlere die der ganzen Zellen, jeweils nach Subtraktion des Hintergrundes. Zu erkennen ist, daß die Fluorescenzsignale der ganzen Zelle durchschnittlich höhere Werte erreichen als die der Kerne. Zum Teil liegt dies an der Mehrkernigkeit, die bei ungefähr der Hälfte der gemessenen Zellen vorlag, zum Teil aber auch an einer nicht unbeträchtlichen Fluorescenz des Cytoplasmas. Die Intensität der extranucleären Fluorescenz im Ausstrich war etwa halb so groß wie die der Kernfluorescenz, und zwar unabhängig von der Ploidiestufe. Über einer der Kerngröße entsprechenden Meßfläche besitzt sie durchschnittlich 1/5 der Intensität der Kernfluorescenz. Das untere, mit dem ICP gemessene Histogramm zeigt eine ähnliche Intensitätsverteilung wie das mittlere. Der hyperbelförmige Abfall vor dem ersten Gipfel ist durch Detritus bedingt.

Das Flächenverhältnis der Gipfel in den Histogrammen entspricht nicht dem Häufigkeitsverhältnis der einzelnen Ploidiestufen der erwachsenen Maus (vergl. Gerhard *et al.*,1971). Die diploiden Kerne werden wegen der bequemeren Ausblendung des Plasmas und Abgrenzung von Nachbarkernen bevorzugt gemessen (subjektiver Fehler). In den mit dem ICP gemes-

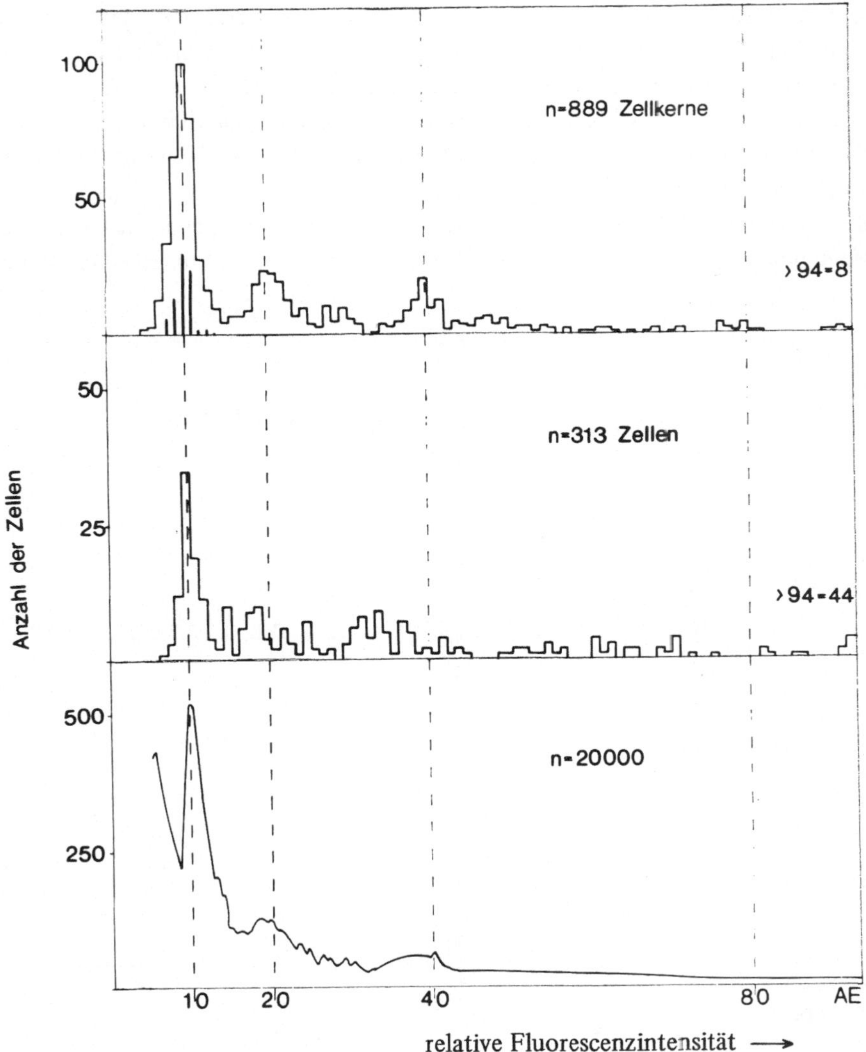

Abb. 1. Histogramme der Leberzellen der Maus, Färbung mit EB. Oben: Fluorescenzintensität der Zellkerne; senkrechte Balken: Granulocyten; Mitte: Fluorescenzintensität der ganzen Zellen. Der Wert der Hintergrundfluorescenz wurde jeweils subtrahiert. Die Messung erfolgte an Zellausstrichen mit dem Mikroskopcytophotometer; unten: Fluorescenzintensität der Zellsuspension. Messung mit dem ICP. Ordinate: Anzahl der Zellen; Abszisse: relative Fluorescenzintensität. Für die stationäre Messung wurde der Mittelwert der Granulocyten gleich 10 AE gesetzt. In dem mit dem ICP gemessenen Histogramm wurde der Abscissenwert der diploiden Gipfels für diese Darstellung ebenfalls gleich 10 AE gesetzt und die übrigen Werte proportional verschoben

senen Histogrammen ist der diploide Gipfel wegen der in der Probe zahlreich vertretenen Leukocyten ebenfalls überhöht.

Nach einer Vorbehandlung der Leberzellen mit RNase blieb bei morphologisch intakten Zellen das Verhältnis der Fluorescenzintensität des Plasmas zu der des Kerns unverändert

23

ungefähr 1 zu 2. In der Abb. 2 sind die Verteilungen der Meßwerte dargestellt. die Ploidie stufen sind gegenüber der Messung RNS-haltiger Zellen deutlicher voneinander abgegrenzt. Das ist am besten an der mit dem ICP gemessenen Kurve zu erkennen.

Ein zusätzlicher Glykogenabbau mit Amylase brachte keine eindeutige Verminderung mit Plasmafluorescenz gegenüber der alleinigen RNase-Behandlung. Die Streuung der Meßwerte innerhalb der einzelnen Ploidiestufen blieb gleich.

Wurden die Leberzellen mit RNase, DNase und Amylase nacheinander behandelt, ergab die Messung noch eine Restfluorescenz des Plasmas, deren Intensität für eine Meßfläche, die

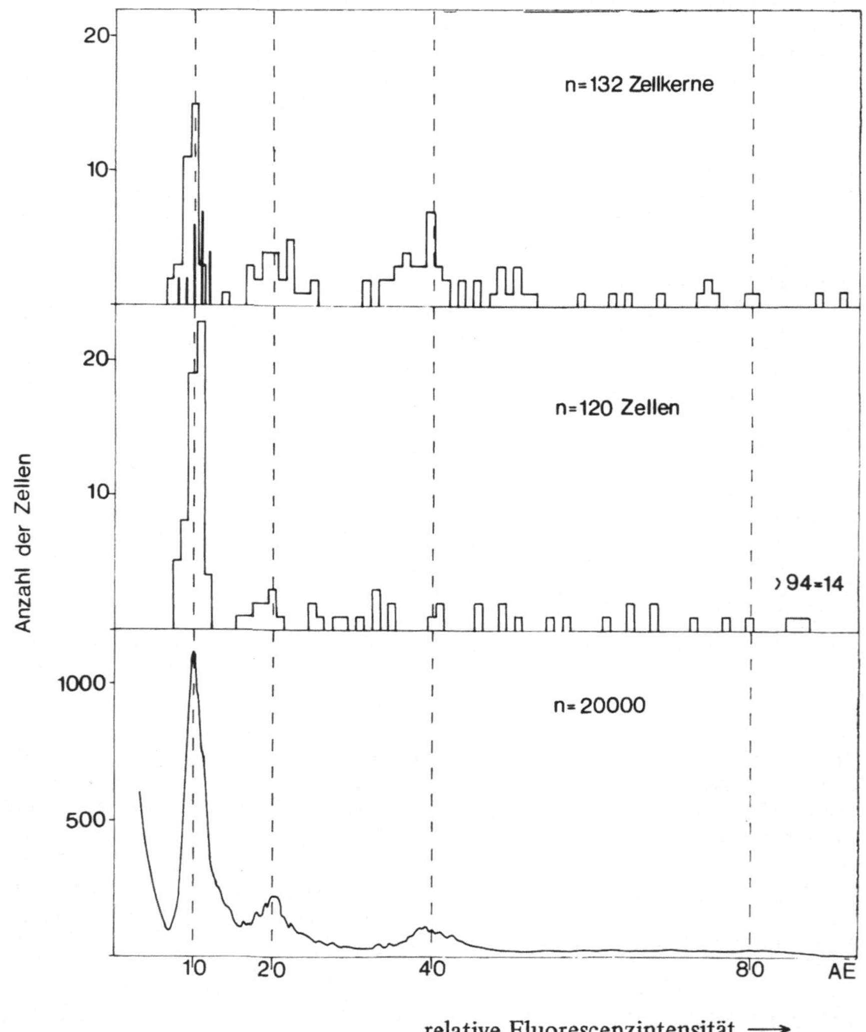

Abb. 2. Histogramme der Leberzellen der Maus. Färbung mit EB nach Vorbehandlung mit RNase. Alle übrigen Details entsprechen der Legende von Abb. 1

der Fläche eines weißen Blutkörperchens entsprach, 3 - 6 % der Fluorescenz enzymatisch nicht vorbehandelter Granulocyten betrug.

Um den Anteil der Zellmembran an der Gesamtfluorescenz zu bestimmen, wurden menschliche Erythrocytenmembranen mit EB gefärbt (präpariert nach Dodge *et al.*, 1962). Die Fluorescenz einer unfixierten Membran betrug < 1 % der eines Granulocyten.

Da sich die extranucleäre Fluorescenz auf diese Weise nicht vollständig beseitigen ließ, wurde das Cytoplasma auf schonende Weise mit Pepsin verdaut (Berkhan, 1972), und die Zellkerne wurdem mit EB gefärbt. Sowohl die Messung mit dem Mikroskop als auch im Durchflußverfahren ergab eine deutliche Häufung der Werte im Bereich der einzelnen

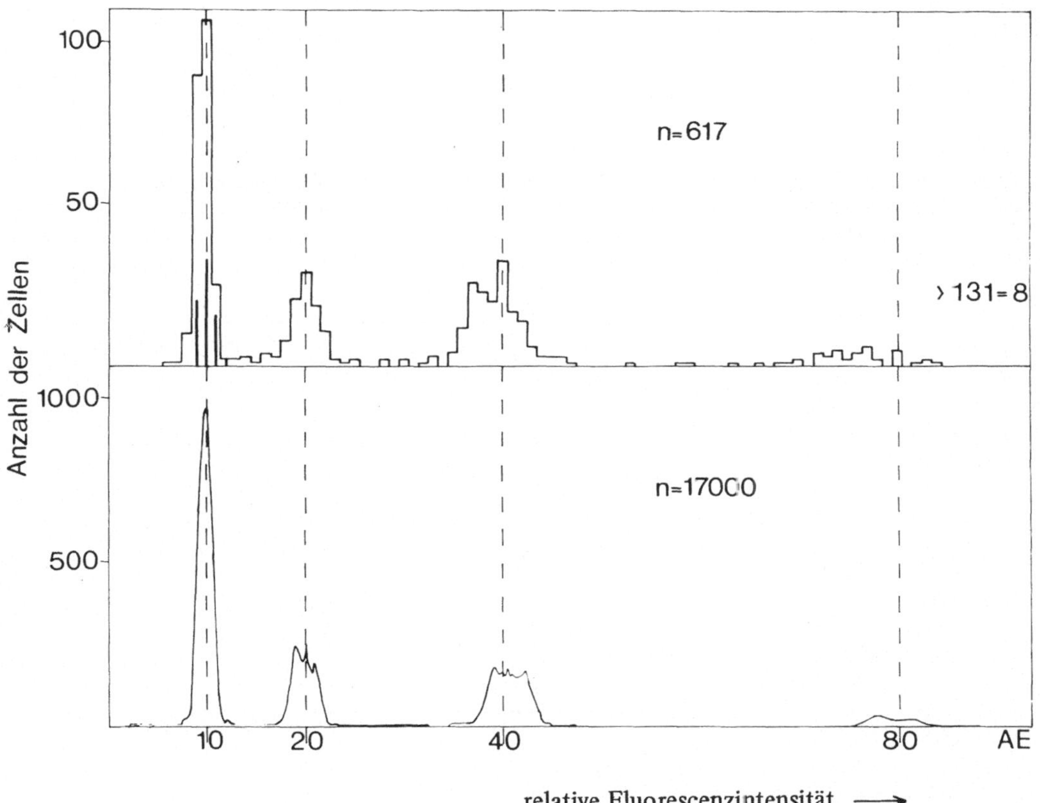

Abb. 3. Histogramme der Leberzellen der Maus. Färbung mit EB nach Vorbehandlung mit Pepsin. Alle übrigen Details entsprechen der Legende von Abb. 1. Für die ICP-Kurve beträgt die Standardabweichung σ 6,7 %

Ploidiestufen, wobei sich die jeweiligen Populationen klar voneinander abgrenzen ließen (Abb. 3). Nach zusätzlicher RNase-Vorbehandlung änderte sich die Form der Histogramme nicht wesentlich (Abb. 4).

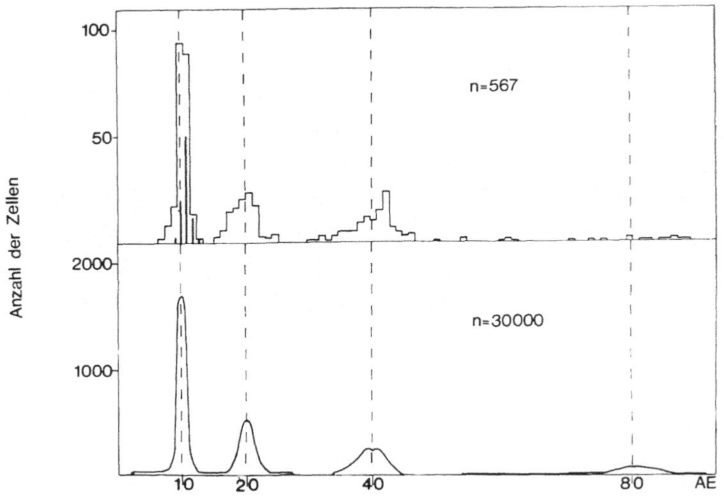

Abb. 4. Histogramme der Leberzellen der Maus. Färbung mit EB nach Vorbehandlung mit RNase und Pepsin. Alle übrigen Details entsprechen der Legende von Abb. 1. Für die ICP-Kurve beträgt die Standardabweichung σ 6,9 %

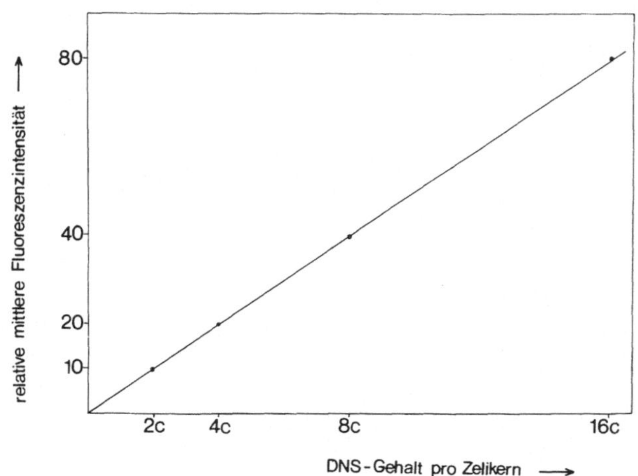

Abb. 5. DNS-Verteilung der Leberzellen der Maus. Beziehung zwischen dem DNS-Gehalt der einzelnen Ploidiestufen und den mit dem ICP gemessenen DNS-Werten. Färbung mit EB nach Vorbehandlung mit RNase und Pepsin. Ordinate: relative mittlere Fluorescenzintensität. Meßwerte entsprechend der Abb. 4; Abscisse: DNS-Gehalt pro Zellkern (Ploidie)

Werden die nach Vorbehandlung mit RNase und Pepsin mit dem ICP gemessenen Mittelwerte der Fluorescenzsignale eines jeden Gipfels in Beziehung gesetzt zu dem zu erwartenden DNS-Gehalt mehrerer Ploidiestufen, so bilden die Schnittpunkte eine Gerade (Abb. 5). Eine

Gerade ergeben auch die Werte lediglich nach Proteolyse. Dies beweist, daß die Intensität der EB-Fluorescenz proportional zur DNS- und DNS- plus RNS-Menge eines Zellkerns ist.

Die absolute Intensität der EB-Fluorescenz nach Einwirkung der Enzyme Pepsin und RNase.

Der Einfluß von Pepsin und RNase auf die absolute Fluorescenzintensität wurde mit Hilfe des ICP gemessen. Als Referenz dienten bestrahlte Mäuseascites- Tumorzellen in der G_2-Phase, die gleichzeitig mit den auf verschiedene Weise enzymatisch vorbehandelten Leberzellen gefärbt und gemessen wurden. Die relative Verschiebung der Leberzellgipfel gegenüber der Position des Ascitesgipfels ergab für die einzelnen Enzyme folgende Intensitäten der EB-Fluorescenz:

ohne Enzyme:	100
Pepsin:	130
RNase:	92
RNase-Pepsin:	120

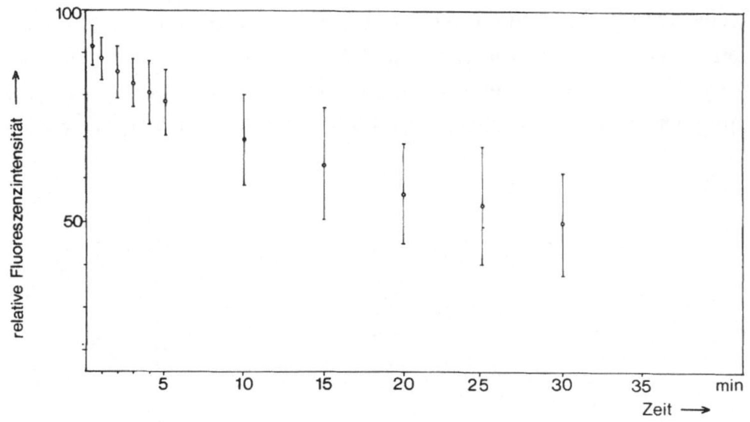

Abb. 6. Ausbleichen der EB-Fluorescenz in Abhängigkeit von der Meßdauer. Angegeben ist der ± σ-Bereich für 6 Einzelmessungen. Ordinate: relative Fluorescenzintensität; Abscisse: Meßdauer in Minuten

Abb. 6 stellt das Ausbleichen der EB-Fluorescenz in Abhängigkeit von der Meßdauer dar. Die Streuung der Fluorescenzminderung nahm mit der Meßdauer zu. Ein Unterschied in der Schnelligkeit der Photodekomposition nach den einzelnen Enzymgaben konnte nicht beobachtet werden. Für die Messung mit dem ICP ist das Ausbleichen wegen der Meßdauer von etwa 50 μ sec bedeutungslos.

Diskussion

Eine extranucleäre, cytoplasmatische Fluorescenz nach EB-Färbung ist von Reiffenstuhl *et al.* (1971) bei Zellen aus Vaginalabstrichen gefunden worden. Die Autoren vermuteten als Ursache dieser nach RNase-Behandlung noch zurückbleibenden Fluorescenzkomponente Glykogen oder PAS-positives Material. Nach der vorliegenden Untersuchung kann Glykogen, zumindest das Leberglykogen als Ursache ausgeschlossen werden.

Dagegen spielt außer RNS auch die DNS für die extranucleäre Fluorescenz eine Rolle. Ihr Anteil außerhalb des Kerns beträgt bei der Leber mehrere Prozent (Rauen, 1964). Sie ist nicht nur in den Mitochondrien, sondern auch in den Mikrosomen und auf der Oberfläche der Zellmembran lokalisiert (Lerner *et al.*, 1971; Chepelinsky und Bell, 1972; Koch, 1972). Diese DNS kann jedoch nicht für die gesamte cytoplasmatische Fluorescenz verantwortlich sein.

Eine Reihe anderer biologischer Substanzen sind von LePecq und Paoletti (1966) auf ihre Fähigkeit untersucht worden, mit EB fluorescierende Komplexe zu bilden. Unter den geprüften Stoffen fand sich keine Verbindung mit nennenswerter Steigerung der EB-Fluorescenz. Haag *et al.* (1971) beobachteten eine starke EB-Fluorescenz der Kernmembran, der kollagenen Fasern und Hornlamellen und schlossen deshalb auf eine Bindung an strukturierte Proteine und Mucopolysaccharide. Das stimmt mit dem Bericht von Gitler *et al.* (1969) über einen Fluorescenzanstieg durch Bindung von EB an Erythrocytenmembranen überein. Da aber nach den Ergebnissen der vorliegenden Arbeit die EB-Fluorescenz der Zellmembran eines Erythrocyten < 1 % der eines Zellkerns beträgt, fällt dieser Vorgang selbst unter Berücksichtigung der kleineren Oberfläche des Blutkörperchens nicht ins Gewicht.

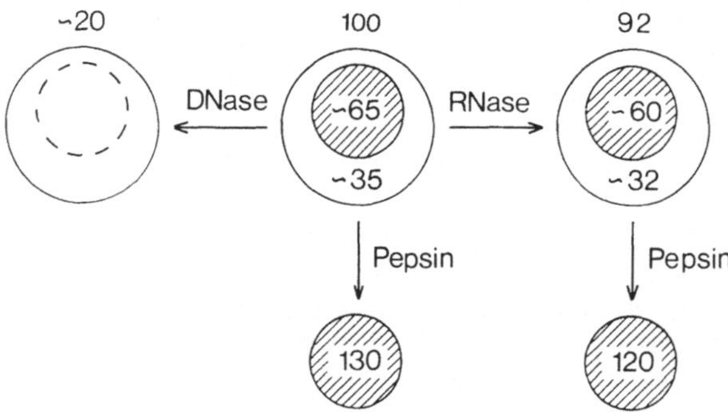

Abb. 7. Schema der ungefähren Intensitätsverteilung der zellulären EB-Fluorescenz nach Einwirkung einiger Enzyme

Endlich werden auch die von Karsten und Wollenberger (1972) beschuldigten aromatischen Aminosäuren und "lipogenen Pigmente" nicht allein die extranucleäre EB-Fluorescenz auslösen, sondern wahrscheinlich die Gesamtheit aller erwähnten Ursachen. Eine EB-Fluorochromierung der Nucleinsäuren mit befriedigender Selektivität ist also ohne entsprechende Präparation des Materials nicht möglich. Wegen der Vorteile dieses Farbstoffs für die Impulscytophotometrie sollten daher, sofern es die Fragestellung zuläßt, die störenden Stoffe beseitigt werden: durch eine Proteolyse entweder mit Pepsin oder — wie Karsten und Wollenberger vorschlugen — mit Pronase. Diese Autoren erhielten nach einer solchen Behandlung spezifische Färbungen der Nucleinsäuren mit EB. Die dabei von ihnen, von Sprenger *et al.* (1972) und in der vorliegenden Untersuchung beobachtete Steigerung der Fluorescenzintensität nach der Proteolyse beruht auf einer Zunahme der verfügbaren Bindungsorte am Desoxyribonucleoprotein für EB nach Entfernung des Proteins (Angerer und Moudrianakis, 1971). Allerdings beträgt die Steigerung der Fluorescenzintensität nicht 1/3 (Sprenger *et al.*), sondern 100 % unter Berücksichtigung des fluorescierenden enzymatisch abgebauten Cytoplasmas (Abb. 7).

Zusammenfassung

Leberzellen der Maus wurden mit Ethidiumbromid (EB) gefärbt und die Verteilungen ihrer Fluorescenzintensität sowohl stationär (mit dem Mikroskopcytophotometer) als auch im Durchflußverfahren (mit dem ICP) bestimmt. Etwa ein Drittel des Fluorescenzlichtes einer Leberzelle kommt aus dem Cytoplasma. Der Anteil einzelner Zellkomponenten an der Gesamtfluorescenz wurde mittels enzymatischen Abbaus gemessen. Der Einfluß der Präparationstechnik auf die Intensität der EB-Fluorescenz wurde bestimmt. Nach RNase- und Pepsinvorbehandlung ist die Fluorescenzintensität zur DNS-Menge proportional.

Herrn Prof. Dr. Noeske und Herrn Prof. Dr. Dittrich danke ich für die kritische Durchsicht des Manuskripts.

Literatur

ANGERER, L. M., MOUDRIANAKIS, E. N.: Interaction of Ethidium Bromide with whole and selectively deproteinized deoxynucleoproteins from calf thymus. J. Mol. Biol. 63, 505 (1972).

BERKHAN, E.: DNS-Messung von Zellen aus Vaginalabstrichen. Ärztl. Lab. 18, 77 (1972).

BÜCHNER, TH., DITTRICH, W., GÖHDE, W.: Impulscytophotometrie von Blut- und Knochenmarkszellen. Verh. dtsch. Ges. inn. Med. 77, 416 (1971).

CHEPELINSKY, A. B., BELL, E.: I-DNA suppressed by Ethidium Bromide and accumulated with Dactinomycin. Nature New Biol. 239, 44 (1972).

DITTRICH, W., GÖHDE, W.: Phase progression in two dose response of Ehrlich ascites tumour cells. Vortrag Conference Europ. Soc. Radiation Res., Gießen 1969. Atomkernenergie 15, 174 (1970).

DITTRICH, W., GÖHDE, W.: Impulsfluorometrie bei Einzelzellen in Suspensionen. Z. Naturforsch. 24b, 360 (1969).

DODGE, J. T., MITCHELL, C., HANAHAN, D. J.: The preparation and chemical characteristics of hemoglobin-free ghosts of human erythrocytes. Arch. Biochem. Biophys. 100, 119 (1963).

FEY, F., GIBEL, W., SCHRAMM, T., TEICHMANN, B., ZIEBARTH, D.: Untersuchungen über den Wert der Impulscytophotometrie bei der Erkennung präkanzeröser Veränderungen. Arch. Geschwulstforsch. 39, 1 (1972).

GERHARD, H., SCHULTZE, B., MAURER, W.: Zellklassen und Ploidiestufen in isolierten Leberzellen der Maus. Exptl. Cell Res. 69, 223 (1971).

GITLER, C., RUBALCAVA, B., CASWELL, A.: Fluorescence changes of ethidium bromide on binding to erythrocyte and mitochondrial membranes. Biochim. Biophys. Acta 193, 479 (1969).

GÖHDE, W., DITTRICH, W.: Die cytostatische Wirkung von Daunomycin im Impulscytophotometrie-Test. Arzneim.-Forsch. 21, 1656 (1971).

GÖHDE, W., DITTRICH, W., ZINSER, H. K., PRIESHOF, J.: Impulszytophotometrische Messungen an atypischen Zellabstrichen aus Scheide und Cervix uteri. Geburtsh. u. Frauenheilk. 32, 382 (1972).

HAAG, D., TSCHAHARGANE, C., GOERTTLER, KL.: Über die Eignung von Ethidiumbromid als Fluorochrom zur quantitativen Darstellung von Nukleinsäuren in histologischen Präparaten. Histochemie 27, 119 (1971).

KARSTEN, U., WOLLENBERGER, A.: Determination of DNA and RNA in homogenized cells and tissues by surface fluorometry. Anal. Biochem. 46, 135 (1972).

KOCH, J.: The cytoplasmic DNAs of cultured human cells. Eur. J. Biochem. 26, 259 (1972).

LEPECQ, J. B.: Use of Ethidium Bromide for separation and determination of nucleic acids of various conformational forms and measurement of their associated enzymes. Methods of Biochemical Analysis 20, 41 (1971).

LEPECQ, J. B., PAOLETTI, C.: A new fluorometric method for RNA and DNA determination. Anal. Biochem. 17, 100 (1966).

LEPECQ, J. B., PAOLETTI, C.: A fluorescent complex between ethidium bromide and nucleic acids. J. Mol. Biol. 27, 87 (1967).

LERNER, R. A., MEINKE, W., GOLDSTEIN, D. A.: Membrane-associated DNA in the cytoplasm of diploid human lymphocytes. Proc. Nat. Acad. Sci. (USA) 68, 1212 (1971).

MANSO–MARTINEZ, R., FRANK, W.: Die Wirkung von Hydroxyharnstoff auf die DNA-Synthese embryonaler Rattenzellen in Kultur. Z. Naturforsch. 27b, 1500 (1972).

NOESKE, K., SCHÖN, U.: Vorversuche zum automatisierten Prescreening in der Zytodiagnostik. Darmstadt: Vortrag, 2. Herbsttagung dtsch. Ges. f. Pathol. 1971.

RAUEN, H. M.: Biochemisches Taschenbuch, S. 336, 2. Teil, 2. Auflg. Berlin · Heidelberg · New York: Springer 1964.

REIFFENSTUHL, G., SEVERIN, E., DITTRICH, W., GÖHDE, W.: Die Impulscytophotometrie des Vaginal- und Cervicalsmears. Arch. Gynäk. 211, 595 (1971).

SCHUMANN, J., EHRING, F., GÖHDE, W., DITTRICH, W.: Impulscytophotometrie der DNS in Hauttumoren. Arch. klin. exp. Derm. 239, 377 (1971).

SELA, I.: Fluorescence of nucleic acids with ethidium bromide: An indication of the configurative state of nucleic acids. Biochim. Biophys. Acta 190, 216 (1969).

SPRENGER, E., BÖHM, N., SCHADEN, M., KUNZE, M., SANDRITTER, W.: Fluoreszenzzytophotometrische Bestimmung der Zellkern-DNS. Histochemie 30, 255 (1972).

TRUJILLO, T. T., Van DILLA, M. A.: Adaptation of the fluorescent feulgen reaction to cells in suspension for flow microfluorometry. Acta Cytol. 16, 26 (1972).

WARING, M. J.: Complex formation between ethidium bromide and nucleic acids. J. Mol. Biol. 13, 269 (1965).

Fluorochromierung mit Acridinorange
in der Impulscytophotometrie

M. ANDREEFF und D. HAAG

Einleitung

Vor etwa 12 Jahren hat man versucht, Krebsdiagnostik mit Hilfe des Fluorescenzfarbstoffes Acridinorange zu betreiben. Aufgrund einer gelborangen bis roten Fluorescenz sollten ausgebildete Laien Tumorzellen ausfindig machen. Wie sehr die Acridinorange - Methode dadurch in Mißkredit geriet, läßt sich aus einer beißenden Äußerung Heidelbergers ermessen, der zu einem Referenten sagte: "Gratulations: Now we have found the cancer molecule. It seems to be yellow."

Diese Studie soll jedoch nicht den diagnostischen Wert der Acridinorange - Färbung untersuchen, sondern ihre Eigenschaft, fluorescierende Komplexe mit Nucleinsäuren in Zellen zu bilden.

Als kationischer Farbstoff bindet sich das Acridinorange in Abhängigkeit vom pH-Wert der Lösung an saure Gruppen. Seit den grundlegenden Arbeiten Zankers (1952) haben wir recht genaue Kenntnisse über die Ursachen der Metachromasie beim Acridinorange. Bereits 1940 hat Strugger die Rotfluorescenz als Konzentrationseffekt gedeutet; heute können wir ganz global annehmen, daß die Grünfluorescenz des Acridinorange auf der monomeren Form beruht, während die gelbe bis orange und schließlich rote Fluorescenz durch Ionenassoziation mit einem zunehmenden Anteil von Dimeren und höheren Assoziationen bedingt ist.

1966 konnte Rigler zeigen, daß unter bestimmten Bedingungen eine stöchiometrische Bindung des Acridinorange an Nucleinsäuren erfolgt (Abb. 1). Dabei binden in doppelsträngigen Nucleinsäuren vom helicalen Typ drei Basenpaare ein Acridinorange - Molekül, wobei der Farbstoff in monomerer Form eingebaut wird. Diese Intercalation erfolgt beim Acridinorange auch in der lebenden Zelle und macht so die cytostatische und mutagene Wirkung verständlich. In einsträngigen Nucleinsäuren bindet dagegen jedes Nucleotid ein Acridinorange - Molekül. Hierbei kann - in Abhängigkeit vom pH-Wert und der Dielektrizitätskonstante der Umgebung - eine mit Metachromasie verbundene Assoziation der Farbstoffmoleküle eintreten. Dies erklärt die Rotfluorescenz RNS-haltiger, Acridinorange-fluorochromierter Zellbezirke.

Schon aus diesem kurzen Abriß ergibt sich, daß die Acridinorange-fluorochromierten Zellen, in einem Medium bei definiertem pH suspendiert, ein dankbares Objekt für die Impulscytophotometrie sein sollten.

Andererseits ist die Metachromasie ein Handicap für eine quantitative Auswertung der Signale. Aus den Färbungsanalysen von Schümmelfeder und Mitarbeiter (1958) geht aber hervor, daß die Metachromasie mit steigender Wasserstoffionen - Konzentration zurücktritt.

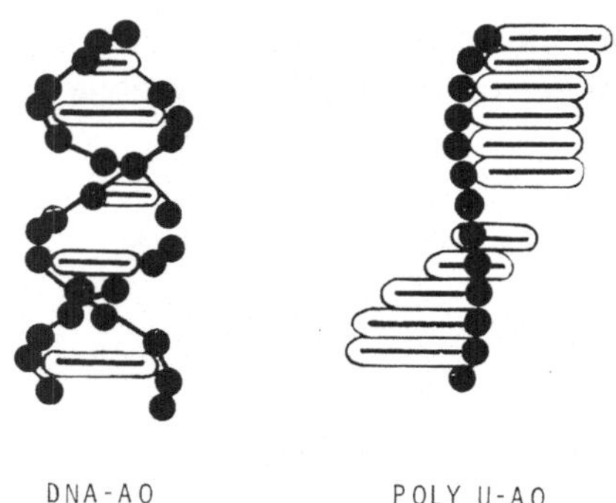

Abb 1. Bindung von Acridinorange an ein- und doppelsträngige Nucleinsäuren nach Lerman (Erläuterungen im Text)

Material und Methode

Diese Tatsache haben wir für unsere Versuche ausgenutzt, indem wir unsere Zellen in Pufferlösung mit einem pH von 5,9 suspendierten. Die Acridinorange - Konzentration betrug 10^{-6} m. Als Zellmaterial benutzten wir zwei verschiedene Linien des Ehrlich - Lettré'schen Mäuse - Ascitestumors, im folgenden EAT genannt. Beide sind hyperdiploid; die Zellen der einen Linie bilden glykogenhaltige Einschlüsse im Zellkern (G+), die anderen nicht (G-) (Lettré *et al.*, 1972). Die Zellen wurden am 7. Tage nach Transplantation entnommen und befinden sich zu diesem Zeitpunkt noch in der logarithmischen Wachstumsphase.

Die Fixierung erfolgte in 100 % Äthanol bei minus 30° C. Wir versuchten, neben dem relativen DNS-Gehalt auch den RNS-Gehalt der Zellen zu erfassen, indem wir die Differenzen der Modalwerte nach Ribonuclease - Inkubation (1 Std. bei 37° C) ermittelten (0,1 % Ribonuclease A, Fa. Serva, Heidelberg, Nr. 34388).

Um eine Gegenprobe auf die Spezifität der enzymatischen Hydrolyse zu gewinnen, haben wir zusätzlich eine Hydrolyse der DNS mit Desoxyribonuclease durchgeführt (2 Std. bei 37°C, 1 mg Desoxyribonuclease I, Fa. Serva, Heidelberg, Nr. 18530, pro ml 0,0025 m $MgSO_4$).

Alle Proben wurden außer mit Acridinorange auch mit Ethidiumbromid nach den bekannten Vorschriften fluorochromiert. Die Messungen erfolgten am Impulscytophotometer der Firma Phywe mit den Erregerfiltern BG 12 und BG 38. Als Sperrfilter wählten wir für' die Grünfluorescenz des Acridinorange 530 mμ, für das Ethidiumbromid 550 mμ. Zur Vermeidung von Zellkonglomeraten wurden alle Proben einer 15 Sekunden dauernden Ultraschallbehandlung von 60 Watt unterzogen.

Unmittelbar vor der Messung wurde die Präparation fluorescenzmikroskopisch überprüft. Die Zellen des EAT G minus zeigen dabei ohne RNase-Behandlung praktisch nur Grünfluorescenz, Kerne und Cytoplasma sind kaum unterscheidbar. Ebenso fluorescieren bei der gleichen Probe nach RNase-Behandlung nur die Zellkerne und bis zu einem gewissen Grade ist sogar die Chromatinstruktur erkennbar. Nach DNase-Inkubation ergibt sich eine deutlich schwächere Fluorescenz der Kernbezirke, dagegen ein stärkeres Hervortreten der Nucleoli. In allen Präparationen tritt also nur Grünfluorescenz auf, die Metachromasie bleibt unter den hier gewählten Färbebedingungen weitgehend unterdrückt.

Ergebnisse

An der Zellinie des EAT G minus zeigt sich zunächst, daß auch die Fluorochromierung mit Acridinorange bimodale Histogramme liefert (Abb. 2 oben), welche denjenigen mit anderen Fluorochromen wie Schiff'schem Acriflavin oder Ethidiumbromid sehr ähnlich sind. Durch die RNase-Behandlung werden die Modalwerte um 46 % (G_1) bzw. um 41 % (G_2) erniedrigt (Abb. 2 unten). Einen indirekten Beweis für die Spezifität auf DNS liefert das

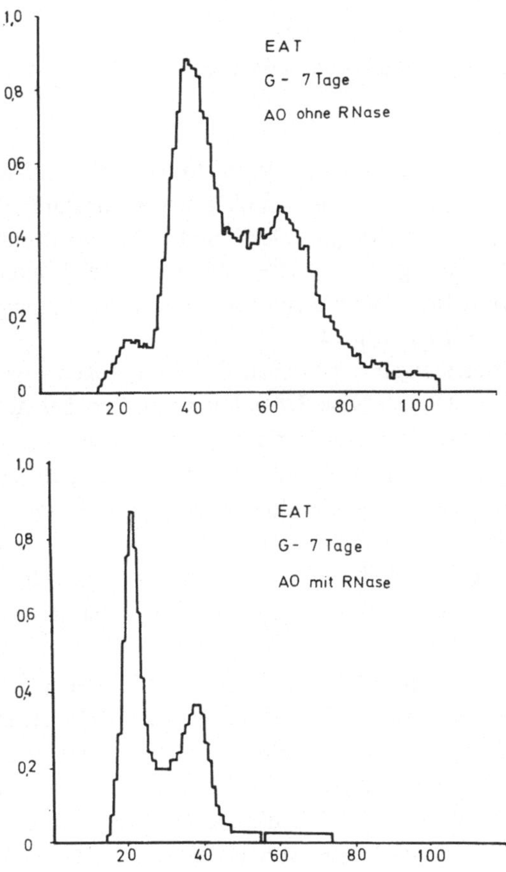

Abb 2. ICP-Histogramme des mit Acridinorange (AO) fluorochromierten Ehrlich-Ascites-Tumors G-, 7 Tage nach Transplantation (n ≅ 50.000) Oben: AO ohne RNase   Unten: AO nach Inkubation mit RNase

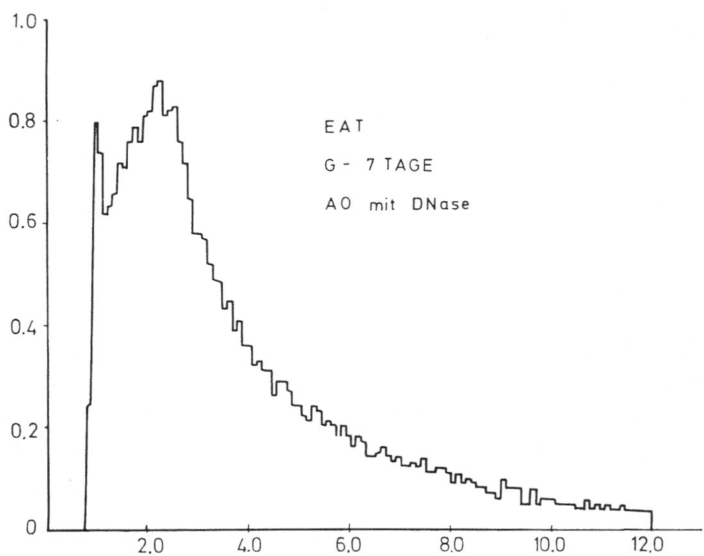

Abb. 3. ICP-Histogramm des mit AO fluorochromierten Ehrlich-Ascites-Tumors G- nach Inkubation mit DNase (n ≅ 50.000)

Histogramm der gleichen Probe nach DNase-Behandlung (Abb. 3). Dies ist eine unimodale linksschiefe Verteilung; bekanntlich ist die bimodale Verteilung durch Ploidiestufen bedingt, während der RNS-Gehalt vom Ploidiegrad nicht direkt abhängen muß. Im Vergleich zum Acridinorange weisen die Histogramme dieser Zellinie nach Ethidiumbromid - Fluorochromierung eine gringere Halbwertsbreite auf, nach RNase-Behandlung sind die Modalwerte um 55 % bzw. um 44 % erniedrigt (Abb. 4).

Ganz ähnliche Verhältnisse ergaben sich auch für die glykogen - speichernden Zellen der Linie EAT G plus (Abb. 5). Ohne RNase-Behandlung resultiert bei Acridinorange - Fluorochromierung eine verhältnismäßig breite Verteilung, aus welcher das zweite Maximum nur andeutungsweise hervortritt. Nach RNase-Behandlung zeigt sich jedoch auch hier die bekannte bimodale Verteilung, wobei die Modalwerte um 49 % bzw. um 37 % vermindert sind (Abb. 5 unten).

Die Ergebnisse sind tabellarisch in Abb. 6 zusammengefaßt: In allen Fällen hat die Ribonuclease-Behandlung einen Verlust von Fluorescenzintensität bewirkt. Da wir die reinste derzeit käufliche RNase verwendet haben und diese noch zusätzlich durch 15 - minütiges Erhitzen auf 90°C weitgehend von DNase befreit hatten, scheint uns der Schluß erlaubt, daß die gemessenen Differenzen der Modalwerte den RNS-Gehalten entsprechen.

Die Nucleinsäure der hier untersuchten Zellinien scheint somit zu durchschnittlich 45 % aus RNS zu bestehen. Lettré und Mitarbeiter (1972) fanden für diese Zellinien einen durchschnittlichen RNS-Anteil von 55 % bis 65 % des Gesamtnucleinsäuregehaltes mit biochemischer Methodik. Unsere Befunde differieren von diesen Daten nicht wesentlich.

Aus diesen Ergebnissen schließen wir, daß auch mit der Acridinorange - Fluorochromierung unter definierten Bedingungen an den hier untersuchten Zellinien relative Nucleinsäure

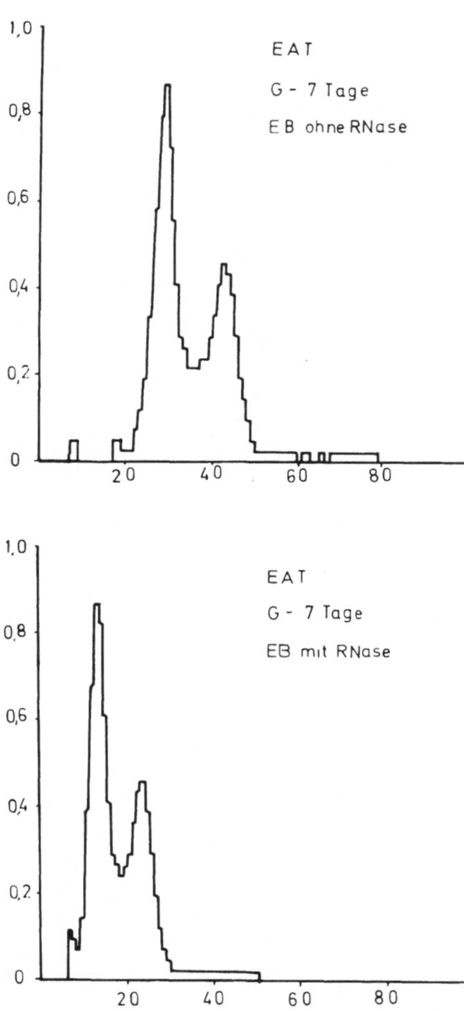

Abb. 4. ICP-Histogramme des mit Ethidiumbromid (EB) fluorochromierten Ehrlich-Ascites-Tumors G-, 7 Tage nach Transplantation (n ≅ 50.000)
Oben: EB ohne RNase
Unten: EB nach Inkubation mit RNase

- Messungen mit der Durchfluß - Fluorescenzcytophotometrie im Prinzip möglich erscheinen, denn die gezeigten Histogramme unterscheiden sich nicht wesentlich von den mit anderer Methodik gewonnenen. Es ist jedoch zu berücksichtigen, daß das Auftreten von Metachromasie zu schwerwiegenden Meßfehlern führen muß.

Sajkiewicz und Bausdorf (1969) haben diesbezüglich Unterschiede zwischen Herzmuskel - und Leberzellkernen gefunden. Daher müßte in jedem Einzelfall zunächst geprüft werden, unter welchen Bedingungen sich die Metachromasie vermeiden läßt. Diese Bedingungen können für unterschiedliche Zellarten sehr verschieden sein.

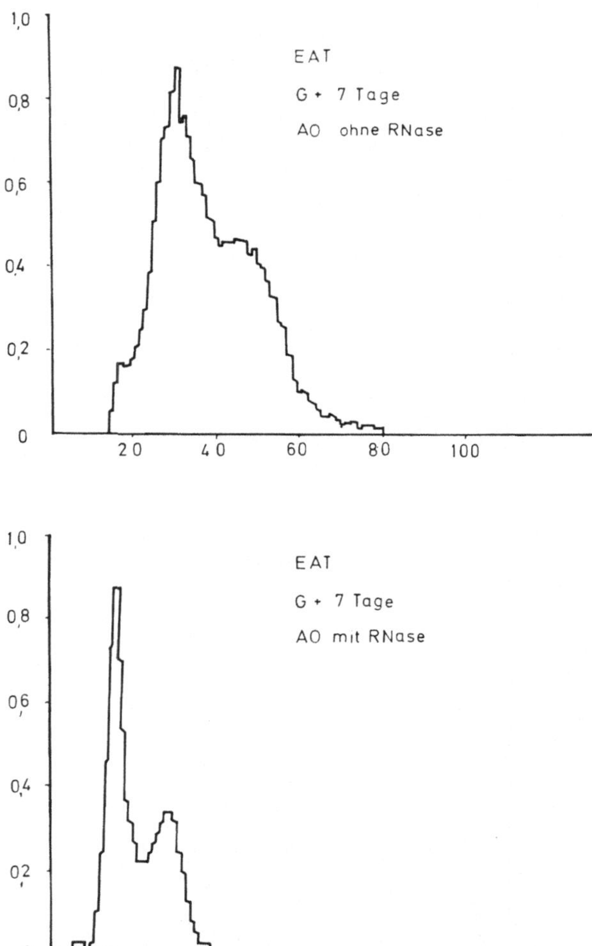

Abb. 5. ICP-Histogramme des mit Acridinorange (AO) fluorochromierten Ehrlich-Ascites-Tumors G+, 7 Tage nach Transplantation (n ≅ 50.000)
Oben: AO ohne RNase
Unten: AO nach Inkubation mit RNase

Zusammenfassung

Das basische Fluorochrom Acridinorange bindet sich an Ribonucleinsäure und Desoxyribonucleinsäure, wobei der Acridinorange - Desoxyribonucleinsäure - Komplex grüngelb und der Acridinorange - Ribonucleinsäure - Komplex orangerot fluoresciert Am Modell zweier verschiedener Linien des Ehrlich-Ascites-Tumors (glykogenhaltige Linie G+ und glykogenfreie Linie G-) wurde die Verwendbarkeit der Färbung für die Impulscytophotometrie untersucht und mit der Ethidiumbromidfluorochromierung verglichen. Die mit Acridinorange gefärbten Tumore zeigen Histogramme, die zwar die einzelnen Zellcyclusphasen erkennen

TUMOR EAT	FÄRBUNG	G_1 / G_2	FLUORESZENZ-VERLUST (%)	
			G_1	G_2
G α	ETHIDIUMBROMID	1 : 1,48		
	ETHIDIUMBROMID + RNASE	1 : 1,84	55	44
G α	ACRIDINORANGE	1 : 1,62		
	ACRIDINORANGE + RNASE	1 : 1,77	46	41
G +	ACRIDINORANGE	1 : 1,5		
	ACRIDINORANGE + RNASE	1 : 1,84	49	37

Abb. 6. Tabellarische Zusammenfassung der Ergebnisse: Fluorescenzverlust und Relation G_1/G_2 errechnet aus den Modalwerten der ICP-Histogramme bei Ethidiumbromid- und Acridinorange - Fluorochromierung nach RNase-Inkubation

lassen, jedoch große Halbwertsbreiten aufweisen. Nach Behandlung mit Ribonuclease entsprechen sich die mit Acridinorange und mit Ethidiumbromid gewonnenen Histogramme. Die der Ribonucleinsäure-Elimination entsprechende Fluorescenzverminderung variiert bei den einzelnen Cyclusphasen und Tumoren. Es ergibt sich daraus die Möglichkeit, Ribonuclein-säure-Gehalte impulscytophotometrisch zu bestimmen. Die Linearität der Acridinorange-Fluorochromierung in Abhängigkeit von der Präparation wird diskutiert.

Literatur

ZANKER, V.: Über den Nachweis definierter, reversibler Assoziate ("reversible Polymerisate") des Acridinorange durch Absorptions- und Fluorescenzmessungen in wässriger Lösung. Z. phys. Chem. 199, 225 - 258 (1952).

ZANKER, V.: Quantitative Absorptions- und Emissionsmessungen am Acridinorangekation bei Normal- und Tieftemperatur im organischen Lösungsmittel und ihr Beitrag zur Lösung des metachromatischen Fluoreszenzproblems. Z. phys. Chem. 200, 250 - 292 (1952).

STRUGGER, S.: Jena, Z. Naturwiss. 73, 97 (1940).

SCHÜMMELFEDER, N., KROGH, R. E. EBSCHNER, K. J.: Färbungsanalysen zur Acridinorange - Fluorochromierung. Vergleichende histochemische und fluoreszenzmikroskopische Untersuchungen am Kleinhirn der Maus mit Acridinorange- Gallocyanin- und Chromalaun - Färbungen. Histochemie 1, 1-28 (1966).

RIGLER, R.: Microfluorometric Characterization of Nucleic Acids and Nucleoproteins by Acridin Orange. Acta physiol scand Suppl. 67, 267 (1966).

SAJKIEWICZ, K. und B. BAUSDORF: Zur pH-abhängigen, differenten Acridinorange - Fluorochromierung der Desoxyribonucleoproteide von Herz- und Leberzellkernen. Histochemie 18 267 - 276 (1969).

LETTRÉ R., N. PAWELETZ, D. WERNER and C. GRANZOW: Sublines of the Ehrlich - Lettré' Mouse Ascites Tumour. A new Tool for Experimental Cell Research. Naturwissenschaften 59, 59 - 63 (1972).

Impulscytophotometric Determination of Acridine-Orange Binding by Human Lymphocytes

L. A. SMETS

The dye acridine orange (AO) binds to DNA in a complex manner involving both base pairs and negatively charged phosphate groups (Drummond *et al*, 1965). Consequently, the affinity for the dye can be modified by changes in the tertiary structure of DNA and by interactions between DNA and positively charged proteins (histones). Since changes in nuclear chromatin configuration are explicitly or implicitly assumed to be involved in the cell's response to stimulatory factors (i. e. hormones, antigens, stimuli for growth), binding of AO by DNA is probably a measure of the physiological status of the cell .

Examples of altered AO binding in relation to cell function are the increased AO binding in lymphocytes stimulated by phytohemagglutinin (Rigler and Killander, 1969) and changes in AO binding in cultured cells during transition from proliferation to rest (Zetterberg and Auer, 1970) or vice versa (Smets, 1973).

In our institution, increasing attention is being given to the determination of the immune status of cancer patients. The impulscytophotometer (ICP) allows AO binding to be measured rapidly in a large number of samples. We therefore used this instrument to investigate whether changes in AO binding can be measured in peripheral lymphocytes. Previous studies with cultured fibroblasts (Smets, 1973) revealed that:
a) the ICP measures increased AO binding in cells stimulated for growth, and
b) the observed stimulation disappears at increased dye concentrations.

From these results it was concluded that nuclear chromatin activation alters the affinity of DNA for the dye rather than increasing the number of available binding sites. Moreover, by measuring at both low and high AO concentrations, it is possible to discriminate between changes in AO binding due to activation (concentration-dependent) and those due to an increase in stainable material such as RNA and DNA (concentration-independent).

Fig.1 shows the increased binding of AO in lymphocytes from a melanoma patient 2 weeks after the start of BCG treatment as part of experimental immunotherapy. At high concentrations of dye the stimulation disappeared (Fig.1B) indicating that the increased binding was due to chromatin activation. Lymphocytes from a person suffering from influenza with moderate fever also showed increased AO binding (Fig. 2A). At high AO concentration (Fig.2B), the stimulation largely disappeared but a subpopulation with increased amounts of AO per cell could still be observed. This population is probably composed of RNA-rich plasma cells.

These examples show that lymphocyte stimulation *in vivo* can be easily demonstrated with the ICP by changes in AO binding. Moreover, we ran several experiments with lymphocytes from patients suffering from Hodgkin's disease. In many samples we observed

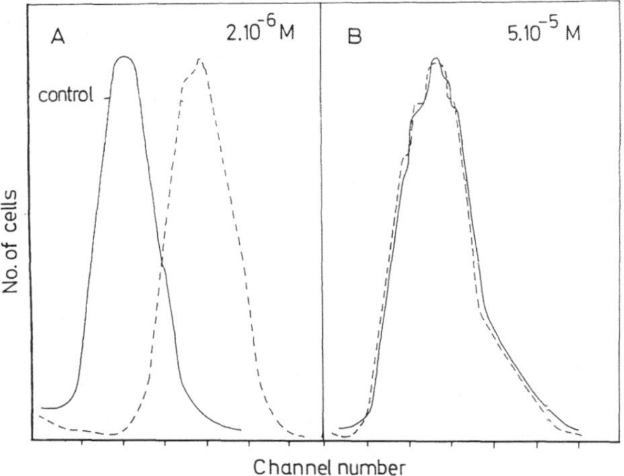

Fig. 1. Increased binding of acridine orange in lymphocytes from a patient subjected to general immune stimulation with BCG (dashed curve) as compared with lymphocytes before the start of BCG treatment (solid curve). In this and other figures, lymphocytes were collected from defibrinated blood by centrifugation on Ficoll-Isopaque gradients. White cells were collected from the interphase, washed and fixed in absolute alcohol. In controls, staining of RNA amounted to less than 10 %. A: stained with 2.10^{-6}M; B: idem with 5.10^{-5}M acridine orange

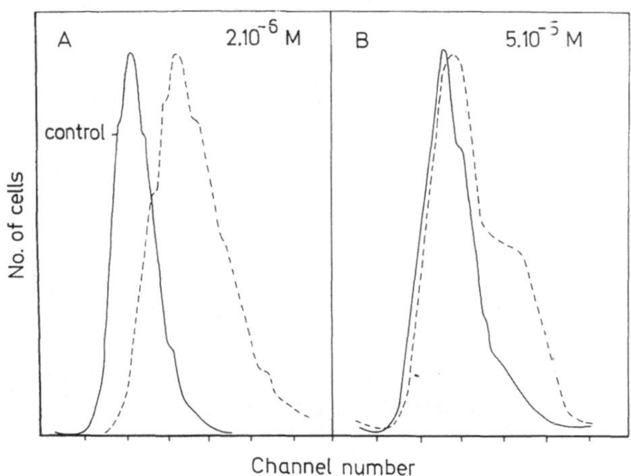

Fig. 2. As in Fig. 1 for lymphocytes from a person with influenza (dashed curve) as compared with a normal subject (solid curve). A: stained with 2.10^{-6}M; B: idem with 5.10^{-6}M; note a subpopulation with increased amounts of stain per cell

decreased binding of AO compared with controls. This phenomenon is ascribed to some form of chromatin inactivation, which is of interest in view of the known immune definciency in Hodgkin patients. We also observed complicated profiles suggesting that the lymphocyte population included both inactivated and activated cells. Representive histograms are shown in Figures 3 and 4.

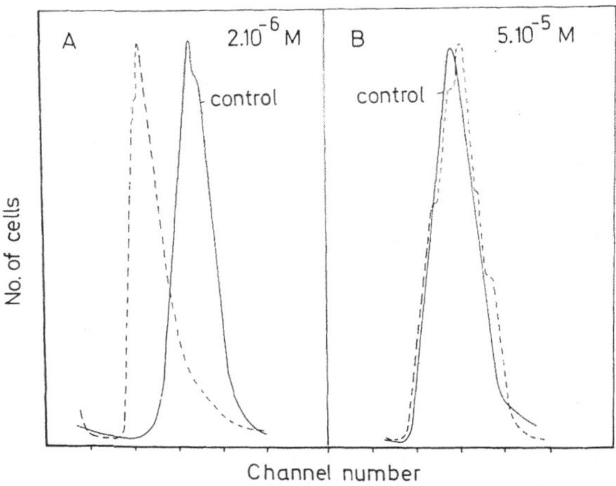

Fig. 3. Decreased binding of acridine orange in lymphocytes from a Hodgkin patient in remission suggesting lymphocytes inactivation (dashed curve)

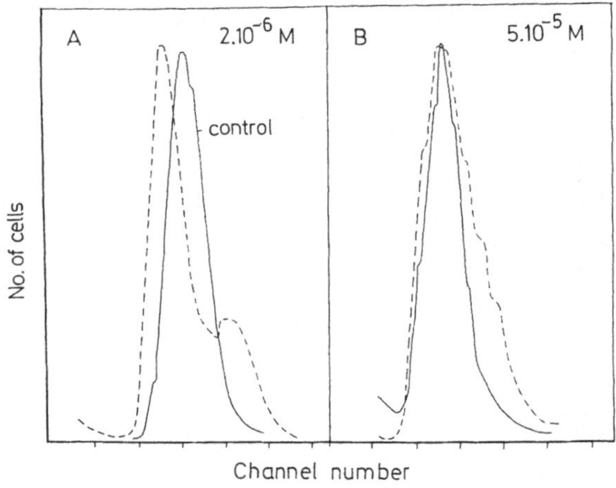

Fig. 4. As in Fig. 3 for lymphocytes from a patient with active Hodgkin's disease after radiotherapy. Note the presence of cells with increased amounts of stain at high dye concentration

Prior to commenting on these results, it should be emphasized that they are rather preliminary. Meanwhile, we are studying the optimal conditions of lymphocyte isolation, fixation and staining and we are also running control experiments to improve reproducibility and to exclude artifacts. With these restrictions in mind, we would like to propose tentatively the following conclusions:

a) With the help of the ICP, routine analysis of lymphocyte stimulation *in vitro* as well as *in vivo* can be measured by changes in AO binding.

b) The method probably also measures lymphocyte inactivation related to immune deficiencies and may discriminate between lymphocyte subpopulations such as T and B lymphocytes after selective stimulation.

c) Once adequate protocols have been developed, the ICP can be a useful tool in routine
analysis of white blood cells.

References

DRUMMOND, D. S., SIMPSON-GILDEMEISTER, V. P., PEACKOCKE, A. R.: Biopolymers 3, 135
    (1965).
RIGLER, R., KILLANDER, A.: Exptl. Cell Res. 54, 1711 (1969).
SMETS, L. A.: Exptl. Cell Res., in press (1973).
ZETTERBERG, A., AUER, G.: Exptl. Cell Res. 62, 262 (1970).

Technische und präparative Probleme in der Impulscytophotometrie

Einleitung in den Themenkreis

J. SCHUMANN

Die Referate des heutigen Morgens haben gezeigt, welche entscheidende Bedeutung der Vorbereitung der Zellen zukommt. Die Referate dieses Themenkreises werden wahrscheinlich die Schwierigkeiten und die Probleme noch stärker verdeutlichen. Zur Messung im Impulscytophotometer sind Einzelzellsuspensionen erforderlich die von sehr unterschiedlichen Ausgangsmaterialien hergestellt werden. Selbst wenn Zellen in Suspension vorliegen, ist damit nicht gesagt, daß sie schon Einzelzellen sind.

Schwierig wird es, wenn solide Gewebe unterschiedlicher Konsistenz oder auch unterschiedlicher Vitalität verarbeitet werden sollen. Darüber wird Herr Bothmann berichten. Es ist bekannt, daß durch die Vereinzelung mit Enzymen, beispielsweise bei einem nekrotischen Tumor, sich sehr viele Zellen sehr rasch, andere Zellen sich wieder nur sehr langsam herauslösen, so daß die Suspensionen, die nacheinander gewonnen werden, durchaus nicht repräsentativ für den Tumor sind. Diese repräsentative Messung des Tumors ist aber wichtig vor allem im Hinblick auf die weitere Therapie oder auch für die Prognose. Das Zentrifugieren, das häufig für die Sammlung der Zellen benutzt wird, kann zu einer Selektierung führen und damit auch zu Histogrammen, die nicht mehr repräsentativ für den Tumor oder für die Zellsuspension sind. Darüber wird Herr Büchner berichten.

In anderen Fällen ist es natürlich wünschenswert, eine Selektierung zu erzielen, um bestimmte Zellen aus der Suspension zu eliminieren. Herr Orgas wird über seine diesbezüglichen Versuche mit dem Ultraschall berichten. Wir haben heute morgen bereits gehört, daß zum Beispiel der Kernzerfall durch die Präparation bedingt sein kann. Herr Lang hat darauf hingewiesen. Er kann aber auch durch die Nekrosen im Tumor oder durch Therapieeinflüsse bedingt sein.

Auch die Auswertung ist schließlich noch ein entscheidender Faktor für die Beurteilung der Histogramme, sie kann aber auch ein guter Parameter sein für die Beurteilung der Güte der Präparation. Darüber wird uns Herr Berkhan berichten. Schließlich gibt es noch präparative Verfahren, die den Einsatz der Impulscytophotometrie in der Beurteilung der Therapie menschlicher Tumoren ermöglichen auch dann, wenn *in-vivo*-Messungen nicht oder nicht regelmäßig möglich sind. Wir werden in diesem Zusammenhang die Diffusionskammertechnik erläutern.

Zur Präparation von Blut- und Knochenmarkszellen
für die Impulscytophotometrie

TH. BÜCHNER, W. HIDDEMANN und R. SCHNEIDER

DNS-Histogramme sind nur dann biologisch zu interpretieren, wenn Einflüsse durch die Behandlung der Zellen ausgeschlossen sind. Für eine eventuelle Therapiekontrolle in der klinischen Hämatologie sind sie nur dann von Nutzen, wenn sie in kurzer Zeit und mit annehmbarem Arbeitsaufwand anzufertigen sind. Unbefriedigende Ergebnisse bei uns und anderen Autoren veranlaßten uns, eine spezielle Präparation für das hämatologische Material zu erarbeiten, die wir hier mitteilen möchten. Außerdem berichten wir über verschiedene Einflüsse der Präparation, wie sie sich in den drei Jahren der Erprobung der Impulscytophotometrie in unserem klin. hämatologischen Labor (Büchner *et al.*, 1971) ergaben.

Als Ergebnis der methodischen Studien kamen wir zu folgendem vereinfachten Arbeitsgang:

1. Von 2 ml heparinisiertem (Vetren®) Venenblut oder von 1 ml heparinisiertem Sternalpunktat wird 1 bzw. 0,5 ml in 10 ml gefiltertes Leitungswasser pipettiert (EppendorfPipette 1 ml), worauf Hämolyse eintritt. Der Rest des Materials verbleibt für Cytologie und ^{3}H-Thymidin-Autoradiographie.
2. Nach 20 min und mehrfachem Durchmischen werden 4 ml verworfen und schrittweise durch 4 x 1 ml Aethanol 96 % unter häufigem Durchpipettieren ersetzt. Die Präparation wird bei + 6° C gelagert.
3. Für die Messung wird jeweils 0,2 − 1 ml entnommen und durch 100-μ-Porenfilter in Ethidiumbromid-Lösung (10 mg/1 physiol. Kochsalzlösung) gegeben. Nach mindestens 20 min Färbezeit erfolgt die Messung mit einer Durchflußrate von maximal 500 Zellen/sec.. Der G_1-Gipfel wird dabei stets auf Kanal 30 am Apparat eingestellt.

Die einzelnen Schritte begründen sich wie folgt:

Zu 1: Die Anwesenheit von Erythrocyten führt wahrscheinlich durch Abschattungen zu kleineren Meßimpulsen und einer Zunahme der Streuung der Werte. Diese Effekte werden durch die Hämolyse verhindert; kernhaltige Zellen gehen dabei nicht verloren, so daß das relativ kleine Volumen der Probe maximal ausgenutzt wird. Selbst bei nur 500 Leukocyten/cmm Blut enthält 1 ml der Präparation noch 30 000 Zellen für die Messung, die also auch unter Bedingungen der therapeutischen Aplasie möglich ist. Sedimentationsverfahren zur Anreicherung kernhaltiger Zellen führen zu wesentlichen Verlusten und tragen die Möglichkeit einer Veränderung der quantitativen Zusammensetzung aus den einzelnen Zelltypen infolge unterschiedlicher Sedimentation in sich. Eine wesentliche Fehlerquelle des DNS-Histogramms besteht in der Verklebung von Zellen untereinander, wie sie z. B. beim engeren Kontakt sedimentierter Zellen zustande kommt. Verklebungen lassen sich verhindern, indem die Zellen während des ganzen Präparationsvorgangs vor allem im unfixierten Zustand in

Suspension gehalten werden. Maßnahmen, die mit einer Zentrifugation einhergehen, werden von uns vermieden, so auch ein Waschen der Zellen und eine enzymatische Behandlung. Die Anwendung von RNAse bei mehreren Sternalpunktaten auch von Leukämie-Patienten hatte keinen wesentlichen Einfluß auf das Histogramm. Wenn auch eine Miterfassung unlöslicher RNS bei der Messung im Einzelfall nicht ganz auszuschließen ist, so dürften die von uns hauptsächlich untersuchten zellkinetischen Phänomene unter Chemotherapie dadurch nicht wesentlich zu verfälschen sein.

Die Bindung von Ethidiumbromid an Nucleinsäuren ist offenbar pH-Wert-abhängig (LePecq und Paoletti, 1967). Selbst eine Vorbehandlung der unfixierten Zellen mit Salzsäure ergab abhängig von der Konzentration bei der anschließenden Färbung eine verminderte Farbstoffbindung bzw. bei der Messung eine Reduzierung der Einzelimpulse. Bei Verwendung der von Berkhan (1972) zur Beseitigung von Cytoplasma-Eigenfluorescenz bei Vaginalzellen angegebenen Pepsin-HCl-Lösung wurden die Meßamplituden der G_1-Zellen bis auf den halben Wert reduziert; die Relation der Lage des G_1- zur Lage des G_2-Gipfels blieb dabei erhalten. Ebenfalls von Einfluß auf die Impulshöhe erschien neben der Farbstoffkonzentration und der Färbedauer eine wesentliche Beimengung von Alkohol. Es ist bisher nicht auszuschließen, daß sich genannte Einflüsse auf die Anfärbung von DNS in verschiedenen Zuständen z. B. in Euchromatin und Heterochromatin. oder in Replikation unterschiedlich auswirken. So war die Akkumulation von Meßwerten im frühen S-Phasebereich nach Chemotherapie instabil gegenüber der Vorbehandlung mit Pepsin-HCl (Büchner *et al.*, 1973), obwohl es sich um einen nur *in vivo* zu erzielenden und daher wahrscheinlich echten, zellkinetischen Akkumulationseffekt handelte. Aufgrund genannter Erfahrungen gilt bei uns eine möglichst starke Farbstoffbindung der Zellen als ein Qualitätsmerkmal für die Präparation, zu erkennen an der Lage des G_1-Gipfels bei einer Standardeinstellung der Hochspannung am Gerät. Deshalb auch wird dem Aqua dest. wegen seiner schwach sauren Reaktion gefiltertes Leitungswasser (pH hier = 7,2) für die Hämolysebehandlung vorgezogen.

Zu 2: Bei der beschriebenen Zugabe von Aethanol wird eine Alkoholkonzentration von etwa 35 % erreicht, bei der es noch nicht zur groben Ausfällung von Plasmaproteinen kommt, wodurch ebenfalls Zellverklebungen und häufiges Verstopfen der Meßpore vermieden werden. Diese Konzentration reicht jedoch offensichtlich aus, um die Zellen mindestens mehrere Wochen lang im Kühlschrank für spätere Messungen zu konservieren. Die im Sediment der Präparation reichlich enthaltenen Erythrocytenmembranen scheinen die Messung kaum zu stören.

Zu 3: Bei Färbung von 1 ml konservierter Zellsuspension in etwa 20 ml Ethidiumbromid-Lösung hat die Alkoholbeimengung noch keinen wesentlichen Einfluß auf die Impulshöhen; das Waschen der Zellen in phys. Kochsalzlösung erübrigt sich deshalb, führt jedoch bei einer notwendigen Zellanreicherung nicht mehr zu einer wesentlichen Verklebung der Zellen, sofern bei niedriger Drehzahl zentrifugiert wird (500 − 800 U. p. M.). Maximale Meßamplituden wurden nach 20-30 min. Färbedauer erreicht. Die Meßrate ist zu berücksichtigen, da von ihr die Koincidenzrate abhängt. Der Anteil der Koincidenzen im Histogramm erstreckt sich gleichmäßig vom G_1- bis zum G_2-Gipfel, da die Gleichzeitigkeit zweier zusammen durch die Meßebene tretender Zellen unterschiedlich stark ausgeprägt sein kann (Berkhan, 1973, persönl. Mitt.). Für unser Untersuchungsmaterial ergab sich experimentell ein Anteil der

Koincidenzwerte von 1 % bei 500 Zellen/sec., von 2 % bei 1 000 Zellen/sec. und von über 3 % bei 2 000 Zellen/sec.. Bei einer Meßrate von maximal 500/sec. können Koincidenzen vernachläßigt werden, sofern der S-Phaseanteil groß ist und kann ein Fehler von 1 % bei kleinem S-Phaseanteil berücksichtigt werden. Eine standardisierte Einstellung des G_1-Gipfels auf Kanal 30 erscheint berechtigt, da die Lage des Gipfels nicht nur von biologischen Gegebenheiten und einer zu standardisierenden Zellpräparation, sondern auch von variierenden apparativen Gegebenheiten wie z. B. dem Alter der Lichtquelle abhängt. Gleichbleibende Lage des G_1-Gipfels erleichtert den Vergleich von Kurven bei Serienuntersuchungen. Informationen über absolute DNS-Werte sind durch Beimischen normaler Referenzzellen zu erhalten.

Unter diesen präparativen Voraussetzungen erscheint auch die quantitative Auswertung des DNS-Histogramms mit der Bestimmung der prozentualen Anteile für G_1, S und $(G_2 + M)$ nach der von Göhde (1973) angegebenen Methode möglich (Abb. 1).

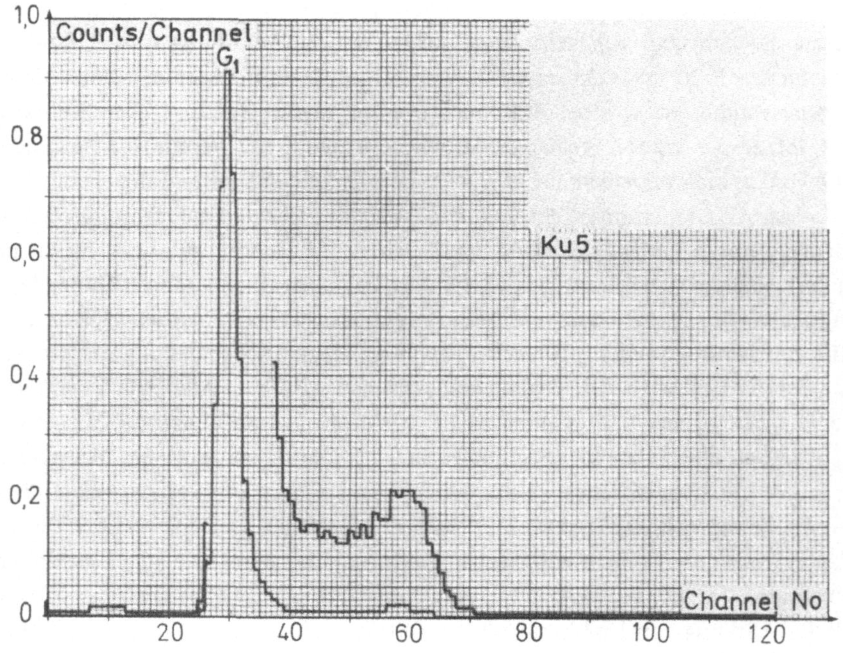

Abb. 1. DNS – Histogramm vom peripheren Blut bei chronisch myeloischer Leukämie. Gemessene Zellzahl 44 556; Meßrate 500 Zellen/sec.; Standardabweichung für G_1 ±3,8 % des Mittelwerts für G_1. Zur Verdeutlichung kleinerer Kurvenanteile wurde links und rechts vom G_1-Gipfel zusätzlich die Kurve mit Vergrößerung 1:10 registriert. Die quantitative Auswertung des Histogramms ergibt folgende Anteile: G_1: 86 % (linke Hälfte des G_1-Gipfels x 2 als Anteil der Gesamtfläche), G_2 (Mitosen fehlen morphologisch): 4 % (rechte Hälfte des G_2-Gipfels x 2), S: 10 % (Kurvenhöhe zwischen G_1 und G_2-Abstand, wobei ein kalkulierbarer Anteil der Koinzidenzen von 1 % in den Anteil für S eingeht. Zellverklebungen sind zu vernachlässigen, da selbst bei Vergrößerung 1 : 10 kein Gipfel für 3fach verklebte Zellen bei Kanal 90 zur Darstellung kommt

48

Die Präparation von Blut- und Knochenmarkszellen, die wir hier vorschlagen, erfordert wenig Arbeitsaufwand, schließt Artefakte weitgehend aus und erlaubt Messungen innerhalb einer Stunde nach Entnahme. Damit wird das Verfahren der hohen Leistungsfähigkeit des Impulscytophotometers und den Anforderungen der klinischen Routine gerecht.

Literatur

BERKHAN, E.: DNS-Messung von Zellen aus Vaginalabstrichen. Ärztl. Lab. 18, 77 (1972).
BÜCHNER, TH., DITTRICH, W., GÖHDE, W.: Die Impulscytophotometrie in der hämatologischen Cytologie. Klin. Wschr. 49, 1090 (1971 a).
BÜCHNER, TH., GÖHDE, W., SCHNEIDER, R., HIDDEMANN, W., KAMANABROO, D.: Die Zellsynchronisation und cytocide Effekte durch Chemotherapie der Leukämie in der Klinik anhand der Impulscytophotometrie. In Symposion Impulscytophotometrie, Berlin Heidelberg New York: Springer 1974.
GÖHDE, W.: Zellzyklusanalysen mit dem Impulscytophotometer. Habilitationsschrift Münster 1973.
LEPECQ, J. B., PAOLETTI, C.: A fluorescent complex between Ethidium bromide and nucleic acids. J. molec. Biol. 27, 87 (1967).

Digitale Ausgabe und Auswertung der Meßergebnisse des Impulscytophotometers

E. BERKHAN

Mit dem Impulscytophotometer wird die Fluorescenzlichtintensität von suspendierten Partikeln gemessen und die Häufigkeitsverteilung der Intensitäten gespeichert. Als Ergebnis erhält man eine Tabelle der Besetzungszahlen von 128 Intensitätsklassen.

Abb. 1 zeigt eine solche Tabelle in der Form, wie sie von einem angeschlossenen Fernschreiber ausgedruckt wird. Die gleiche Ziffernfolge kann auch auf einem Lochstreifen festgehalten werden. Das zugehörige Histogramm zeigt die gleiche Häufigkeitsverteilung als Kurvenzug. Eine erste Beurteilung des Ergebnisses ist leichter an Hand des Histogrammes. Andererseits können im Histogramm nicht hohe und niedrige Besetzungszahlen mit gleicher Genauigkeit wiedergegeben und ausgewertet werden. Hier ist die digitale Ausgabe überlegen, da sie alle Dezimalstellen einer Besetzungszahl zur Verfügung stellt.

Im Folgenden soll die mathematische Auswertung der Meßergebnisse mit Hilfe eines Computerprogramms beschrieben und die Anwendung dieser Auswertungsverfahren diskutiert werden.

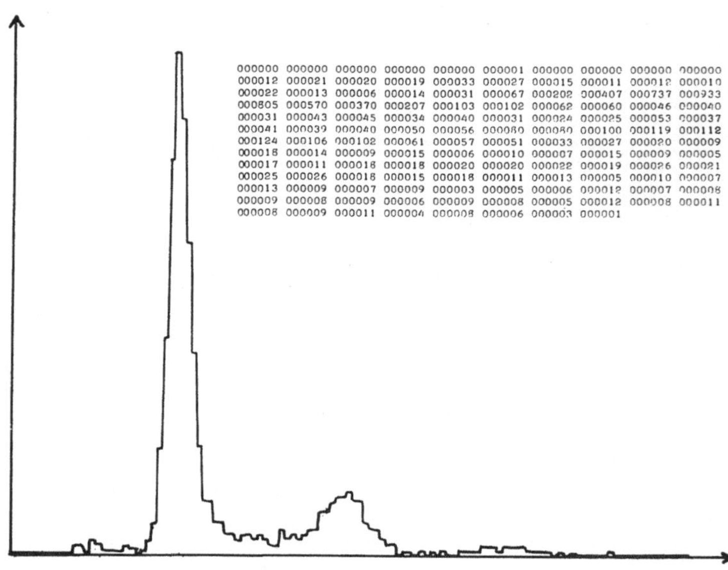

Abb. 1

Grundlagen

Das Theoretische DNS-Histogramm von diploiden Zellen ist ein senkrechter Strich (Abb. 2). Alle Zellen haben den gleichen DNS-Wert, fallen also in die gleiche Intensitätsklasse. Abhängig von der Färbung, der Durchflußanordnung, dem optischen System und der Elektronik erhalten wir mit dem Impulscytophotometer statt dieses Striches eine Verteilung über mehrere Intensitätsklassen. Bei korrekter Einstellung des Meßgerätes ergibt sich eine

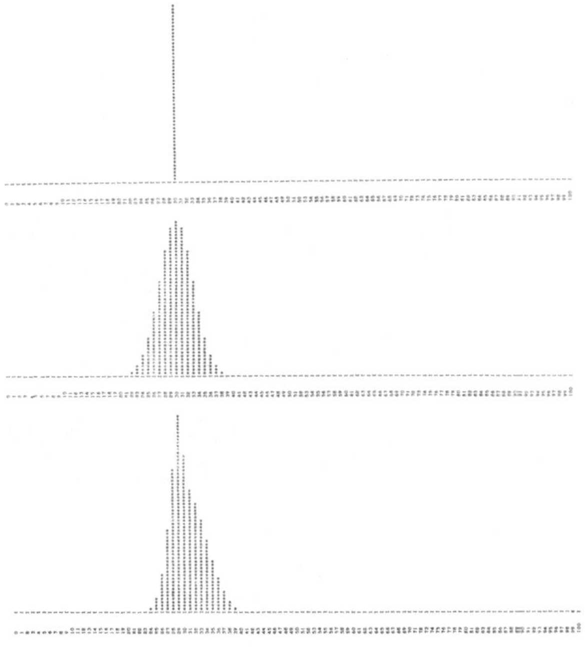

Abb. 2

symetrische Kurve, die in guter Nährung durch eine Gaußfunktion beschrieben wird (Abb. 2 Mitte). Bei inkorrekter Einstellung können sich auch asymmetrische und verbreiterte Verteilungen ergeben (Abb. 2 unten).

Mit Hilfe dieser gerätespezifischen Verteilungsfunktion lassen sich jetzt von beliebigen Ausgangs-DNS-Verteilungen die Meßergebnisse des Gerätes vorausberechnen und der Einfluß verschiedener Verteilungsparameter untersuchen.

In Abb. 3 ist oben eine theoretische Verteilung für eine synchron wachsende Zellpopulation angegeben. Es seien 1/3 der Zellen in der G_1, 1/3 in der S und 1/3 in der G_2 + M-Phase. Außerdem ist angenommen, daß alle DNS-Werte der S-Phase gleich stark belegt sind. Dann ergibt sich mit einer Gauß-Funktion als Gerätefunktion die darunter stehende Verteilung.

Im Histogramm in zu erkennen, daß das Maximum bei G_2 nicht exakt beim doppelten Wert von G_1 liegt. Dies liegt daran, daß hier der Abfall des S-Phase-Bereiches überlagert ist.

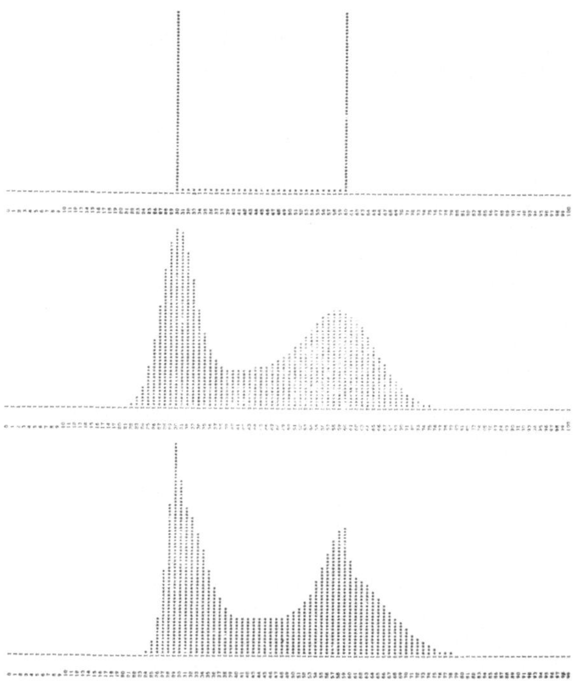

Abb. 3

Wie schon Göhde gezeigt hat, sind die Belegungszahlen im mittleren Bereich der S-Phase unabhängig von der Gerätefunktion, wenn die G_1 und G_2-Verteilungen so schmal sind, daß sie im mittleren Bereich der S-Phase zu vernachlässigen sind. Auch mit einer asymmetrischen Gerätefunktion wie die untere Kurve ergibt sich der gleiche Sachverhalt: In der Mitte der S-Phase ist die Besetzungszahl gleich dem theoretischen Wert.

Deutlicher ist dies zu erkennen, wenn die gleiche Ausgangsverteilung mit verschieden breiten, symmetrischen Verteilungsfunktionen ausgegeben wird (Abb. 4). Die relativen Halbwertsbreiten betragen von oben nach unten 7, 12 und 20 %.

Von dieser Feststellung ausgehend ergibt sich das folgende Auswertungsprogramm. Erst wird der Punkt A im Histogramm aufgesucht (Abb. 5) als die niedrigste Klassen-Nr. mit einer Besetzung größer als 0. Dieser Wert hängt von der Schwelleneinstellung während der Messung ab. Als Zweites wird im Bereich größer als A + 5 das absolute Maximum G_1 gesucht. Dies ist die Klassen-Nr., deren Besetzungszahl größer als alle anderen ist.

Treten zwei gleiche Besetzungszahlen auf, so wird die höhere Klassen-Nr. gewählt.

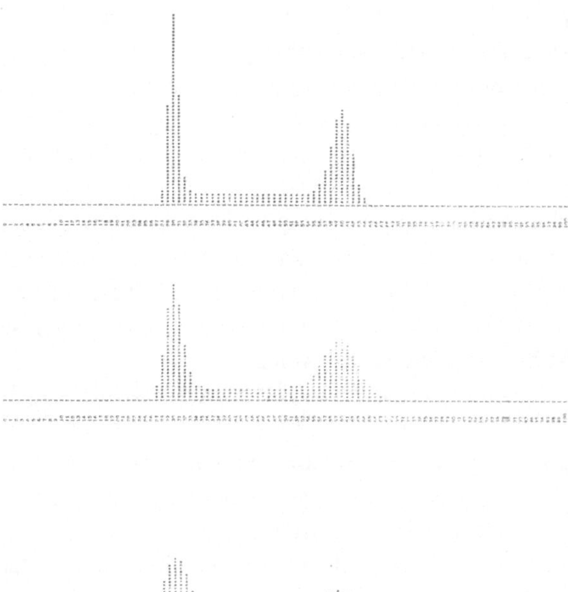

Abb. 4

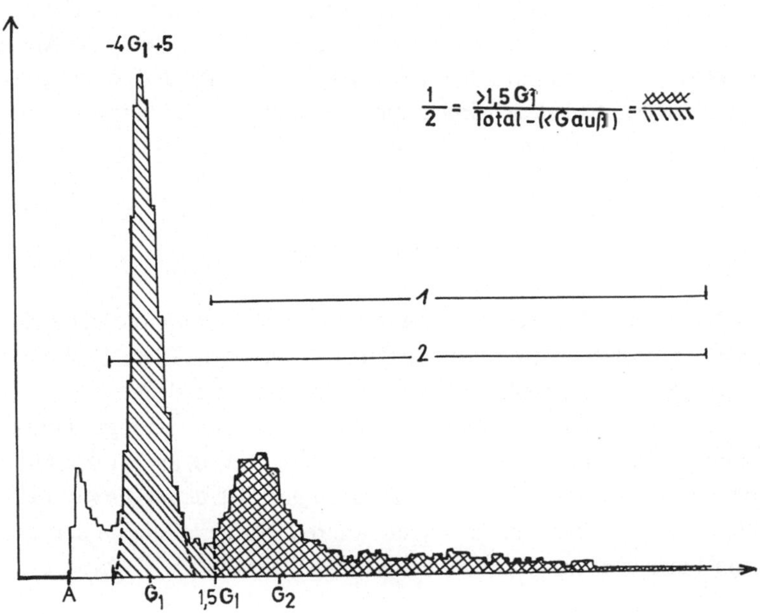

$$\frac{1}{2} = \frac{>1,5\,G_1}{Total - (<Gau\beta)}$$

Abb. 5

Ist der Wert G_1 kleiner als $A + 8$, so wird das Histogramm als "Nicht auswertbar" bezeichnet. Wenn nach dem o. a. Zusammenhang die G_1, S und G_2 + M-Anteile ermittelt werden sollen, wird der 1,5-fache Wert von G_1 als Mitte des S-Phase - Bereiches angenommen und dort aus mehreren benachbarten Klassen die Besetzungszahl ermittelt. Das Produkt aus dieser Besetzungszahl N (S) und dem Wert A = der Differenz zwischen G_1 und G_2 ist der Anteil der S-Zellen.

Die gesamte Fläche oberhalb von 1,5 x G_1 ist nach Voraussetzung der halbe Anteil der S-Phase und die G_2 + M-Phase. Man kann unabhängig von der Kurvenform alle Besetzungszahlen aufaddieren und die Hälfte der oben ermittelten S-Phase subtrahieren. Damit ist der G_2 + M-Anteil bestimmt. Entsprechend ist nach Voraussetzung der gesamte Bereich kleiner als 1,5 x G_1 der halbe S-Anteil und der G_1-Anteil.

Da der S-Anteil schon bekannt ist, kann also auch der G_1 die Anteile an G_1, S und G_2 + M zu ermitteln, erfüllt.

Wenn die Voraussetzung, daß die niedrigsten vorkommenden Werte G_1 entsprechen, nicht zutrifft, so muß ein anderes Auswerteverfahren mit herangezogen werden. Dies ist z. B. für die Auswertung von Messungen an gynäkologischem Abstrichmaterial erforderlich, da hier auch Zelltrümmer vorliegen. Nach dem vorher geschilderten Verfahren wird das Maximum G_1 aufgesucht. Dann wird in der Umgebung an die Verteilung eine Gaußfunktion angepaßt und diese als G_1-Anteil definiert. Dies bietet eine Möglichkeit, um den G_1-Anteil gegen die niedrigen Signale abzugrenzen. Gemeinsam mit Kirchhoff, Orgas und Weiss von der Göttinger Universitäts-Frauenklinik ist dieses Programm auf die Auswertung von Histogrammen aus gynäkologischem Abstrichmaterial angewendet worden. Über die Ergebnisse wird an anderer Stelle berichtet.

Um die statistischen Schwankungen in den Besetzungszahlen zu eliminieren, kann ein Programm benutzt werden, das aus jeweils 5 benachbarten Werten durch die Anpassung eines Polynoms zweiten Grades den mittleren berechnet. Dieses "Glätten" kann den übrigen Auswertungen vorausgehen. Es hat sich insbesondere bewährt für die Festlegung des absoluten Maximums, da dann auch der benachbarte Kurvenverlauf mit berücksichtigt wird.

Zusammenfassung

Erste Ergebnisse der digitalen Auswertung von Impulscytophotometer-Histogrammen und die benutzten Auswertungsverfahren wurden beschrieben. Diese Verfahren sind weitgehend unabhängig von der jeweiligen Verteilungsfunktion des Meßgerätes. Es ist beabsichtigt, die Auswertungsverfahren so zu erweitern, daß die Übertragungsfunktion durch die Messung bekannter Populationen ermittelt wird. Diese wird dann bei der Auswertung der DNS-Histogramme zu Grunde gelegt. Es ist anzunehmen, daß damit die Auswertungsmethoden so verfeinert werden können, daß sie die wahre DNS-Verteilung in der Zellpopulation auch ohne Annahmen über deren Zusammensetzung ergeben.

54

Auswirkungen der Ultraschallbehandlung auf
gynäkologisches Abstrichmaterial

H. ORGAS

Die Ultraschallbehandlung ist der letzte präparative Schritt zur Erstellung von ICP-Histogrammen von Vaginal- und Portioabstrichen. (Zur Technik und Standardisierung wurde im Rahmen des zweiten Themenkreises Stellung genommen). Nach einer Anregung von Dittrich, Göhde, Zinser u. Prieshof gehört die weitgehende Beseitigung der Granulozyten durch Ultraschall zur unerläßlichen Voraussetzung für eine sichere Beurteilung der DNS-Histogramme von exfoliiertem Zellmaterial aus der Scheide und der Cervix uteri.

Von insgesamt 241 Proben, unausgewählt und unverdächtig, wurden, nachdem sie mit dem ICP nach Ultraschallbehandlung als Histogramm und in Lochstreifenform gemessen und dokumentiert wurden, per Computer die Verhältnisse von Fläche 1 zu Fläche 2 ausgerechnet (s. Berkan, Abb. 5, S. 53). Fläche 1 = Integral der Kurve oberhalb des Wertes von $1,5 \times G_1$. Fläche 2 = Integral der gesamten Kurve ohne Anteil vor dem Anstieg des diploiden Gipfels, genauer gesagt: vor der linken Flanke des G_1-Gipfels der angeglichenen Gauß-Verteilungskurve. Dieses Verhältnis gibt an, zu welchem Prozentsatz erhöhte DNS-Gehalte, die über dem $1,5 \, G_1$-fachen liegen, in normalen Vaginal- und Portioabstrichen vorkommen. Der Mittelwert beträgt 7,2 % ± 4,2 %. Unter Einbeziehung der einfachen Varianz entspricht das einer Grenze von 11,4 % Anteil erhöhten DNS-Gehaltes. 84 % aller Proben liegen unter dieser Grenze von 11,4 %. Die Flächenrelationen bzw. Werte erhöhten DNS-Gehaltes gehorchen keiner arithmetisch, symmetrischen Verteilung im einen Mittelwert (Abb. 1.). Die Poisson'sche Verteilung zeigt die überwiegende Ansammlung der Werte unterhalb von 10 % mit einem Maximum bei 3 - 4 %.

Ohne Ultraschallbehandlung der Proben ist aus ihnen diese aussagekräftige Verhältnisbildung nicht sinnvoll. Die Werte häufen sich nicht bei irgendeiner Prozentspanne an und bilden zur Festsetzung einer Grenze keine sichtbare Zäsur. Allein 60 von 243 Proben, die ohne Ultraschallbehandlung gemessen und nach dieser Fragestellung ausgewertet wurden, würden damit mehr als 25 % erhöhten DNS-Gehalt aufweisen. Dieser Prozentsatz ist durch die Summierung scheinbar großer Einzelkerne zu hoch. Für eine Computer-Auswertung dieser integralen Kurvenanteile ist eine Ultraschallbehandlung unerläßlich.

Der arithmetische Mittelwert nur der vaginalen Proben beträgt 6,5 % ± 3,5 %, derjenige der Portioproben 7,5 % ± 4,8 %. Damit liegt die oberste Grenze der drei Aufschlüsselungen: Gesamtes Material, Vaginalproben, Portioproben jeweils unter Einbeziehung der einfachen Varianz bei 12,3 %. Es ergibt sich mit der impulscytophotometrischen Methode ein Normalwert, der sich mit dem von Sandritter, Cramer und Mondorf 1959 angegebenen Wert von 12,5 % nahezu deckt. Jenes Ergebnis beruhte auf der cytophotometrischen Messung von 49 bis 100 Zellen pro Fall, wohingegen bei der impulscytophotometrischen Messung bei geeignetem Maßstab bekanntlich größenordnungsmäßig 10.000 - 20.000 Zellen pro Probe ein Histogramm ergeben. Das ist die 200-fache Menge.

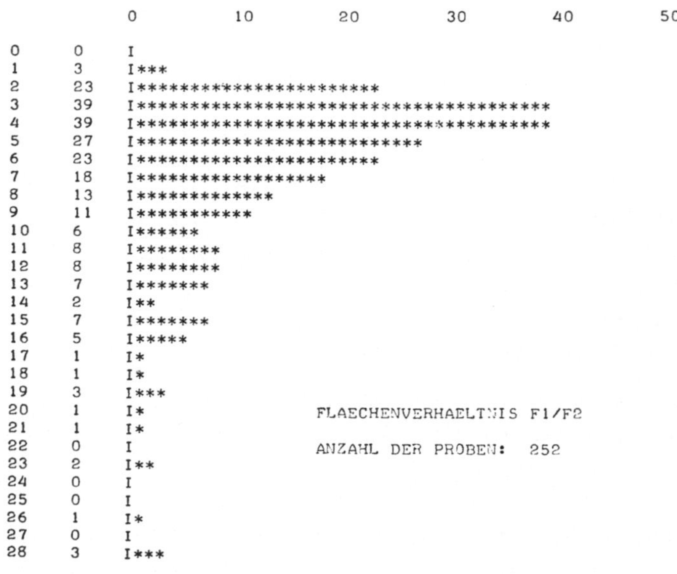

Abb. 1

Hat dieser, mit dem ICP ermittelte Prozentsatz einen geringeren Stellenwert, weil bei genügend niedriger "Unterer Schwelleneinstellung" immer kleine Signale mit erfaßt werden?

1. Durch die Begrenzung der Verhältnisbildung auf das Integral oberhalb der aufsteigenden Flanke des diploiden Gipfels ist der Einfluß kleiner Signale vernachlässigbar gering.

2. Durch die Überlagerung des ansteigenden Schenkels des diploiden Gipfels mit dem Ausläufer der oft beobachteten sogenannten "Zerfallshyperbel" entsteht eine Unsicherheit über die tatsächliche Basisbreite der Gauß'schen Verteilungsglocke. Sie dürfte allerdings in der Nähe der rechnerisch ermittelten liegen, da die Gauß-Funktion,

a) unter der Hypothese angewandt wurde, daß die DNS-Verteilung in den hier vorliegenden Epithelien einer symmetrischen Schwankung um ein Verteilungsmaximum gehorche;

b) in einem Bereich des diploiden Gipfels angepaßt wurde (-4 bis +5 Kanäle; Gipfel fungiert als Kanal 0) der sich überlagerungsfrei und relativ sauber darstellt;

c) mittels einer Spanne (-4 bis +5) angepaßt wurde, die einen großen Teil des diploiden Gipfels umfaßt. Aus der durchschnittlichen relativen Halbwertsbreite von 25,9 % und der Gipfeleinstellung etwa bei Kanal 30 ergibt sich eine durchschnittliche Gipfelbreite von 7,5 Kanälen bei mittlerer Höhe. Über 50 % der Gipfelhöhe wurden also durchschnittlich mit dieser Spanne (-4 bis +5) erfaßt.

Die Erfassung einzelner Kurvenintegrale zur Charakterisierung normalen Gewebes ist nur unter Zuhilfenahme eines Computers realisierbar, sofern man von einer durch-

```
              0         10        20        30        40        50

  0    57    I******************************************=**   <<
  1   114    I*****************************************=**     <<
  2    48    I*****************************************
  3    13    I************
  4    15    I**************
  5     2    I**
  6     5    I*****
  7     2    I**
  8     4    I****
  9     0    I
 10     1    I*
 11     0    I
 12     0    I
 13     0    I
 14     0    I             AMPLITUDENVERHAELTNIS G2/G1
 15     1    I*
 16     1    I*           ANZAHL DER PROBEN:     266
 17     0    I
 18     3    I***
```

Abb. 2

schnittlichen Probenzahl pro Tag von 80 - 100 ausgeht. Ein anderer Parameter, der eine schnelle visuelle Interpretation des Histogramms erlaubt, ist die prozentuale Ordinatenhöhe, gemessen an der Höhe des G_1-Gipfels, im Punkt von G_2 (= doppelte Kanalnummer). Dieser Wert ist natürlich mit erhöht, um so mehr Signale sich oberhalb von $1,5\,G_1$ ansiedeln. Der Mittelwert von 272 Auswertungen ergibt für G_2 nach Ultraschallbehandlung eine prozentuale Höhe von 1,8 % (Abb. 2).

Das Diagramm zeigt die strenge Konzentrierung der Werte bei 1 - 2 %. Sofern eine fehlerlose Präparation gewährleistet ist, erscheint die Festsetzung einer oberen Grenze bei 3 % als vertretbar. 16,6 % der Proben liegen über dieser Grenze. Das bedeutet ein Screening von 83.4 %. 84 % aller Proben enthielten einen erhöhten DNS-Gehalt nach dem oben genannten Kriterium. Der Grund dafür ist, daß ein Wert um 3 % relative Höhe für G_2 mit einem Wert um 12 % für die Relation der beiden Kurvenintegrale korrespondiert.

Die Werte für $1,5\,G_1$ (x = 6,6 %, n = 272) schwanken stark (Abb. 3.), da sie mitunter noch auf dem abfallenden Schenkel des G_1-Gipfels liegen und sind für eine visuelle Erfassung einer Kurvencharakteristik von untergeordneter Bedeutung. Ohne Ultraschallbehandlung schwanken die Werte für $1,5\,G_1$ und G_2 so stark, daß eine Mittelwertbildung wenig sinnvoll erscheint. Die Ultraschallbehandlung führt zu einem durchschnittlichen Rückgang des G_2-Wertes um ca. 70 % auf ca. 30 % seines Ausgangswertes. Damit konzentrieren sich die Werte stark in einer engumschriebenen prozentualen Spanne.

```
              0         10        20        30        40        50

  0    21    I*********************
  1    36    I************************************
  2    41    I*****************************************
  3    27    I***************************
  4    23    I***********************
  5    18    I******************
  6     9    I*********
  7    11    I***********
  8    10    I**********
  9     8    I********
 10     8    I********
 11     3    I***
 12     4    I****
 13     2    I**
 14     2    I**           AMPLITUDENVERHAELTNIS 1.5*G1/G1
 15     4    I****
 16     2    I**           ANZAHL DER PROBEN:     259
 17     4    I****
 18    26    I**************************
```

Abb. 3

Insgesamt 100 Papanicolaou-Graduierungen (I und II) wurden den ICP- Befunden zugeordnet. Es läßt sich innerhalb der Gradgruppen (Pap. I und II) keine spezielle Zugehörigkeitsstruktur zum Auftreten höherer DNS-Mengen erkennen.

Ein auch visuell schnell erfaßbarer Parameter, nämlich die prozentuale Höhe der Kurve in und um G_2 als mittelbarer Hinweis auf erhöhten DNS-Gehaltes bilden die Grundlage zur schnellen und sicheren Erfassung von normalen DNS-Verteilungsmustern. Die exakte und schnelle Erfassung von Kriterien für unverdächtiges Material ist ein Grundbaustein, die wenigen pathologischen Fälle zu finden.

Gewinnung von Einzelzellsuspensionen aus soliden Geweben zur fluorometrischen DNS-Bestimmung

M. ANDREEFF und G. BOTHMANN

Die Einführung von Durchflußverfahren in die Cytophotometrie erschloß dieser Methode einen wesentlich breiteren Anwendungsbereich, dessen Grenzen noch nicht voll abzuschätzen sind. Neben Problemen, die die selektive und stöchiometrische Anfärbbarkeit der zu messenden Zellinhaltsstoffe betreffen, treten zusätzliche Probleme der Präparation der Zellen in den Vordergrund. Voraussetzung für einwandfreie Histo-Cytogramme ist das Vorliegen von Einzelzellsuspensionen, da Fluorescenzlichtimpulse, die von Zellkonglomeraten stammen, im Photomultiplier als *ein* Signal registriert werden. Die Höhe dieses Impulses ist gleich der Summe der Einzelimpulse der beteiligten konglomerierten Zellen, Linearität vorausgesetzt. Diese falsch hohen Meßwerte führen im Histogramm zu einem vermehrten Anteil des hyperdiploiden Kurvenbereiches. Bei der Richtigkeit der Kriterien "Aneuploidie" und "Polyploidie" für die Diagnostik von Malignomen, kann eine Verfälschung des Histogrammes durch Präparationsfehler nicht in Kauf genommen werden. Es wären falsch-positive Aussagen bezüglich Malignität ebenso möglich, wie Irrtümer in der Beurteilung der Kinetik proliferierender Zellen.

Bei Ergüssen und Ascitestumoren läßt sich das Problem durch entsprechendes Aufschütteln der Zellen vor der Fixierung und tropfenweises Fixieren recht gut beherrschen. Möglicherweise noch vorhandene Konglomerate können nach einem Vorschlag von Trujillo und van Dilla (1972) mit einer 10 Sekunden dauernden Ultraschallbehandlung von 60 Watt aufgelöst werden. Nach denselben Autoren führt Trypsinierung zu einer beträchtlichen Verklumpung der Zellen. Berkhan (1972) schlägt zur Präparation einzelner Zellkerne bei Vaginalsmears eine Behandlung mit Pepsin vor, die später von Noeske (1973) modifiziert wurde. Bei der Präparation von Haut benutzen Schumann *et al* (1971) zur Proteolyse 0,5-1,5% Trypsin und Pronase. Göhde (1973) schlägt vor, mit elektronischen Hilfsmitteln Koinzidenzsignale nach bestimmten Kriterien zu unterdrücken.

Mit der von anderen Autoren vorgeschlagenen Gewinnung von Einzelzellsuspensionen durch einfaches Zerschneiden des Gewebes mit der Schere und anschließender Pepsinierung, konnten wir keine befriedigenden Ergebnisse erzielen. Abb. 1a zeigt mit Ethidiumbromid fluorochromierte Leberzellen, die mit dieser Methode gewonnen wurden. Es kommen die verschieden großen Leberzellkerne, die teilweise zu Aggregaten verklumpt sind, zur Darstellung. Ein so gewonnenes Histogramm kann nicht die wahre Verteilung der Ploidiestufen wiedergeben.

Wir homogenisieren daher feste Gewebe in einem eisgekühlten Sorval-Omni-Mix bei Variation der Tourenzahl und der Zeit. Nach Filtration durch ein 50-μ-Sieb und zweimaligem Auswaschen in 0,9%iger NaCl werden die Zellen in absolutem Äthanol bei -30°C fixiert. In

Abb.1 b ist eine so gewonnene Suspension von Leberzellen (3200 UpM 15 Sekunden, 6500 UpM 15 Sekunden) zu sehen. Die cytoplasmatische Fluorescenz läßt sich durch Pepsinierung (3500 E/Gr. in 0,2%iger HCl 5 Minuten bei 37°C nach Noeske, 1973) entfernen. Das entsprechende Histogramm ist in Abb.6 unten wiedergegeben.

Bei Geweben anderer Konsistenz ist eine Variation des Verfahrens erforderlich. Für Muskel- und Herzmuskelgewebe wird die beste Präparation bei 6500 UpM und 45 Sekunden

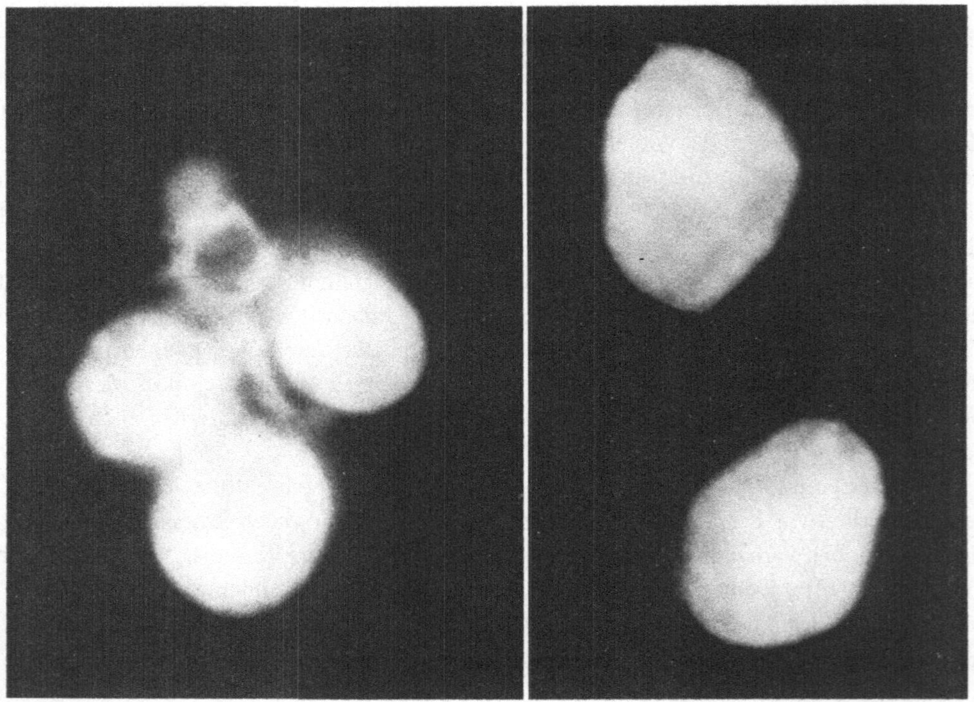

Abb. 1a. Mit Ethidiumbromid fluorochromierte Leberzellsuspension nach mechanischem Zerschneiden und Filtration der Leber. Zahlreiche Zellkonglomerate, wie das hier dargestellte. Nach Pepsinierung zwar Abnahme der cytoplasmatischen Fluorescenz, jedoch keine Auflösung der Konglomerate. b. Mit Ethidiumbromid fluorochromierte Leberzellsuspension nach 15 sec. 3200 UpM und 15 sec. 6500 UpM im Sorval-Omni-Mix und anschliessender Filtration : Einzelzellen

erreicht. Abb. 2 zeigt Histogramme von Herzmuskel- und Skelettmuskelzellen myotoner Ratten. Sie entsprechen an Kryostatschnitten gewonnenen Feulgen-absorptionscytophotometrischen DNS-Histogrammen (Andreeff, 1973) dieser Ratten.

Falls keine ideale Einzelzellpräparation vorliegt, kann Ultraschallbehandlung (60 W, 5 - 30 sec, Schoeller u. Co., TG125, Frankfurt/M.) die Halbwertsbreite des Histogramms verbessern (Abb. 3). Es werden sowohl Zellkonglomerate aufgelöst, als auch die extranuc-

60

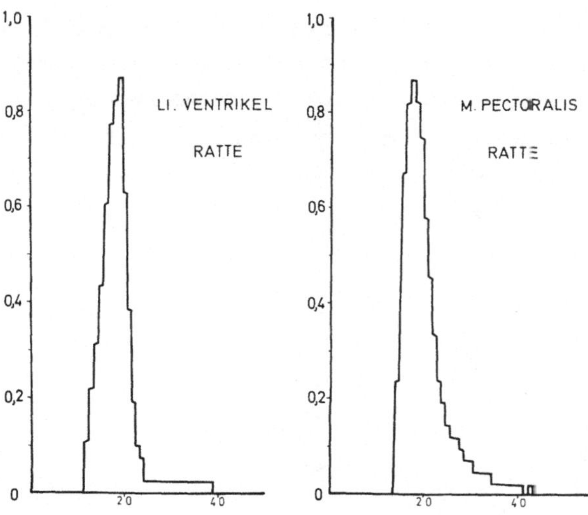

Abb. 2. Impulscytophotometrisch gewonnene DNS-Histogramme von Muskeln: links linker Ventrikel, rechts Musc.pectoralis einer myotonen Ratte nach 45 sec. 6500 UpM im Sorval-Omni-Mix. Fluorochromierung mit Ethidiumbromid nach RNAse-Inkubation. Abszisse: DNS (AE), Ordinate: relative Häufigkeit

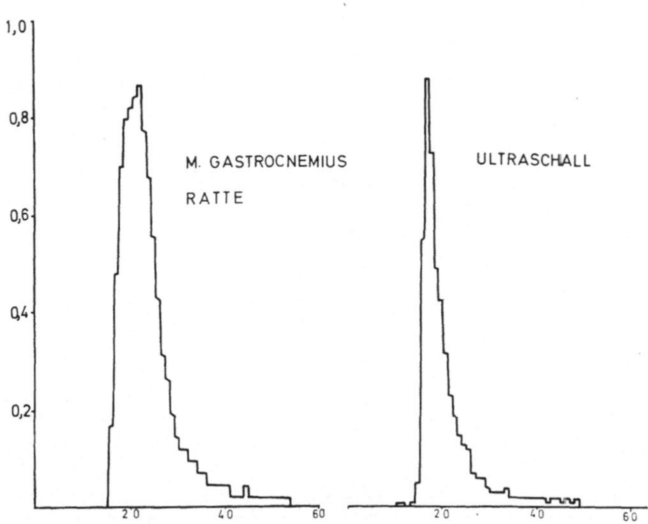

Abb. 3. Impulscytophotometrisch gewonnene DNS-Histogramme vor (links) und nach (rechts) Ultraschalleinwirkung: Musc.gastrocnemius einer myotonen Ratte. Fluorochromierung mit Ethidiumbromid nach RNAse-Inkubation

leäre Fluorescenz vermindert. Dieser Effekt ist stark abhängig von der Energie und Zeitdauer der Ultraschalleinwirkung sowie vom Zelltyp. So läßt sich die Absprengung des Cytoplasma an Vaginalepithelien fluorescenzmikroskopisch besonders gut verfolgen.

Durch Excision gewannen wir Material von Mamma- und Schilddrüsencarcinomen. Abb. 4 zeigt das DNS-Histogramm vom Gewebe eines Mamma-Carcinoms, das mit 6500 UpM

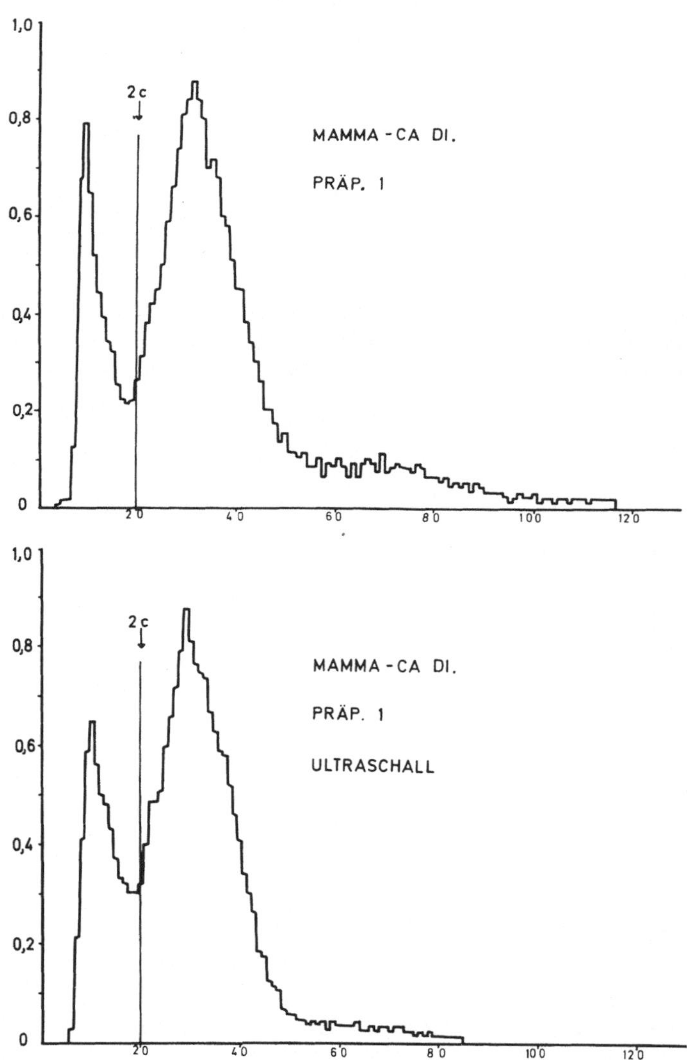

Abb. 4. Impulscytophotometrisch gewonnene DNS-Histogramme vor (oben) und nach (unten) Ultraschalleinwirkung: Mammacarcinom nach 120 sec. 6500 UpM im Sorval-Omni-Mix. Fluorochromierung mit Ethidiumbromid nach RNAse-Inkubation. 2c=mit humanen Lymphocyten bestimmter diploider DNS-Wert. $(6{,}5 \times 10^{-12}\text{g DNS/Zelle})$. Links von 2c Zerfallshyperbel

120 Sekunden im Sorval-Omni-Mix präpariert wurde. Man erkennt einen im hyperdiploiden Bereich liegenden Peak, der die Stammlinie dieses Tumors darstellen dürfte und einen zweiten Peak, der nach Ultraschallbehandlung deutlich abnimmt. Eine ideale Präparation konnte hier sicher nicht erreicht werden.

In Abb. 5 wieder das Histogramm eines Mamma-Ca. Das obere nach 6500 UpM 60 Sekunden und anschließend 9600 UpM 30 Sekunden, das untere Histogramm nach 6500 UpM 120 Sekunden. Man sieht deutlich den zu hohen Anteil von S und G_2 im unteren Bild.

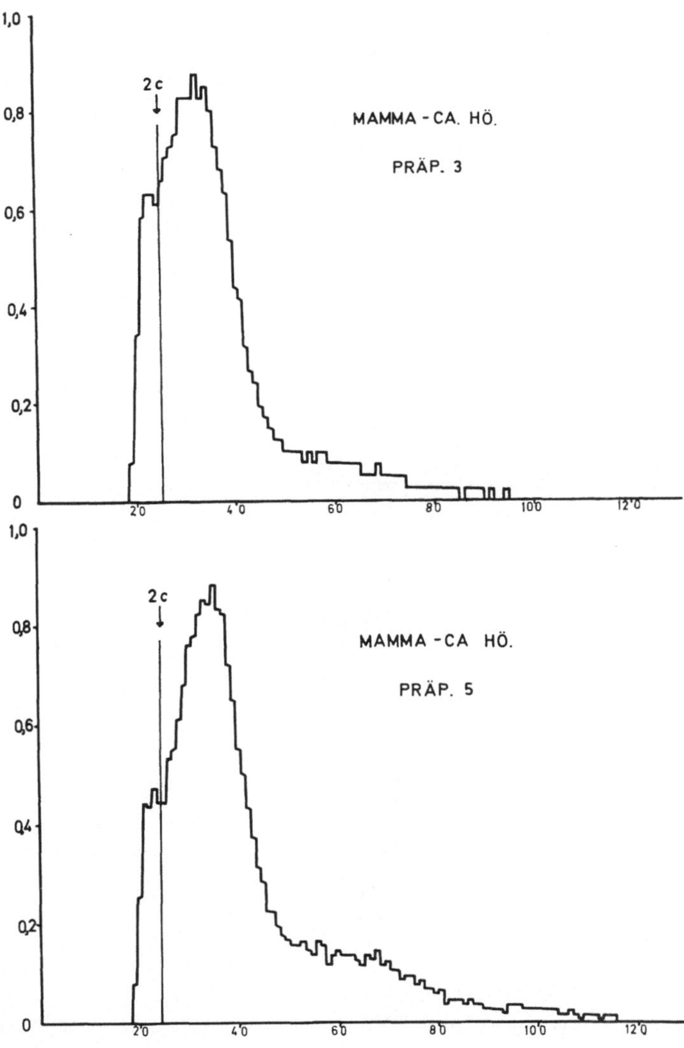

Abb. 5. Impulscytophotometrisch gewonnene DNS-Histogramme eines Mammacarcinoms. Präp. 3=60 sec. 6500 UpM und 30 sec. 9600 UpM. Präp. 5=120 sec. 6500 UpM im Sorval-Omni-Mix. Fluorochromierung mit Ethidiumbromid nach RNAse-Inkubation, Erläuterung im Text

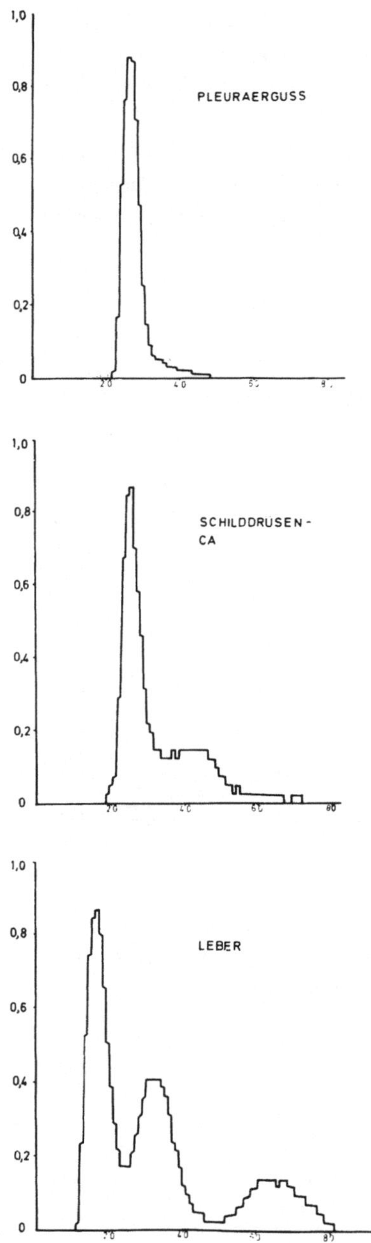

Abb. 6. Impulscytophotometrisch gewonnene DNS--Histogramme von Leberzellen (s. Abb. 1b), einem Schildrüsencarcinom und dem Pleuraerguß des gleichen Pat. Fluorochromierung mit Ethidiumbromid nach RNAse-Inkubation. Erläuterung im Text

Abschliessend noch ein Schildrüsencarcinom, das eine Pleuritis carcinomatosa verursachte. Das Schildrüsengewebe war äußerst hart und wurde post mortem entnommen. Die beste Präparation ergab sich bei 9600 UpM 30 Sekunden und anschließend 12800 UpM 30 Sekunden. Es konnte eine reine Einzelzellpräparation gewonnen werden. Das Histogramm (Abb. 6) zeigt im unteren Anteil Leberzellen als Referenz, dann das Histogramm des Schildrüsencarcinomgewebes mit einer hyperdiploiden Stammlinie und einem hohen S und G_2-Anteil sowie das Histogramm des Pleurapunktates mit gleicher Stammlinie, aber fehlendem G_2-Anteil.

Anhand der demonstrierten DNS-Histogramme und cytologischen Abbildungen wollten wir auf die Wichtigkeit und Schwierigkeit der Gewinnung von Einzelzellsuspensionen hinweisen. Die von uns angegebenen mechanischen Methoden sind von Gewebe zu Gewebe zu variieren, um optimale Ergebnisse zu erzielen.

Zusammenfassung

Die Bedeutung einwandfreier Einzelzellpräparationen zur fluorometrischen DNS-Messung, z. B. im Impulscytophotometer, wird diskutiert und auf folgenschwere Fehlinterpretationen hingewiesen, wenn Zellkonglomerate vorliegen.

Sodann wird über mechanische Methoden der Zellvereinzelung aus soliden Geweben berichtet. Hochtourig rotierende Schneiden und Ultraschall erbringen bei verschiedenen Kombinationen von Zeitdauer, Tourenzahl und Energie gute Ergebnisse.

Dargestellt werden die Ergebnisse an Leber, Herz, Schilddrüsen- und Mammacarcinomgewebe. Die Präparationen werden durch das fluorescenzmikroskopische Bild der Zellsuspension und durch das DNS-Histogramm nach Ethidiumbromid-Fluorochromierung kontrolliert.

Literatur

ANDREEFF, M.: Nuclear DNA content of muscle cells in experimental myotonia. 3rd Symposium on neuromuscular disorders. Janské Lazné, CSSR, Sept. 73, im Druck.

GÖHDÉ, W.: Zellzyklusanalysen mit dem Impulscytophotometer. Habilitationsschrift, Münster/Westf., 1973.

BERKHAN, E.: DNS-Messungen von Zellen aus Vaginalabstrichen. Ärztl. Lab. 18, 77 (1972).

NOESKE, K. (1973): Persönliche Mitteilung.

SCHUMANN, J., EHRING, F., GÖHDE, W., DITTRICH, W.: Impulscytophotometrie der DNS in Hauttumoren. Arch. klin. exp. Derm. 239, 377 (1971).

TRUJILLO, T. T., VAN DILLA, B. S.: Adaptation of the fluorescent feulgen reaction to cells in suspension for flow microfluorometry. Acta cytol. 16, 26 (1972).

Die Diffusionskammertechnik bei impulscytophotometrischen Testverfahren

J. SCHUMANN und S. HATTORI

Wir möchen in diesem Beitrag über einen Versuch berichten, die Impulscytophotometrie in ein klinisches Testverfahren zu integrieren. Auf der Suche nach geeigneten Testverfahren, wie man im Einzelfall die Auswahl von spezifisch oder wenigstens gut wirkenden Chemotherapeutika ermöglichen oder erleichtern kann, sind verschiedene Verfahren bereits erprobt worden. Solange es aber nicht möglich war, Stoffwechselgrößen von Tumorzellkollektiven, die durch therapeutische Mittel verändert werden und dadurch ein Ansprechen auf die Therapie signalisieren können, schnell zu bestimmen, waren solchen Testverfahren von vorneherein erhebliche Grenzen gesetzt. Durch die Impulscytophotometrie ist eine sehr schnelle Bestimmung für die therapeutische Wirkung wichtiger Parameter, wie beispielsweise der DNS, der RNS und auch des Proteingehaltes möglich geworden. Eine weitere Beschränkung für eine Vortestung der Therapie im jeweiligen Einzelfall ist dadurch gegeben, daß *In-vivo*-Bestimmungen beim Patienten nur sehr begrenzt möglich sind. Es ist nicht zu vertreten, beliebig viele Probeexcisionen von Tumoren zu entnehmen, manche Tumore sind kaum zu erreichen. Es müßte also versucht werden, ein geeignetes *In-vitro*-Verfahren zu entwickeln, das eine quantitative Auswertung relevanter Parameter ermöglicht.

Heckmann (1967) nannte folgende Anforderungen an solche Testverfahren:

1. Auswertung der Ergebnisse innerhalb kurzer Zeit. Dies ist durch die Impulscytophotometrie jetzt möglich geworden.
2. Leichte Anwendbarkeit als Routinemethode.
3. Die Beeinflußbarkeit durch die klinisch angewandten therapeutischen Mittel und
4. die Erhaltung vitaler Zellfunktionen menschlicher Carcinomzellen *in-vitro*.

Wright und Mitarbeiter (1957) sowie vor allem Limburg und Krahe (1964) haben Plasmaclotverfahren zur Sensibilitätstestung menschlicher Primärkulturen entwickelt und damit systematisch Resistenzprüfungen durchgeführt. Die quantitative Auswertung der Testergebnisse erfolgte nach morphologischen Kriterien des Zellwachstums unter dem Mikroskop. Morphologische Kriterien allein ermöglichen aber nach unserer Meinung keine quantitative Auswertung von Testergebnissen. Auch sind bei Plasmaclotkulturen ebenso wie bei Monolayerkulturen menschlicher Primärexplantate sehr häufig abnorme Stoffwechselleistungen und damit auch abnorme proliferative Eigenschaften bei den Explantaten beobachtet worden. Außerdem bleibt bei diesen *In-vitro*-Verfahren der Einfluß des Organismus auf die Wirkung und den Abbau der Medikamente weitgehend unberücksichtigt. Dies ist durch die Kultivierung von Explantaten in Transplantationskammern im Tierorganismus eher möglich. Algire und Mitarbeiter (1954) sowie Teichmann und Mitarbeiter (1963) haben Diffusionskammern entwickelt, die eine ausgezeichnete Kultivierung von homologen Explantaten ermöglichten. Heckmann und Laerum und einige andere Arbeitsgruppen haben diese Kammern modifiziert und auch für heterologe Transplantate verwendet. Heckmann (1967) und Laerum geben eine Angehrate von nahezu 100 % für heterologe Transplantate an.

Wir benutzten die von Laerum entwickelten Kammern zur Kultivierung von Explantaten menschlicher Hautcarcinome, im wesentlichen Plattenepithelcarcinome, maligne Melanome sowie deren Metastasen. Die Herstellung der Kammern ist sehr einfach. Sie bestehen aus einem Plastikring, der mit Milliporefiltern versehen wird. Die Filter werden aufgeklebt und die Kammern auf Dichtigkeit überprüft. Sie können über Nacht trocknen und schließlich in einem Ständer sterilisiert werden für die Aufnahme der Zellsuspension. Die Technik der Transplantation und Implantation ist sehr einfach. Sie kann in jedem Labor, das über einen Tierstall und über eine geeignete Trypsinierungstechnik verfügt, durchgeführt werden. Die Implantation der Kammern in die Bauchhöhle der Versuchstiere dauert maximal zwei Minuten. In einer Stunde können also von zwei Kräften 30 bis 40 Kammern ohne weiteres implantiert werden. Wir haben nun versucht festzustellen, inwieweit heterologe Transplantate menschlicher Hautcarcinome in diesen Kammern gleiche proliferative Aktivität aufweisen wie *in vivo*. Wir haben also Vergleichsmessungen bei Biopsien und bei Zellen aus diesen Diffusionskammern durchgeführt und wir sind dabei zu untersuchen, ob mit Hilfe der Impulscytophotometrie Änderungen in der proliferativen Aktivität dieser Zellen bestimmt werden können, speziell unter Cytostaticawirkung. Wenn man nacheinander unter Cytostaticawirkung verschiedene Histogramme anfertigt, es ergeben sich unterschiedliche Histogramme und hat man gleichzeitig die Möglichkeit, die den Histogrammen zugeführten Zellen durch andere Verfahren zu überprüfen, so ist durchaus eine Aussage darüber möglich, ob es sich hier um proliferative Aktivitäten handelt oder nicht.

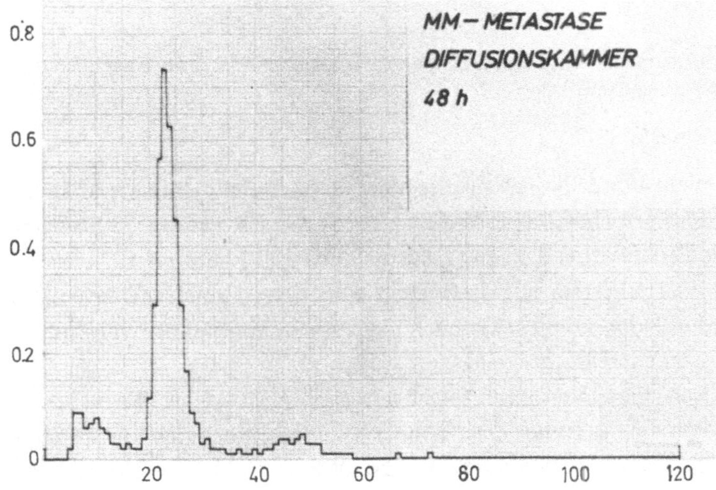

Abb. 1. DNS-Histogramm einer unbehandelten Melanom-Metastase aus einer Diffusionskammer

Wir haben einige Histogramme, die von einem Fibrosarkom stammen. Das Histogramm der Biopsie und die Kontrolle in der Diffusionskammer nach 48 Stunden sind praktisch deckungsgleich. Wir haben Bleomycin in der Maus getestet und keine Veränderung des Histogramms festgestellt. Vielleicht eine leichte Verschiebung nach links, die aber nicht als sicher gedeutet werden kann.

In Abb. 1 haben wir Zellen einer Melanommetastase aus einem Lymphknoten, die sich sehr leicht vereinzeln lassen, in die Transplantationskammer gebracht und bei einer unbehandelten Maus eine wesentlich schlechtere Proliferationsleistung in der Diffusionskammer erzielt. Bestrahlte Mäuse verhalten sich anders. Bei Bestrahlung der Maus mit 500 Rad wird bereits eine starke Erhöhung des 4 C-Anteils in der Zellpopulation sichtbar (Abb. 2). Es

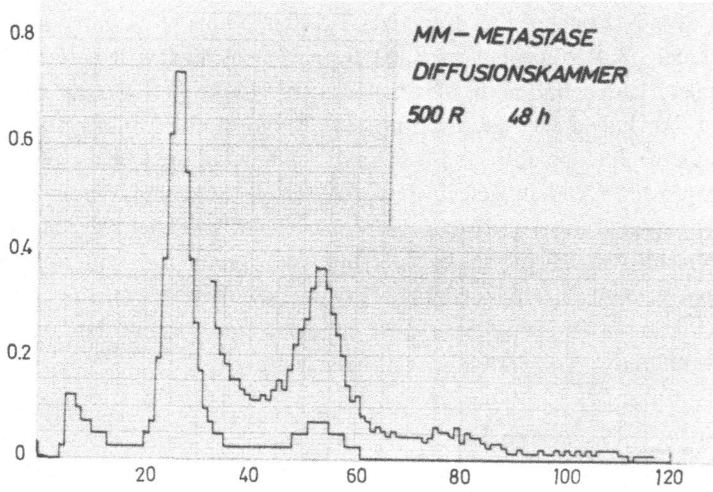

Abb. 2. DNS-Histogramm der gleichen Zellpopulation wie in Abb. 1 48 h nach Bestrahlung mit 500 R. Vermehrt DNS-Werte höher als 2c

handelt sich nicht um Zellkonglomerate, denn das kann mit Hilfe der Mikroskopie, beispielsweise auch nach histochemischer Färbung, nachgewiesen werden. 72 Stunden nach 500 Rad entspricht die Proliferation dem Wert, der auch bei 250 Rad nach 48 Stunden erzielt worden ist (Abb. 3). Hier tritt nun allerdings auch ein dritter Gipfel auf. Wie dieser dritte Gipfel gedeutet werden kann, können wir noch nicht sagen. Morphologische Unterschiede konnten wir bei diesen Zellen nicht feststellen.

Wir versuchen dieses Verfahren folgendermaßen einzusetzen: Wir haben in der Regel die Möglichkeit, von einem Tumor eine Probeexcision zu entnehmen und durch das Impulscytophotometer ein Kontrollhistogramm, das die DNS-Verteilung des Tumors anzeigt, zu erhalten. Unter Cytostaticawirkung kann man bei verschiedenen Tumoren weitere Probeexcisionen entnehmen und sie dem Impulscytophotometer zuführen. Entweder sehen wir keine Wirkung, wir erleben den Zelltod, oder wir sehen eine Wirkung auf den Zellcyclus. Wo das

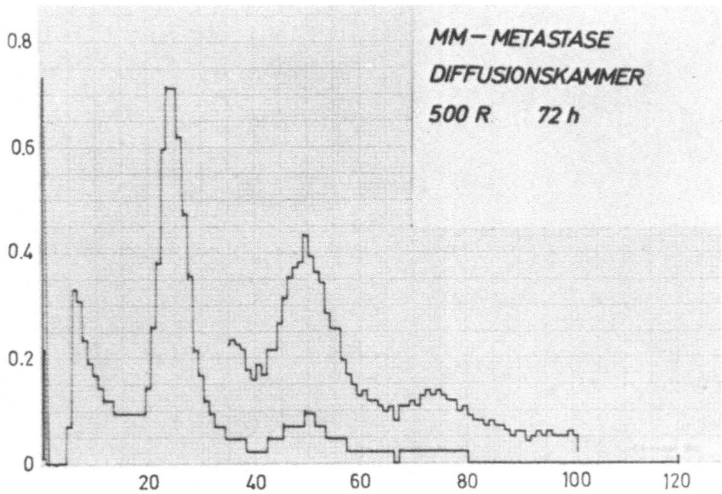

Abb. 3. DNS-Histogramm der gleichen Zellpopulation 72 h nach Bestrahlung mit 500 R. Vermehrt DNS-Werte höher als 4 c

nicht möglich ist, wollen wir diesen hier referierten *In-vitro*-Test einführen, den wir dann auch dem Impulscytophotometer zuführen können und wir hoffen, daß wir in diesen Kammern die gleiche Verhältnisse simulieren können, wie sie *in vivo* vorherrschen. Wir sind noch dabei dieses Verfahren auszuprobieren. Die ersten Ergebnisse waren recht ermutigend und wir glauben, auch auf Grund der Veröffentlichungen aus anderen Arbeitsgruppen, daß mit dieser Diffusionskammer durchaus ein *In-vitro*-Verfahren gegeben werden kann, das in Verbindung mit der Impulscytophotometrie zu einem Testmodell für eine gezielte Tumortherapie ausgearbeitet werden kann.

Literatur

ALGIRE, G. H., WEAVER, J. M., PREHN, R. T.: Growth of cells in vivo in diffusion chambers. I. Survival of homografts in immunized mice. J. Nat. Cancer Inst. 15, 493 (1954).

BENCZUR, M., PETRANYI, G. Gy., HINDY, I., ECKHARDT, S.: Comparative studies by in vitro methods and diffusion chamber technique for determing the individual drug sensitivity in lymphoid malignancies (Comparative animal experiments – clinical studies) in G. Wüst (ed.) Aktuelle Probleme der Therapie maligner Tumoren. Stuttgart: Thieme, S. 124 1973 .

HECKMANN, U: Neue Möglichkeiten einer Resistenzprüfung menschlicher Carcinomgewebe gegen Cytostatica im *In-vivo*-Test. Dtsch. med. Wschr. 92, 932 (1967).

LAERUM, O. D., BφYUM, A.: The separation and cultivation of basal and differentiating cells from hairless mouse epidermis. J. invest. Derm. 52, 279 (1970).

LIMBURG, H., KRAHE, M.: Die Züchtung von menschlichem Krebsgewebe in der Gewebekultur und seine Sensibilitätstestung gegen neuere Zytostatika. Dtsch. med. Wschr. 89, 1938 (1964).

NETTESHEIM, P., MAKINODAN, T., CHADWICK, C. J.: Improved diffusion chamber cultures for cytokinetic analysis of antibody responses. Immunology 11, 427 (1966).

WRIGHT, J. C., COBB, J., GUMPORT, St. L., GOLOMB, F. M. and SAFADI, D.: Investigation of relation between clinical and tissue culture response to chemotherapeutic agents on human cancer. New Engl. J. Med. 257, 1207 (1957).

Impulscytophotometrische DNS-Bestimmung proliferierender Systeme

Impulscytophotometrische DNS - Bestimmung proliferierender Systeme

M. ANDREEFF

Vor 100 Jahren isolierte Miescher aus den Kernen von Eiterzellen das sogenannte "Nuclein". 10 Jahre später stellte Fleming die Hypothese auf, daß die von ihm "Chromatin" genannte färbbare Substanz des Zellkerns identisch sei mit Mieschers "Nuclein" und vor etwa einem halben Jahrhundert gelang Feulgen der Nachweis des Desoxyribosezuckers der DNS und damit ihre selektive Anfärbung.

Von der DNS wissen wir heute, daß in ihr der Code zu allen Lebensprozessen einschließlich der Vererbung enthalten ist. Manfred Eigen (1971) hat die Nucleinsäuren mit der *Legislative* eines Staatswesens verglichen.

Gestatten Sie mir einen kurzen Abriß der Entwicklung der cytophotometrischen DNS - Bestimmung und ihrer Bedeutung für die Beurteilung proliferierender Systeme.

1936 erschien Casperssons grundlegende Arbeit über die quantitative Bestimmung von Nucleinsäuren in Zellen durch Messung ihrer Ultraviolett - Absorption. Absorptionsmessungen im sichtbaren Spectralbereich wurden zuerst 1949 von Pollister und Moses durchgeführt und in Deutschland besonders von Sandritter und Mitarb. (1956) weiterentwickelt. Bei aller Verbesserung der technischen Möglichkeiten blieb die Meßgeschwindigkeit jedoch gering, da jede Zelle unter Sicht des Auges im Meßstrahl justiert werden mußte.

Ein erster Rationalisierungsversuch wurde von Kamentsky und Mitarb. (1965) mit Absorptionsmessungen im Durchflußverfahren unternommen.

Eine Erhöhung der Meßgeschwindigkeit ergibt sich durch die Verwendung von Fluorescenzfarbstoffen, bei denen mit *einer* Messung des Gesamtemissionswertes der zelluläre DNS - Gehalt ermittelt werden kann. Nach diesem Verfahren arbeitende Systeme wurden von van Dilla und Mitarb. (1969), Dittrich und Göhde (1969), Sprenger, Böhm und Sandritter (1971) sowie von Kamentsky und Melamed (1969) beschrieben. Von den einzelnen Autoren wurden unterschiedliche Methoden der DNS - Fluorochromierung verwendet: Kamentsky und Melamed färbten mit Feulgen - Naphthylgelb und Acridinorange, Dittrich und Göhde mit Ethidiumbromid und Sprenger, Böhm und Sandritter mit Schiffschem Acriflavin.

Seit 20 Jahren wird nach Howard und Pelc (1953) der Zellcyclus in die Phasen G_1, S, G_2 und M eingeteilt. Die Zuordnung der Zellen zu bestimmten Zellcyclusphasen erfolgt aufgrund ihres DNS-Gehaltes.

Trotz aller theoretischen und praktischen Probleme steht mit der Impulscytophotometrie die heute schnellste Methode zur DNS - Bestimmung zur Verfügung. Sie erlaubt die Beobachtung der Kinetik proliferierender Systeme fast ebenso schnell wie diese abläuft. Die quantitative Verbesserung der Meßgeschwindigkeit wird zur qualitativen. Sie erlaubt es, Einblicke in die Proliferation von Zellen zu gewinnen, wenn mit physikalischen oder chemischen Noxen temporäre Zäsuren im Zellcyclus gesetzt werden, z.B. Blockaden der S - Phase und der Mitose. Durch kurz aufeinanderfolgende Entnahmen von Proben aus dem proliferierenden System kann die Änderung des Histogramms als Funktion der Zeit beobachtet werden und erlaubt so Einblicke in die Proliferationskinetik. Aus der Messung des Zustandes eines Zellkollektivs zu verschiedenen Zeitpunkten wird somit eine Messung der Leistung.

Die Impulscytophotometrie ergänzt heute die klassischen Methoden der Mikrokinematographie und der Untersuchung von Nucleinsäure - Synthesen durch Messung des Einbaus markierter Vorstufen, wie Autoradiographie und Szintillationsspektrometrie.

Die für das Wachstum einer Zellpopulation wichtigsten Parameter sind Generationszeit, Growth fraction und Cell - loss - factor.

Die *Generationszeit* variiert besonders durch Veränderungen der G_1 - Phase, wie Lennartz, Klein und Mitarb. (1971) in zahlreichen Arbeiten nachweisen konnten. Mit der Methode der Doppelmarkierung mit Tritium und C 14 ist es möglich, die DNS - Synthesezeit zu bestimmen. Die G_2 - Phase läßt sich mit der Methode der markierten Mitosen errechnen.

Nun ist die Generationszeit von Tumorzellen nicht unbedingt kürzer als die von normalen Zellen, was besonders am Beispiel der akuten Leukämie gezeigt wurde. Hierauf wird in den folgenden Vorträgen noch eingegangen.

Wichtig für das Wachstum eines Tumors ist ferner seine Wachstumsfraktion, die ''Growth fraction''. Während das Tumorwachstum zunächst logarithmisch verläuft, verlangsamt es sich später und geht schließlich in eine Plateau - Phase über. Dies ist entweder möglich durch Verlängerung der Generationszeit oder auch durch Abnahme der Wachstumsfraktion.

Eine wichtige Rolle spielen hierbei die nichtproliferierenden Kompartimente, die G_0 - Zellen. Diese Zellen sind auch insofern von besonderer Bedeutung, als sie einer cytostatischen und radiologischen Therapie infolge fehlender Proliferation meist nicht zugänglich sind. Wichtig für eine Verbesserung der therapeutischen Effizienz wäre folgendes Vorgehen:

1. Die Überführung ruhender G_0 - Zellen in den Zellcyclus (recruitment).
2. Synchronisation dieser asynchron wachsenden Zellpopulation.
3. Phasenrichtiger Einsatz von Pharmaka auf die nun synchronisierte Population nach Kenntnis ihrer Phasenlage.

Mit Hilfe impulscytophotometrischer Methodik konnte von mehreren Autoren die Wirkung physikalischer und chemischer Noxen auf die Zellproliferation untersucht werden (Abb. 1). So fand sich eine Anhäufung von Zellen in der $(G_2 + M)$ - Phase nach Röntgen- und Neutronenbestrahlung oder durch Bleomycin, Adriamycin und Daunomycin. Eine Blockierung der DNS - Synthese erfolgt z.B. durch Hydroxyharnstoff und durch Cytosin - Arabinosid. Unter Vincristine und Colchizin - Derivaten kommt es zu einer Blockierung der Mitose. Cyclophoshamid verzögert die S - Phase und hemmt die Proliferation über die $(G_2 + M)$ - Phase hinaus.

So wird es möglich, cytostatische Substanzen, deren genauer Wirkungsmechanismus noch nicht bekannt ist, zumindest in ihrer Phasenspezifität zu definieren. Interessant in diesem Zusammenhang dürften auch die Chalone sein, Substanzen, die die proliferative Aktivität zumindest von normalen Geweben in der G_1 - und G_2 - Phase hemmen sollen.

Zweck impulscytophotometrischer Analysen proliferierender Systeme ist zum einen die
Verbesserung der Diagnostik von Malignomen, zum anderen der Versuch, die Therapie zu
optimieren und zu kontrollieren. Grenzen sind jedoch gesetzt durch die z.T. nur geringfügi-
gen Unterschiede zwischen normalen und malignen Zellen bezüglich des Zellcyclus. Eine
eingreifende Therapie wird beide Zellsysteme schädigen. Eine wirkungsvollere Behandlung
ohne beträchtliche Nebenwirkungen ist somit vorerst nicht in Sicht.

In den folgenden Referaten werden Ergebnisse berichtet, die an Zellkulturen, experimen-
tellen und menschlichen Tumoren, Leukämien und anderen proliferierenden Systemen gewonnen wurden.

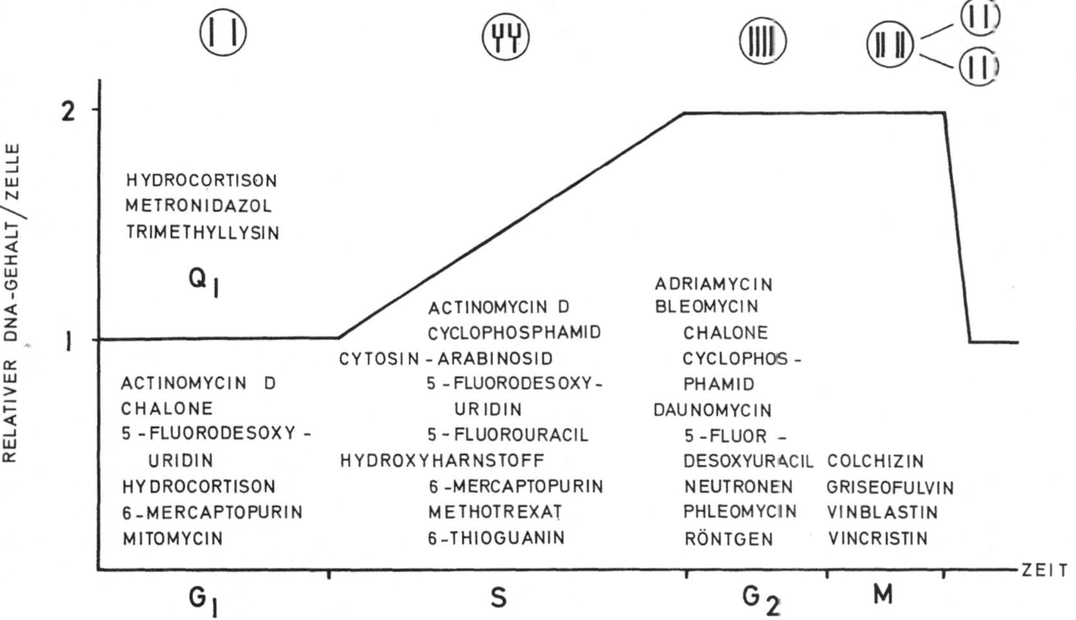

Abb. 1. Wirkung von verschiedenen cytostatisch wirksamen Substanzen und Strahlen im Zellcyclus

Literatur

CASPERSSON, T.: Über den chemischen Aufbau der Strukturen des Zellkerns, Scan. Arch. Physiol. 73,
Suppl. 8 (1938).
DILLA, M.A. van, TRUJILLO, T.T., MULLANEY, P.F., COULTER, J.R.: Cell microfluorometry: A
method for rapid fluorescence measurement. Science 163, 1213 (1969).
DITTRICH, W., GÖHDE, W.: Impulsfluorometrie bei Einzelzellen in Suspensionen. Zeitschr. f. Natur-
forschung 246, 360 (1969).
EIGEN, M.: Vorrede zu J. Monod: Zufall und Notwendigkeit, München 1971, S. XII.
FEULGEN, R., ROSENBECK, H.: Mikroskopisch - chemischer Nachweis einer Nukleinsäure vom Typ
Thymusnukleinsäure und die darauf beruhende elektive Färbung von Zellkernen in mikroskopischen
Präparaten. Z. physiol. Chem. 135, 203 (1924).

HOWARD, A., PELC, S.R.: Synthesis of deoxyribonucleic acid in normal and irradiated cells and its relation to chromosome breakage. Suppl. 'Symposium on Chromosome Breakage'. Heredity 6, 261 (1953).

KAMENTSKY, L.A., MELAMED, M.R., DERMAN, H.: Spectrophotometer: New instrument for ultra-rapid cell analysis. Science 150, 630 (1965).

KAMENTSKY, L.A., MELAMED, M.R.: Rapid multiple mass constituent analysis of biological cells. Ann. New York Acad. Sci. 157, 310 (1969).

LENNARTZ, K.J., KLEIN, H.O., FEAUX DE LACROIX, KLEIN, P.J.: Vergleichende *in-vivo* und *in-vitro* - Untersuchungen der Zellkinetik experimenteller Tumoren und die Bestimmung des Generationszyklus von Tumorzellen des Menschen *in vitro*. Verh. dtsch. Ges. Path. 55, 591 (1971).

POLLISTER, A.W., MOSES, M.J.: J. gen. Physiol. 33, 125 (1949).

SANDRITTER, W., SCHIEMER, G. u.a.: Aufbau und Betrieb eines einfachen Mikroskopphotometers (Cytophotometer) für sichtbares Licht. Z. wiss. Mikr. 63, 453 (1956).

SPRENGER, E., BÖHM, N., SANDRITTER, W.: Durchflußfluorescenzzytophotometer für ultraschnelle DNS - Messungen an großen Zellpopulationen. Histochemie 26, 238 (1971).

Zellsynchronisation und cytocide Effekte durch Chemotherapie der Leukämie in der Klinik anhand der Impulscytophotometrie

TH. BÜCHNER, W. GÖHDE, R. SCHNEIDER, W. HIDDEMANN,
und D. KAMANABROO

An der Medizinischen Universitätsklinik in Münster hatten wir als erste die Möglichkeit, zusammen mit den Urhebern (Dittrich und Göhde, 1969, 1970) die Impulscytophotometrie in der klinischen Hämatologie zu erproben (Büchner, et al. 1971 a und b). Charakteristika von Blut- und Knochenmarkszellen im DNS-Histogramm bei Perniciosa, Virusinfekten und den verschiedenen Leukämien wurden beschrieben (Büchner et al.,1972 a und b; Büchner, 1973), ebenso Zellsynchronisation etwa durch Blockierung der Mitosen mittels Vincristin (1972 a). Eine spezielle Zellpräperation mittels Leitungswasser zur Hämolyse und Beseitigung störender Erythrozyten unter Vermeidung von Zellverklebungen und von Einflüssen auf die Anfärbung mit Ethidiumbromid, den Zellgehalt und die Zellzusammensetzung wurde erarbeitet (Büchner et al.,1973). Über 1000 Messungen u. a. von 30 meist akuten Leukämien liegen vor.

Zellsynchronisation als heute angestrebtes Wirkungsprinzip einer Kombinationsbehandlung maligner Tumorerkrankungen setzt auch bei Leukämien eine Kontrolle über diesen zellkinetischen Vorgang im Zeitablauf voraus, wenn er therapeutisch genutzt werden soll. Ein Verfehlen des Zeitpunktes der Anreicherung von Zellen in einer chemosensiblen Phase für ein dort wirksames Medikament müßte sogar einen Verlust an Wirkung gegenüber ungezielter Kombinationstherapie zur Folge haben.

Hieraus ergab sich die Aufgabe zu prüfen, ob Zellsynchronisation auch an Zellen des peripheren Blutes von Kranken mit Leukämie, das im Gegensatz zum Knochenmark beliebig oft für die Therapiekontrolle zur Verfügung steht, nachweisbar ist. Geprüft wurde zunächst die zellkinetische Wirkung von Cytostatika in heute gängiger Anwendung. Einige Ergebnisse sind anhand von Fotos der Original-Histogramme wiedergegeben.

Cytosin-arabinosid in 5-tägiger Applikation (3 mg/kg/24 Std. als Dauerinfusion oder 12-stündliche i. v.-Injektion) führte bei 8 akuten Leukämien (AML) zu einer Anhäufung von Zellen im Bereich der frühen S-Phase in Gestalt einer Verbreiterung des G_1-Gipfels oder einer Stufenbildung im abfallenden G_1- Gipfel bzw. einem Extragipfel rechts vom G_1-Gipfel (Abb. 1).

Dieser Effekt hielt einen bis mehrere Tage, z. T. jedoch mehrere Wochen lang an. In einem Fall betraf die Akkumulation Zellen im gesamten S-Phasebereich (Abb. 2).

Wir danken der Firma Phywe, Göttingen, für die Bereitstellung des ICP 11.

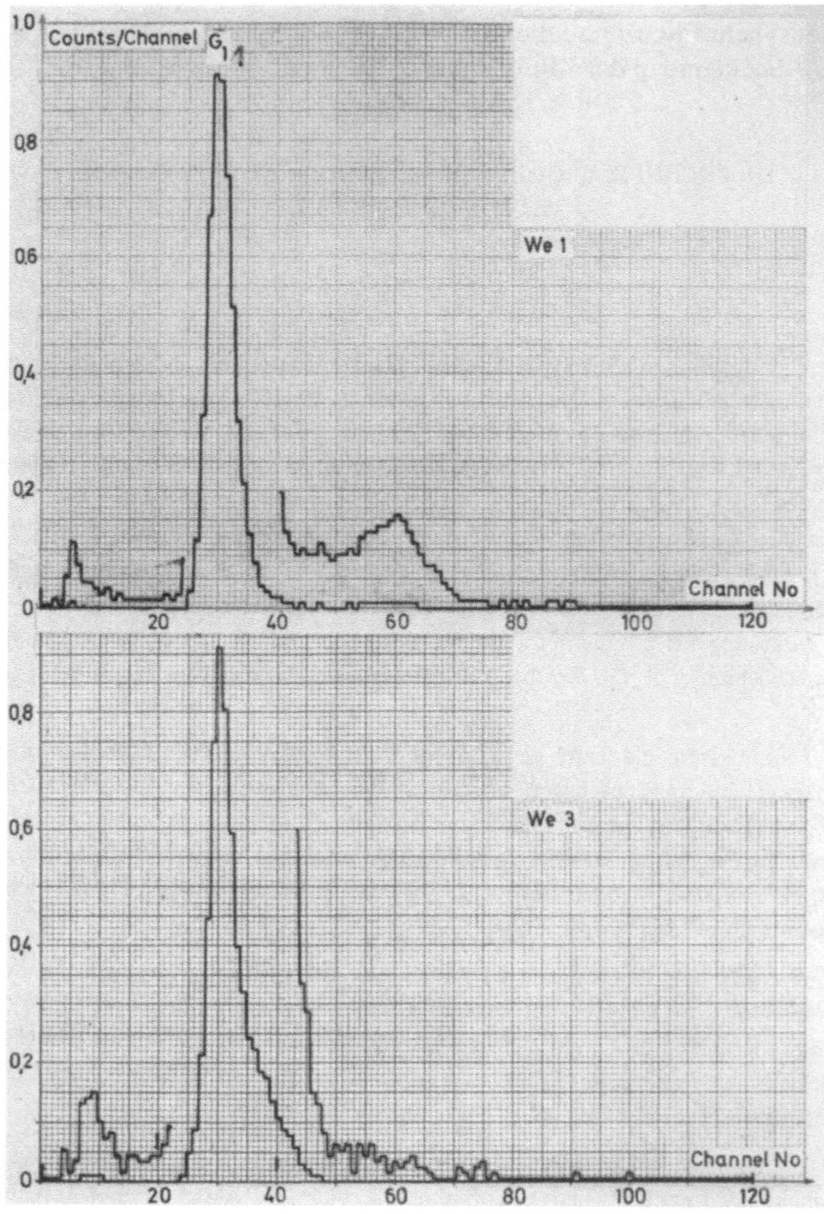

Abb. 1a und b

Abb. 1a - d. DNS-Histogramme vom peripheren Blut bei Myloblastenleukämie: vor Therapie (We 1) relativ kleiner Anteil von Zellen im Bereich der S- und der (G_2+M)-Phase, der erst durch die Vergrößerung 1 : 10 (obere Kurve) deutlich wird. Nach 24 stündiger Infusion von Cytosin-arabinosid (We 3) mäßige Anreicherung von Zellen im Bereich der frühen S-Phase rechts vom G_1-Gipfel sowie Schwund von Zellen mit

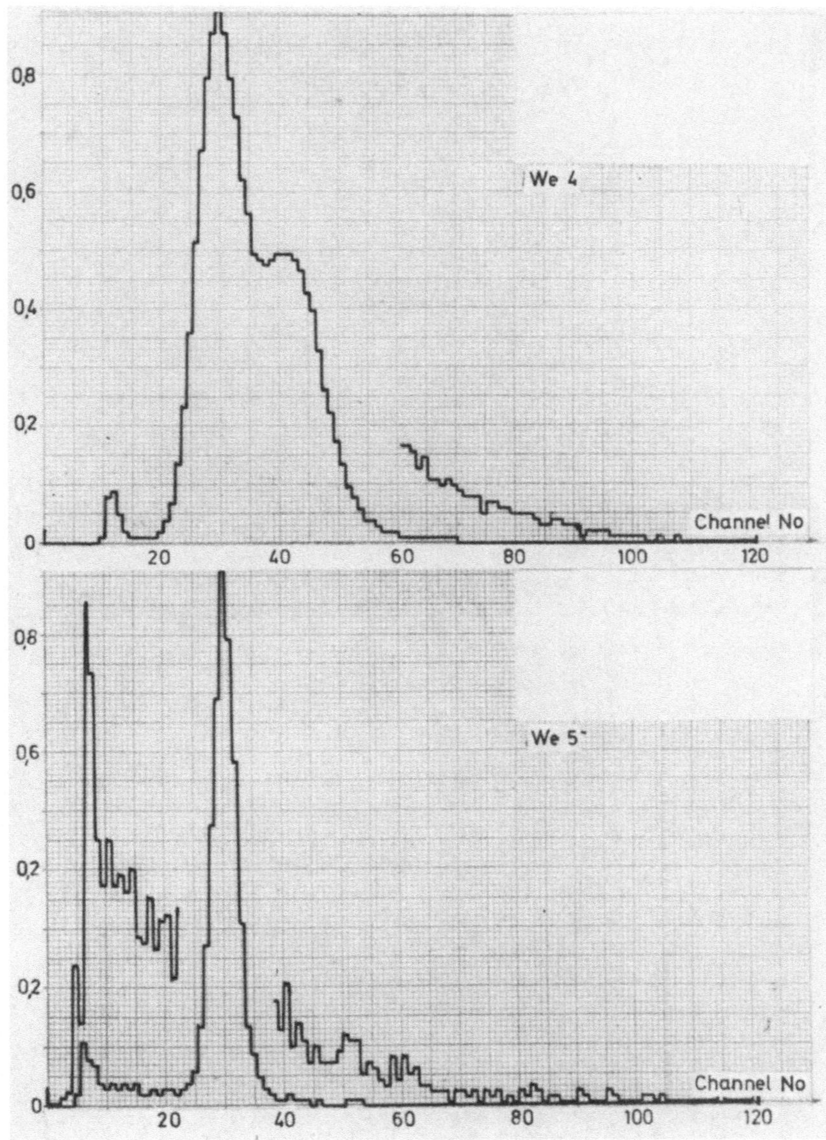

Abb. 1c und d

höheren DNS-Werten. Nach 48 stündiger Infusion von Cytosin-arabinosid (We 4) starke Anreicherung von Zellen im Bereich der frühen S-Phase als Extragipfel rechts von G_1. 48 Stunden nach Ende der 5 tägigen Infusion (We 5) Verschwinden der Asymmetrie des G_1- Gipfels und deutliche Zunahme von Zellfragmenten als gegen Null ansteigende Kurve bei Vergrößerung 1 : 10, wobei untereinander verklebte Fragmente z. T. rechts von G_1 liegen.

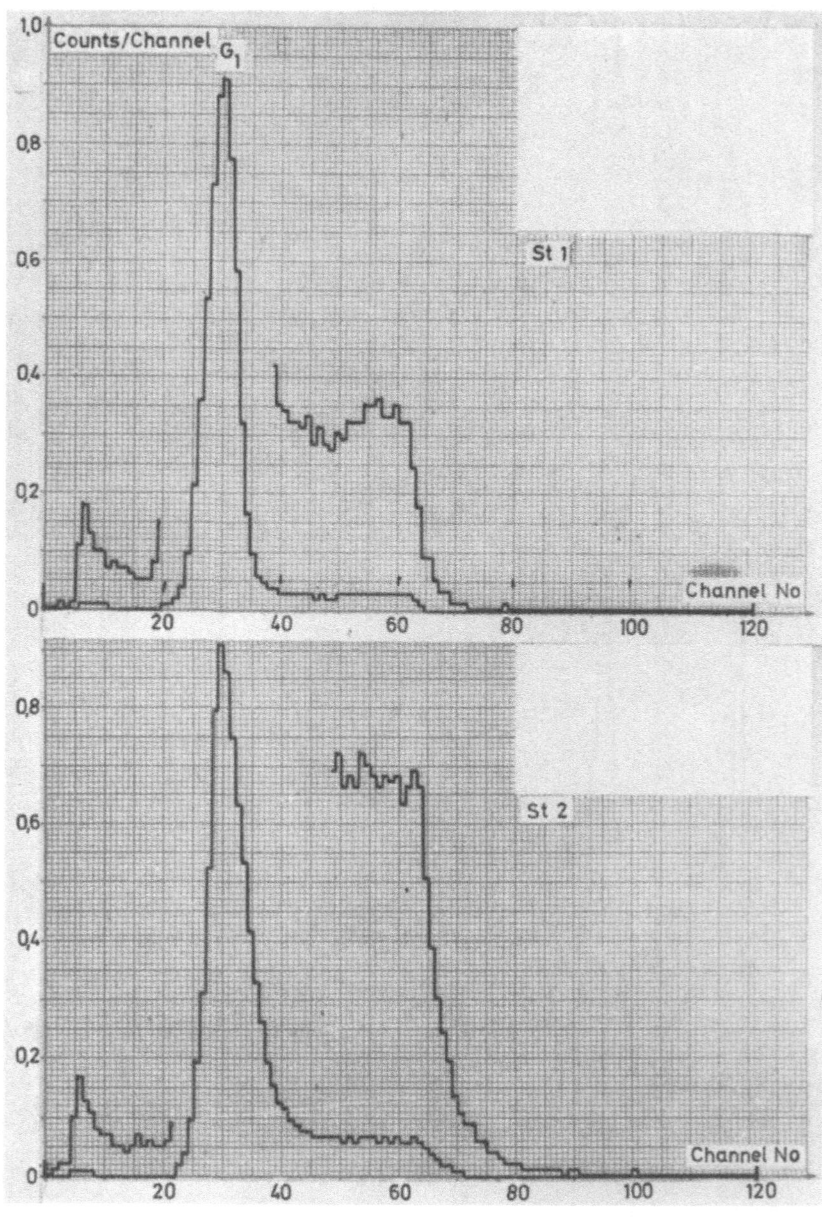

Abb. 2a und b

Abb. 2a - d. DNS-Histogramme bei AML, peripheres Blut mit größerem Anteil proliferierender Zellen. Vor Therapie (St 1) 11 200 Leukocyten/mm³ Blut, davon 75 % Blasten; im Histogramm 83 % G_1-, 12 % S- und 5 % G_2-Zellen (Mitosen fehlen morphol. im Blut). Die Autoradiographie ergab einen ³H-Thymidin-Markierungsindex von 10,2 % aller Zellen. Nach 24 stündiger Infusion von Cytosin-arabinosid (St 2) im Histogramm Anteile für G_1 66 %, S 24 % und G_2 10 %; der ³H-Thymidin-Markierungsindex betrug

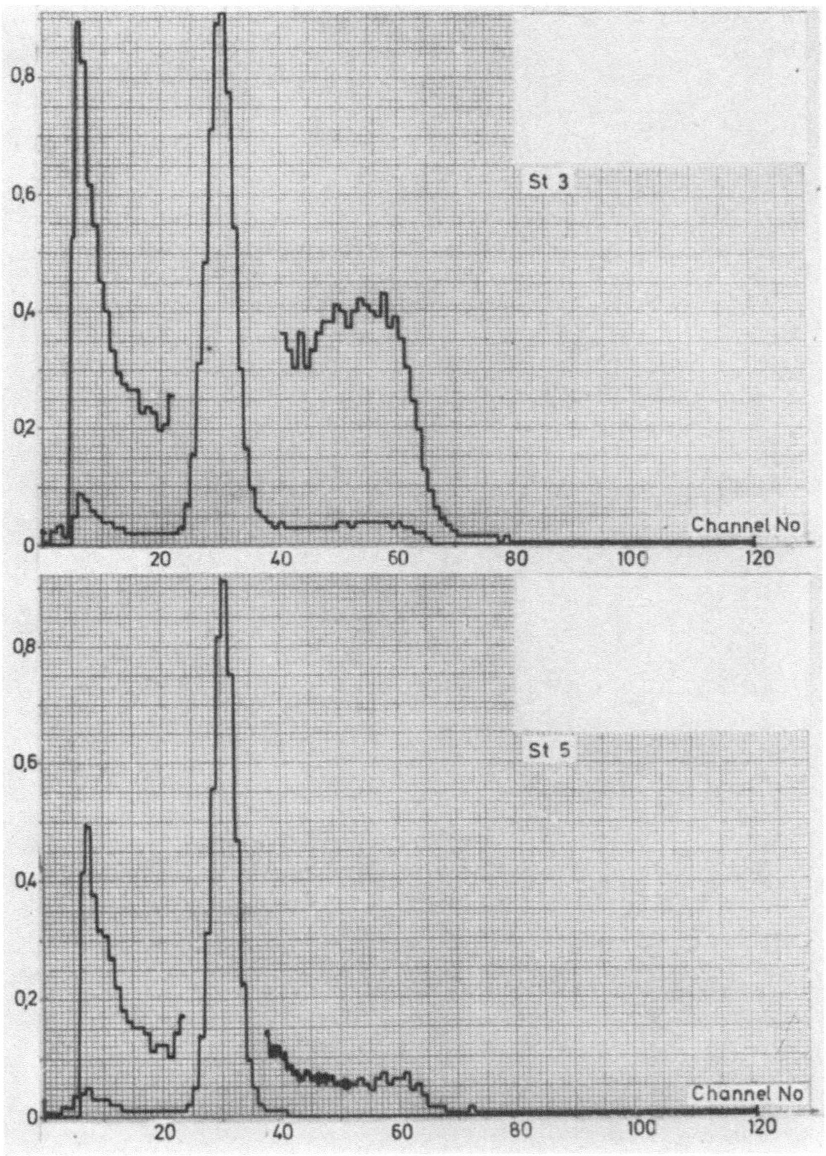

Abb. 2c und d

dagegen nur 4,1 %. Im Blutbild 11 000 Leukocyten/mm³, davon 76 % Blasten. Nach 48 stündiger Infusion von Cytosin-arabinosid (St 3) im Histogramm Abfall des S-Phaseanteils auf 14 %, dabei Anhäufung von Werten im Bereich der späten S-Phase, starke Zunahme von Zellfragmenten (links von G_1). Im Blutbild 5 400 Leukocyten/mm³, davon 65 % Blasten. 5 Tage nach Ende der 5 tägigen Infusion (St 5) im Histogramm Abfall des S-Phaseanteils auf 3 %, der Blasten im Blutbild auf 8 %, anhaltend reichlich Zellfragmente. Der Verlauf zeigt einen ausgeprägten Synchronisationseffekt mit Akkumulation von Zellen im ganzen S-Phasebereich und gleichzeitig abnehmendem ³H-Thymidineinbau unter Cytosin-arabinosid

Auch nach Adriamycin bei AML war ein Extragipfel im frühen S-Phasebereich zu registrieren (Abb. 3).

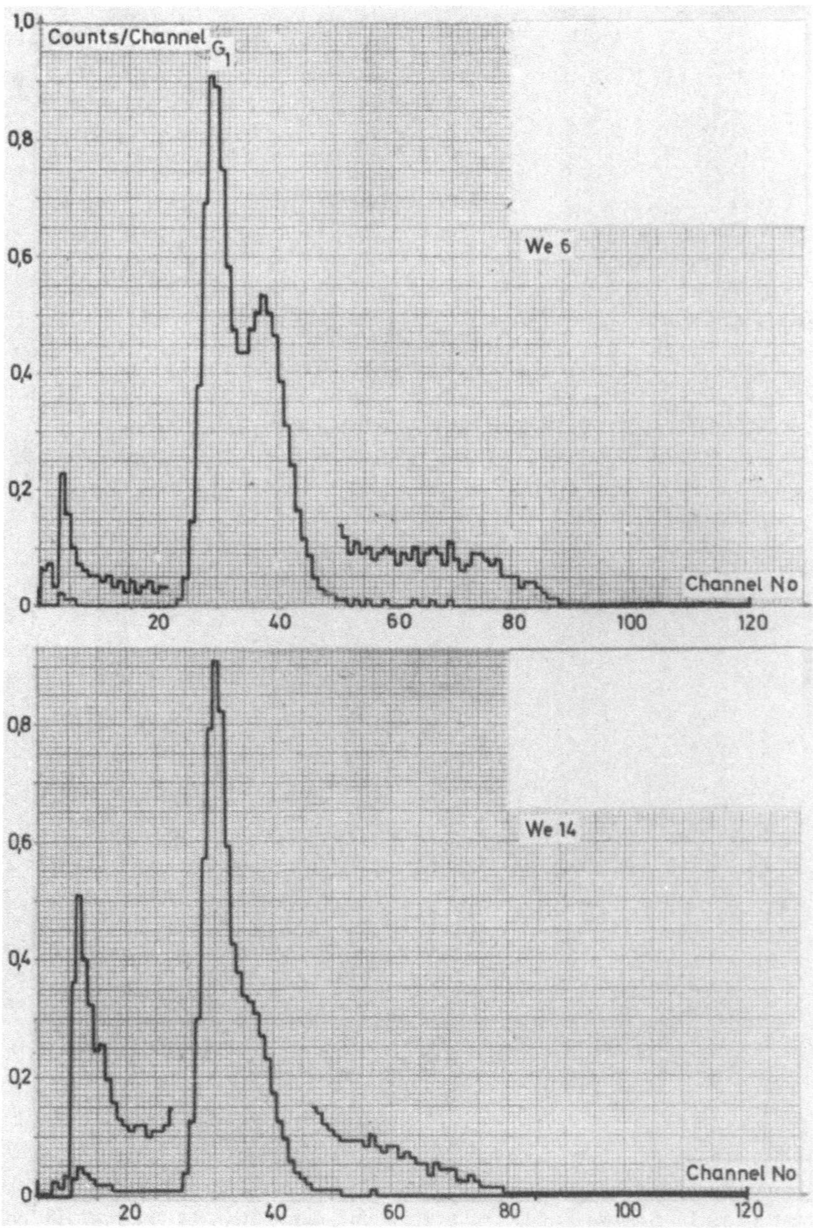

Abb. 3a und b. DNS-Histogramme vom peripheren Blut bei AML. 16 Stunden nach einer Injektion von Adriamycin (We 6) deutliche Akkumulation von Zellen im Bereich der frühen S-Phase als Extragipfel rechts von G_1. 8 Tage nach einer späteren Injektion von Adriamycin und Infusion von Ifosfamid 16 Stunden später (We 14) anhaltende Asymmetrie des G_1-Gipfels mit Vermehrung von Zellen im Bereich der frühen S-Phase

Die Arretierung der Zellen unter diesen Bedingungen spiegelt sich auch in vorläufigen Ergebnissen der Autoradiographie nach Inkubation der entsprechenden Blutproben mit ^{3}H-Thymidin wider, wobei sich für im S-Phasebereich akkumulierte Zellen ein nicht erhöhter und z. T. ein verminderter Markierungsindex ergab.

Die Akkumulation von Zellen im Bereich der frühen S-Phase hatte z. T. ein solches Ausmaß, daß sie sich nicht allein durch Arretierung der zuvor gering proliferierenden Zellen erklären ließ, sondern daß dabei eine echte Zunahme von S-Phasezellen entweder nur im Blut, oder überhaupt im hämatopoetischen System durch Triggern von G_0-Zellen in die Proliferation zu diskutieren war.

Zur Frage nach etwaigen methodischen Artefakten sei erwähnt, daß sich die beschriebenen Asymmetrien und Extragipfel z. T. durch Vorbehandlung mit RNASe, Pepsin-HCl oder Pronase als beeinflußbar erwiesen, wobei offen bleibt, wie diese Einflüsse sich auf DNS in Replikation auswirken. Eine Inkubation normaler und leukämischer Blutzellen in 100facher therapeutischer Konzentration von Cytosin-arabinosid und Adriamycin über mehrere Tage bewirkte in keinem Fall eine wesentliche Asymmetrie des G_1-Gipfels im DNS-Histogramm, so daß die *in-vitro*-Natur der beschriebenen Akkumulationseffekte gesichert erscheint.

Durch praktisches Fehlen von Mitosen im peripheren Blut ist eine sichtbare Blockierung im Mitosestadium etwa durch Vincristin (Büchner *et al.,* 1972a) an Blutzellen nicht zu erwarten. Deutlich zur Darstellung kam jedoch eine Anhäufung von Zellen mit doppeltem DNS-Gehalt, wahrscheinlich in der G_2-Phase, bei AML nach 4-wöchiger Gabe von Dauncrubicin (wöchentlich 1 mg/kg) zusammen mit Vincristin (jeweils 0,025 mg/kg), wobei dieser Effekt wochenlang anhielt (Abb. 4, Büchner, 1973) und offenbar nicht nur der G_2-Phase sondern auch der späten S-Phase galt.

Neben diesen proliferationskinetischen Phänomenen ergaben sich im Histogramm auch Zeichen erhöhter Lädierbarkeit der Zellen in Form vermehrter Fragmente mit kleinen Messwerten gleichsam als cytocider Effekt der Therapie.

Bei den genannten Akkumulations- bzw. Arretierungsphänomenen an peripheren Blutzellen sowie im frühen S-Phase-, als auch im G_2-Bereich war in den meisten Fällen die Beständigkeit der Veränderungen z. T. über Wochen bemerkenswert. Noch nicht erwiesen ist, ob das auch für Zellen im Knochenmark gilt, etwa als Langzeiteffekt entsprechend der Megaloblastenbildung nach Cytosin-arabinosid (Talley und Vaitkevicius, 1963), oder ob nur Blutzellen im arretierten Zustand lange überleben. Darüber kann ein entsprechendes Tiermodell (Barlogie *et al*, in Vorbereitung) Auskunft geben. Jedenfalls erscheint es berechtigt, vorläufig in den gegen ein herkömmliches Therapieschema resistenten Fällen, bei Anhäufung von Blutzellen in Phasen der Proliferation im Histogramm entsprechende dort wirksame Substanzen anzuwenden; das geschieht am besten, sobald eine derartige Teilsynchronisation an den Blutzellen auftritt. Erste klinische Versuche geben dieser Überlegung recht.

Selbst an ständig verfügbaren Blutzellen finden sich also mit Hilfe der Impulscytophotometrie cytocide und zellkinetische Therapieeffekte, die für eine zeitlich gezielte Kombinationsbehandlung der Leukämie neue Anhaltspunkte bieten.

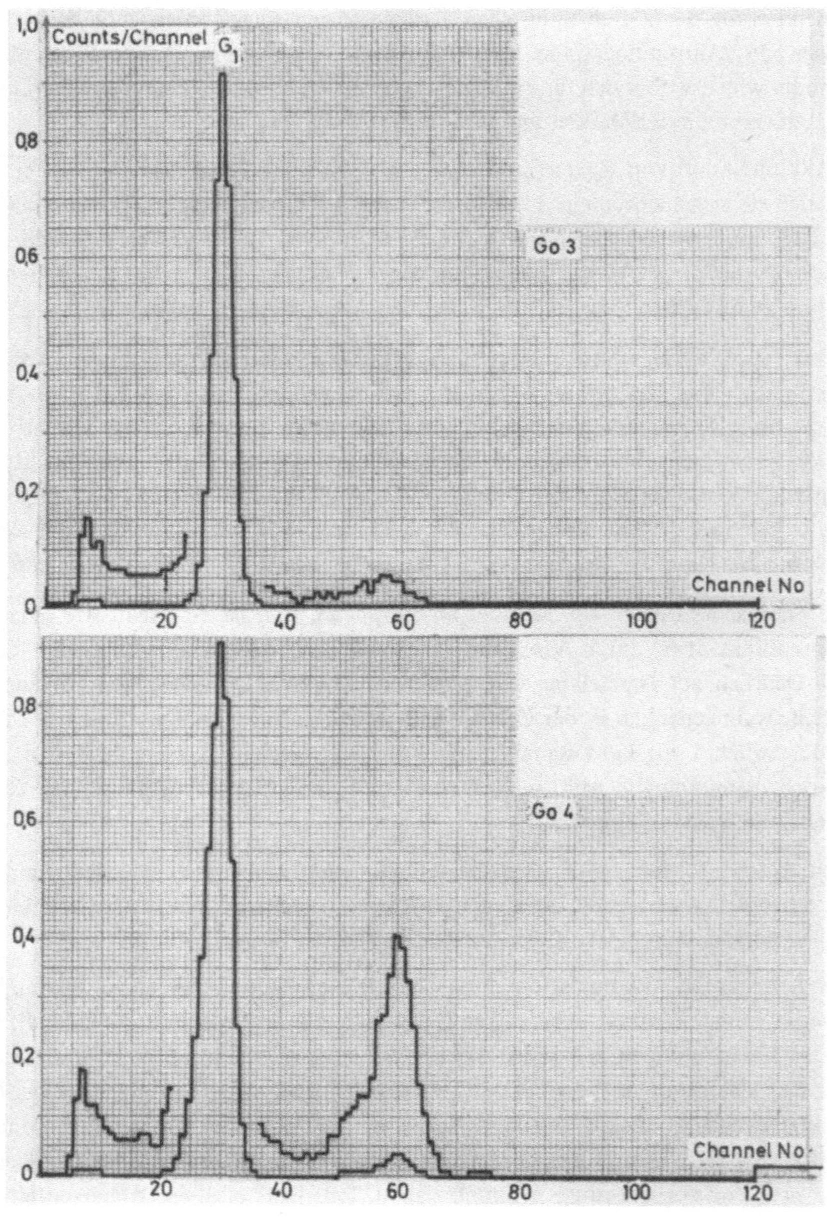

Abb. 4a und b

Abb. 4a - d. DNS-Histogramme vom peripheren Blut bei AML mit geringem Anteil proliferierender Zellen in S und G_2 vor Therapie (Go 3). 15 Tage nach 4 wöchiger Gabe von Daunorubicin + Vincristin (wöchentlich 1 mg/kg bzw. 0,025 mg/kg) deutliche Zunahme des G_2-Anteils (Go 4), der 4 Tage später (Go 5) noch

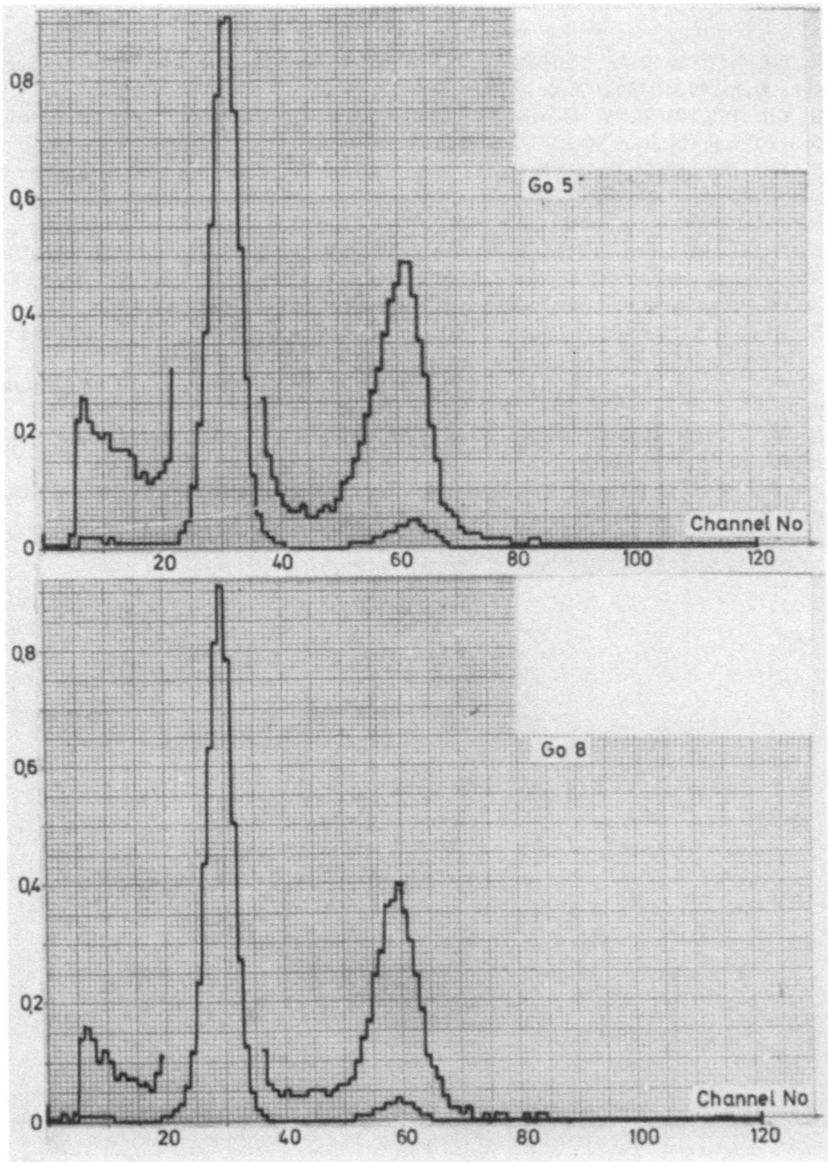

Abb. 4c und d

weiter angestiegen ist; gleichzeitig Vermehrung von Zellen im späten S-Phasebereich als Asymmetrie des G_2- Gipfels nach links. Nach weiteren 5 Tagen (Go 8) mäßige Abnahme des G_2-Anteils und Schwund der Vermehrung im Bereich der späten S-Phase. Die Serie zeigt einen lang anhaltenden Arretierungseffekt in der späten S-Phase und v. a. wahrscheinlich in der G_2-Phase an peripheren Blutzellen, wobei eine Vermehrung tetraploider Zellen allerdings nicht sicher auszuschließen ist

Literatur

BÜCHNER, TH., DITTRICH, W., GÖHDE, W.: Die Impulscytophotometrie in der hämatologischen Cytologie. Klin. Wschr. 49, 1090 (1971a).

BÜCHNER, TH., DITTRICH, W., GÖHDE, W.: Impulscytophotometrie von Blut- und Knochenmarkszellen. Verh. Dtsch. Ges. Inn. Med. 77, 416 (1971b).

BÜCHNER, TH., DITTRICH, W., GÖHDE, W.: Automatische DNS-Messungen zur Zellkinetik von Leukämien mit Hilfe der Impulscytophotometrie. In: Leukämie, Herausgeber R. Groß und J. van de Loo. Berlin Heidelberg New York: Springer 1972 a.

BÜCHNER, TH., GÖHDE, W., DITTRICH, W., BARLOGIE, B.: Proliferationskinetik von Leukämien vor und unter Therapie anhand der Impulscytophotometrie. Verh. Dtsch. Ges. Inn. Med. 78, 159 (1972b).

BÜCHNER, TH.: Impulscytophotometrie in der Hämatologie. Blut (1973, im Druck).

BÜCHNER, TH., HIDDEMANN, W., SCHNEIDER, R., KAMANABROO, D.: Zur Präparation von Blut- und Knochenmarkszellen für die Impulscytophotometrie. Blut (1973, im Druck).

DITTRICH, W., GÖHDE, W.: Impulsfluorometrie bei Einzelzellen in Suspension. Z. Naturforsch. 246, 360 (1969).

DITTRICH, W., GÖHDE, W.: Phase progression in two dose response of Ehrlich ascites tumour cells. Atomkernenergie 15, 174 (1970).

TALLEY, R. W., VAITKEVICIUS: Megaloblastosis produced by a Cytosin antagonist 1-ß-D-Arabinofluranosylcytesine. Blood 21, 352 (1963).

Impulscytophotometric Investigations During Cytostatic Therapy in Leukemic Patients (Preliminary Report)

St. MAJ, D. LUTZ, and A. STACHER

With the rising number of drugs and drug combinations available for the treatment of malignant diseases, the problem of therapeutic strategy becomes increasingly complex (Stacher, 1972). Chemotherapeutic agents have their maximal effect during a defined phase of the cell cycle, mostly during DNA synthesis (Clarkson et al., 1971, Gross and Loo, 1972, Mathe, 1972, Mauer et al., 1970, Stacher, 1972). A therapeutic advantage may be obtained by synchronizing a portion of cells in a specific phase of the cell cycle and by administering the chemotherapeutic agent at the time of maximal sensitivity of the cell population (Klein et al.,1972, Nitze et al., 1971, Pouillart et al., 1972, Rajewsky et al., 1971). Appropriate use of these drugs therefore depends to some extent on the knowledge of the proliferation kinetics of the malignant cell population under treatment (Clarkson et al., 1971, Dörmer, 1972, Mauer et al., 1970).

The indroduction of impulscytophotometry (ICP) has facilitated analyses of the proliferation kinetics of cell populations (Büchner et al., 1971, Büchner et al., 1971, Dittrich and Göhde, 1969). Cellular DNA is stained with the fluorescent dye, ethidium bromide and the automatically recorded DNA histograms indicate the distribution of proliferating cells over the cell cycle (Büchner et al., 1971, Büchner et al., 1971, Gross and Loo, 1972, Rajewsky, 1971).

The aim of our preliminary investigations was to evaluate the usefulness of ICP analysis in the follow-up of cytostatic therapy in leukemic patients and to observe the effect of various drugs on the DNA histograms of leukemic peripheral blood leukocytes.

Material and methods

The 28 cases studied between 1 February and 30 April 1973 included: 11 patients with acute leukemia (AL), 9 patients with chronic myelocytic leukemia (CML), of whom 5 were in blastic crisis (CML/BC), 1 patient with chronic lymphocytic leukemia (CLL), and 7 patients with different neoplasms (control group) treated with cytostatic drugs.

The patients are listed in Tables 1, 2, and 3 together with other relevant data.

Serial samples of peripheral blood were taken before, during, and after the treatment period. The leukocytes were obtained from the plasma after sedimentation of the erythrocytes in the ACD - Macrodex solution. Leukocytes were washed 3 times with 0,9 % NaCl solution, fixed in 96 % ethanol, and stained with ethidium bromide (0,001 % in Tris-buffer, pH 7,5). Some samples were incubated after fixation with trypsin (0,25 %) for 5 min at 37°C.

The fluorimetric analysis was made with a PHYWE ICP 11. More than 300 DNA histograms were analyzed.

Results and Discussion

a) *Control group*. All 7 patients in this group showed a normal DNA histogram of peripheral blood leukocytes, which did not show any significant changes during the period of cytostatic therapy.

b) Group of leukemic patients. In 17 out of the 21 patients with various forms of leukemia a DNA histogram of peripheral blood leukocytes showed some abnormalities in comparison with a normal one (very broad, sometimes irregular G_1 peaks, presence of G_2-M peaks, confluence of both peaks, pronounced S phase) and during cytostatic therapy showed dynamic evolution characteristic of the drugs used.

Table 1. Clinical and therapeutic data of control patients

Patient	Diagnosis	Age	Sex	Treatment during study
L. S.	Synovioma	43	F	30 mg BLM, 25 mg MTX, 5 mg VBL, 6 repeated doses every 7 days
N. A.	Osteosarcoma	70	F	2 mg VCR + 40 mg ADM — 2 courses 40 mg ADM — 3 doses every 3 days
P. J.	Hodgkin's disease	40	M	20 mg ADM + 45 mg BLM — 2 courses 150 mg NTL
S. W.	Seminoma	30	M	2 mg VCR, 40 mg ADM at the same time — 2 courses
L. S.	Ca uteri	48	F	1 mg VCR/day for 2 days, 1.0 g CPM — 2 days later 40 mg ADM
M. K.	Ca ventriculi	64	M	2 mg VCR/day for 2 days, 1 g CPM — 2 days later
K. M.	Ca mammae	67	F	1 mg VCR/day for 2 days, 2 g CPM — 2 days later

During the cycle phase specific treatment with cytosine-arabinoside(Ara-C) or hydroxyurea (HU) in high doses, we observed the accumulation of cells in the G_1-S boundary region as well as progressive elimination of late S- and G_2-M-phase cells. In the peripheral blood there was usually no or only a slight decrease in the number of cells or blasts at this time. Two to 5 days after discontinuation of these drugs there was a marked increase of cells in late S and G_2-M phase, frequently accompanied by a rise in cell and/or blast number in peripheral blood.

This may represent some synchronization of the leukemic cell population and may be explained by the release of blast cells from the bone marrow and/or proliferative activity of blasts in peripheral blood. An increase of DNA synthetizing cells 2 to 5 days after administration of these drugs may indicate recovery of DNA synthesis in S-phase blocked cells, or influx of cells from G_1 into S phase.

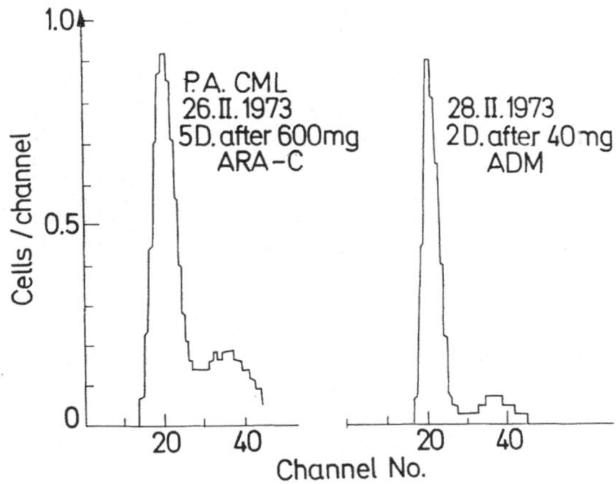

Fig. 1. Impulscytophotometric DNA-histogram of peripheral blood leukocytes in a patient (P. A.- CML) treated with ARA-C 120 mg/day and ADM 40 mg 5 days later. Left: reappearance of cells in S and G_2-M phase on 5th day after discontinuing therapy with ARA-C. Right: great reduction of cells in S and G_2-M phase 2 days after 40 mg ADM

On administration of another cycle phase-specific drug (cytosine arabinoside, methotrexate) or cycle phase-nonspecific drug (adriamycin, cyclophosphamide, 6-thioguanine) no such a " rebound phenomenon" was observed. In the following days we usually found a decrease in the leukocyte count and percentage of blast cells (Figs. 1,2).

We have very favorable impression of the Ara-C/THG or ADM sequential courses of combination treatment.

HU given in smaller doses than generally used for synchronization therapy, and for a longer time (3.og/day for 7 - 10 days) showed a very good cytostatic effect in CML with clinical remission and simultaneous normalization of the DNA histogram (Fig. 3)

Myelobromol, given to the patient with CML, in doses of 150 mg/day for 4 days induced a clinical remission of the disease and nearly complete normalization of DNA histogram (Fig. 4).

Fig. 5 shows a normalization of DNA histogram in a patient with AL who received 2 mg of vincristine and 2 g of cyclophosphamide 2 days later.

After administration of non-cycle phase-specific drugs (ADM, THG, CPM, MBL) a longer-lasting inhibition of proliferation was observed (disappearance of cells in the S and G_2

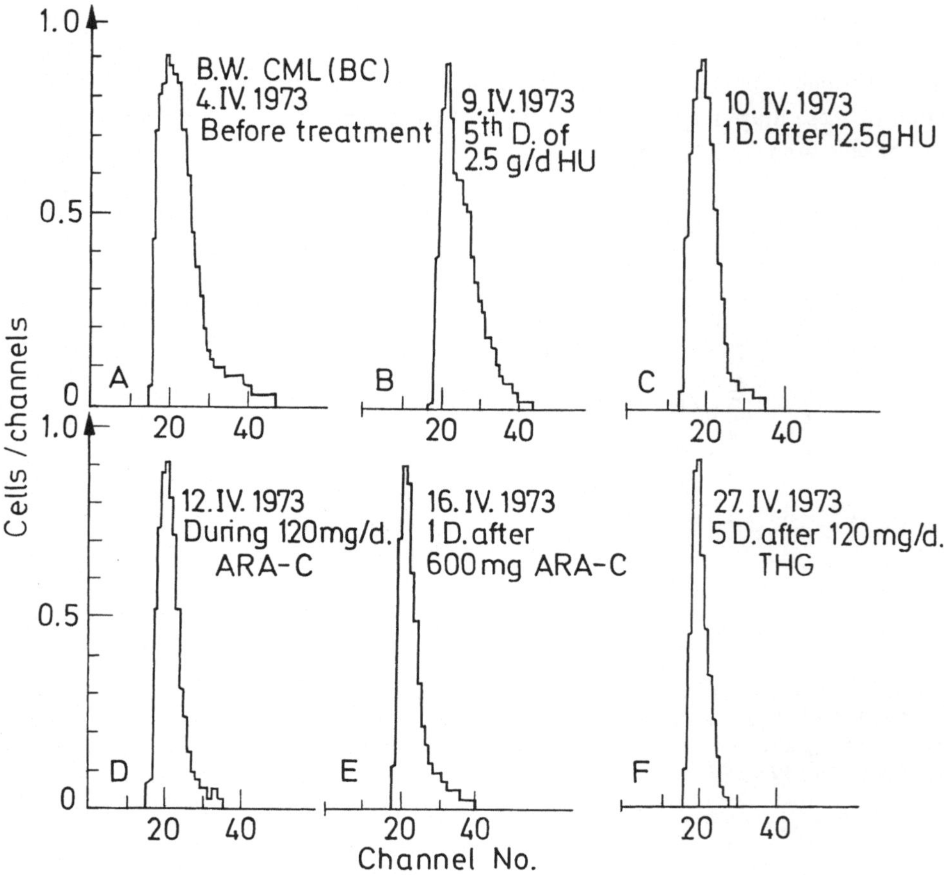

Fig. 2. Evolution of the DNA-histogram of peripheral blood leukocytes in a patient (B. W. - CML (BC)) sequentially treated with HU (2,5 g/day for 5 days), ARA-C (120 mg/day for 5 days) and THG (120 mg day/for 3 days)

phases) usually with a progressive fall in leukocyte and blast numbers. Recovery was observed after 4 to 10 days (reappearance of cells in S-G_2 phase).

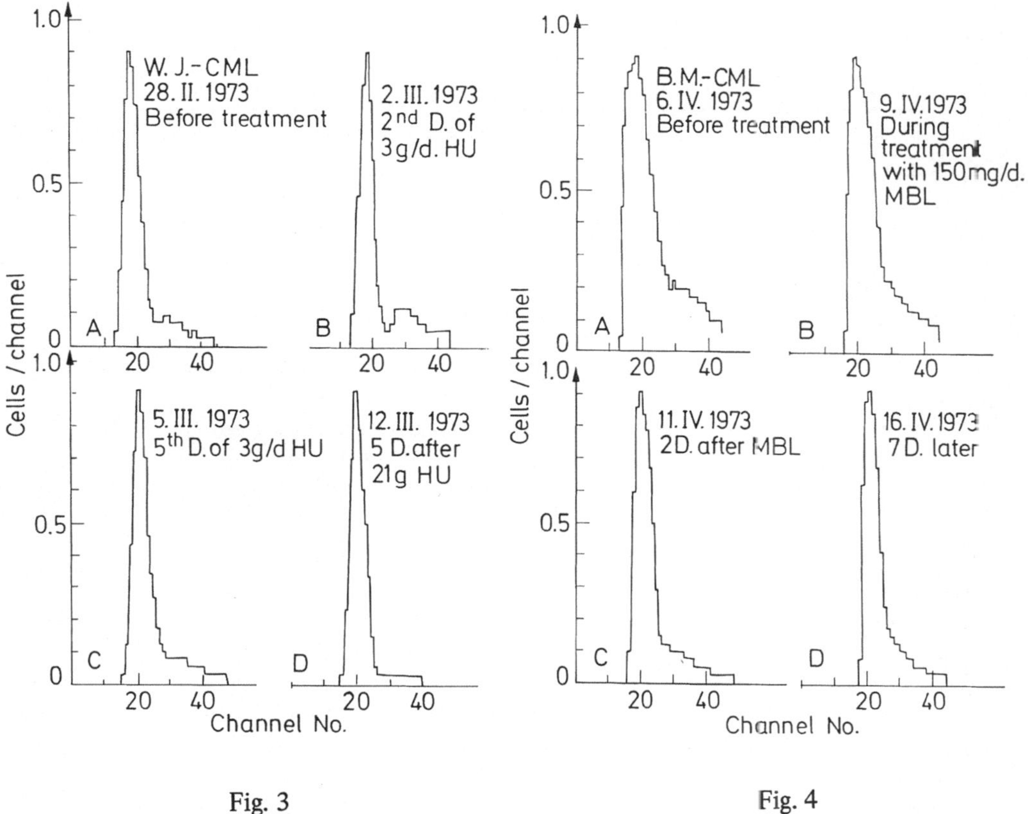

Fig. 3

Fig. 4

Fig. 3. Nearly complete normalization of DNA histogram of peripheral blood leukocytes in a patient (W. J. - CML) who responded to the treatment with HU (3g/day for 7 days)

Fig. 4. DNA histogram of peripheral blood leukocytes in a patient (B. M. - CML) before (A), during (B), and after (C,D) treatment with MBL (150 mg/day for 3 days)

Three patients with AL (Table 3: J.J., W.J., W.F.) showed at the onset DNA histograms with a narrow G_1 peak, which did not change during the cytostatic therapy. These patients failed to show any response to the treatment, did not achieve a remission, and the disease was progressing very rapidly to a fatal outcome. We think that the population of leukemic cells in these patients was composed mainly of cells in a resting phase (long G_1 or G_0 phase which were not converted to a proliferating state and thus were not susceptible to treatment (Fig. 6).

In another patient with slowly progressing CLL (Table 2: S.A.) we did not observe any changes in the ICP DNA histogram during 2 weeks therapy with CLB (G_1 peak only).

Table 2. Clinical and therapeutic data of patients with chronic leukemias

Patient	Diagnosis	Age	Sex	Treatment during study
B. M.	CML	68	F	150 mg MBL/day for 3 days
S. A.	CLL	62	F	10 mg CLB/day for 2 weeks 40 mg ARA-C/day for 3 days

B. W.	CML (BC)	17	M	a) 17.5 g HU/ 30 h, 120 mg ARA-C
				   12 h later
				b) 2.5 g HU/day for 5 days,
				   48 h later 120 mg ARA-C/day for
				   5 days
				c) 120 mg THG/day for 3 days, 80 mg
				   ARA-C/day for 2 days

R. B.	CML (BC)	68	F	a) 2.5 g HU/day for 3 days — 2 courses
				   40 mg ADM — 48 h later
				b) 120 mg ARA-C/day for 3 days,
				   30 mg ADM + 1 mg VCR — 24 h later

C. M.	CML (BC)	52	F	50 mg MBL/day for 4 days
W. J.	CML	71	M	3.0 g HU/day for 7 days
P. A.	CML	54	F	a) 40 mg ADM b) 120 mg ARA-C/day for 5 days, 20 mg ADM on the 5th day
N. P.	CML	68	F	50 mg MBL/day for 3 days — 3 courses
P. A.	CML (BC)	77	F	80 mg ARA-C/day for 5 days, 20 mg ADM on the 5th day
H. R.	CML (BC)	78	M	120 mg ARA-C/day for 5 days — 2 courses

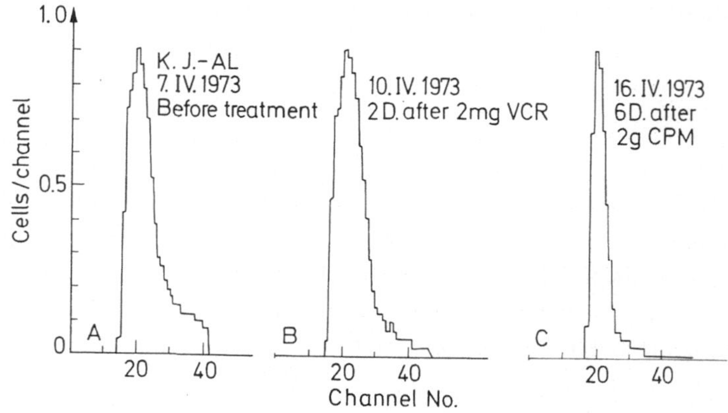

Fig. 5. DNA histogram of peripheral blood leukocytes in a patient (K. J. - AL) treated with 1 mg VCR/day for 2 days and 2 g CPM 2 days later

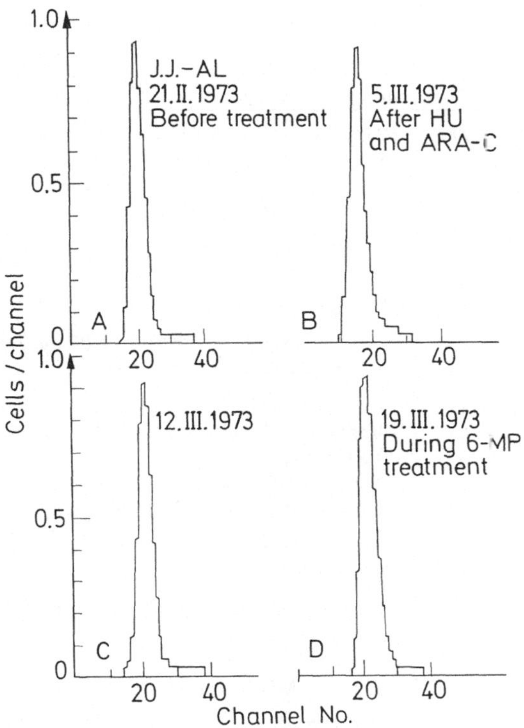

Fig. 6. Stable DNA histogram of peripheral blood leukocytes in a patient (J. J. - AL) who did not respond to the treatment with different drugs

Conclusions

From the results obtained so far in a limited number of cases it may be said that:

1. Cancer patients with a normal peripheral blood picture show normal DNA histograms which do not change during cytostatic therapy.
2. During cytostatic therapy DNA histograms of leukemic patients show characteristic responses to given drugs or drug combinations.
3. Patients resistant to treatment have a stable DNA histogram during cytostatic therapy.
4. ICP gives an approximate picture of the proliferation kinetics of leukemic peripheral blood leukocytes and may thus be valuable in timing the administration of specific cycle phase-active drugs for synchronization therapy.

Table 3. Clinical and therapeutic data of patients with acute leukemia

Patient	Age	Sex	Treatment during study	
Z. F.	63	M	a)	2 mg VCR, 120 mg ARA-C/day for 5 days 120 mg THG/day for 5 days
			b)	2,5 g HU/day for 3 days — 2 courses 80 mg ARA-C — 24 h later
J. J.	65	F	a)	7,5 g HU/ 36 h, 120 mg ARA—C — 48 h later
			b)	25 mg MTX
			c)	50 mg 6—MP/day for 7 days
F. G.	60	F	a)	120 mg ARA-C/day for 5 days, 80 mg THG/day for 3 days
			b)	300 mg ARA-C/day for 3 days
G. M.	54	F	a)	17,5 g HU/36 h, 120 mg ARA-C — 14 h later — 2 courses
			b)	40 mg ARA-C/day for 5 days, 1 mg VCR + 20 mg ADM on the 5th day
			c)	80 mg THG/day for 4 days
			d)	2,5 g HU/day for 3 days, 20 mg ADM — 24 h later
W. F.	48	F		40 mg ARA-C/day for 5 days followed by 80 mg THG/day for 5 days
W. J.	22	F	a)	2,5 g HU/day for 3 days, 2 mg VCR + 40 mg ADM — 24 h later
			b)	25 mg MTX — 2 courses
			c)	50 mg 6—MP/day for 10 days
K. G.	32	F		120 mg ARA-C for 5 days followed by 120 mg THG for 5 days
B. K.	65	F		120 mg ARA-C for 5 days followed by 120 mg THG for 5 days
H. J.	53	M		120 mg ARA-C/day for 5 days
R. J.	47	M	a)	120 mg ARA-C/day for 5 days followed by 120 mg THG/day for 5 days — 2 courses
			b)	2 mg VCR, 20 mg ADM — 24 h later
K. J.	65	F	a)	1 mg VCR/day for 2 days, 2 g CPM — 2 days later
			b)	80 mg ARA-C/day for 3 days, 40 mg ADM — 24 h later

Summary

More than 300 histograms of peripheral blood leukocytes stained with ethidium bromide were produced by the impulscytophotometric technique in 28 cases of different leukemias and other neoplastic diseases before, during, and after cytostatic therapy. A dynamic evolution of DNA histograms was found in patients who responded to the treatment. The most characteristic findings were: accumulation of cells in the G_1-S boundary region of the cell cycle during treatment with hydroxyurea or cytosine-arabinoside and reappearance of late S-G_2 cells 2 to 5 days after therapy was discontinued. Some patients resistant to treatment and with a very rapid fatal outcome showed little proliferative activity of peripheral blood leukocytes and the DNA histogram was stable during cytostatic therapy.

Abbreviations used in text

Presynthetic phase	G_1
Synthetic Phase (DNA)	S
Postsynthetic phase of the cell cycle	G_2
Mitosis	M
Acute Leukemia	AL
Chronic myelocytic leukemia	CML
Blastic crisis of CML	CML (BC)
Chronic lymphocytic leukemia	CLL
Bleomycin	BLM
Adriamycin	ADM
Methotrexate	MTX
Vincristine	VCR
Vinblastine	VBL
Cyclophosphamide	CPM
Cytosine-arabinoside	ARA-C
Myelobromol	MBL
Chlorambucil	CLB
Hydroxyurea	HU
Thioguanine	THG
6-Mercaptopurine	6-MP

References

BÜCHNER Th., DITTRICH W., GÖHDE W.: Die Impulscytophotometrie von Blut- und Knochenmarks-zellen. Verhd. Dtsch. Ges. Inn. Med. 77, 416 (1971).

BÜCHNER Th., DITTRICH W., GÖHDE W.: Die Impulscytophotometrie in der hämatologischen Cytolo-gie. Klin. Wschr. 49, 1090, (1971).

CLARKSON B., TODO A., OGAWA M., GEE T., FRIED J.: Considerations of the cell cycle in chemo-therapy of acute leukemia. Rec. Res. Cancer Res. 36 Berlin Heidelberg New York: Springer 1971.

DITTRICH W., GÖHDE W.: Impulscytophotometrie bei Einzelzellen in Suspension. Zschr. Naturforsch. 246, 360 (1969).

DÖRMER P.: Kinetics of proliferation in normal hemopoetic and leukemic cells. In E. GERLACH (Ed.) et al.: Erythrocytes, Thrombocytes, Leukocytes, II. Int. Symp. Vienna, June 1972, Stuttgart: Thieme 1973.

GROSS R., LOO J. van de (Ed.): Leukämie. Berlin/Heidelberg/New York: Springer 1972.

KLEIN H. O., LENNARTZ K. J., GROSS R., EDER M., FISCHER R.: In vivo- und in vitro-Untersuchun-gen zur Zellkinetik und Synchronisation menschlicher Tumorzellen. Dtsch. Med. Wschr. 97, 1273 (1972).

MATHE G.: La meilleure chimiothérapie du monde ne peut donner que ce qu'elle peut. Nouv. Press Med. 1, 1753 (1972).

MAUER A. M., LAMPKIN B. D., NAGAO T.: Prospects for new direction in therapy of acute lympho-blastic leukemia. In F. STOHLMAN Jr. (Ed.): Hemopoietic cellular proliferation. New York: Grune and Stratton 1970.

NITZE H. R., VOSTEEN K. H., GANZER U.: Radiation treatment of human tumors following the in vivo synchronisation of the cell cycle. Acta Otoloyng. 71, 227 (1971).

POUILLART P. *et al.*: Essai clinique de combinaisons chimiothérapeutiques basées sur la notion de tentative de synchronisation cellulaire. Nouv. Press. Med. 1, 1757 (1972).

RAJEWSKY M.F., HÜLSER D.F., FABRICIUS F.: Untersuchungen zur Synchronisation in vivo: Temporäre Inhibition der DNA-Synthese durch Hydroxyharnstoff in normalen und malignen Säugerzellsystemen. Zschr. Krebsforsch. 76 266 (1971).

RAJEWSKY M. F.: Proliferative parameters of cell population and cancer therapy. In E. GERLACH *et al.* (Ed.) Erythrocytes, Thrombocytes, Leukocytes, Symp. Vienna 1972. Stuttgart: Thieme 1973.

STACHER A. (Ed.): Leukämien und maligne Lymphome, München-Berlin-Wien: Urban and Schwarzenberg, 1972.

Acknowledgement: We are indebted to the Federal President of Austria, Dr. H.C. Franz Jonas for supporting our work by means of his "Leukämieforschungsspende".

Impulscytophotometrie von Knochenmarkzellen
bei akuten Leukämien

H. F. P. HILLEN und C. HAANEN

Mit dem Impulscytophotometer (ICP-11) wurden DNS-Histogramme von Knochenmark-zellen bei akuten myeloischen und akuten lymphatischen Leukämien angefertigt. Die DNS-Histogramme der Leukämiezellen *vor* und *nach* cytostatischer Therapie wurden ver-glichen mit denen von normalen Knochenmarkzellen.

Methode

0,2 - 0,5 ml Knochenmark wurde nach der Sternalpunktion suspendiert in einer gleichen Menge A.C.D. (Acid Citrate Dextroseform A). Nach Sedimentation der Erythrocyten mit 5%-Dextran wurden die kernhaltigen Zellen fixiert in Äthanol. Zur Fluorochromierung wurden die Zellen gefärbt mit Ethidiumbromid nach Inkubation in RNAse- und Pepsin-Lösung. (Dittrich, Göhde, 1969). Der prozentuale Anteil der Zellen in den verschiedenen Zellcyclusphasen (G_1, S und G_2 +M) wurde berechnet nach der Methode von Göhde (1973).

Tabelle 1. Prozentualer Anteil der G_1 -, S- und (G_2+M)-Phasezellen in DNS-Histogrammen vom normalen Knochenmark. M = Mann, F = Frau

Normales Knochenmark		G_1	S	G_2 + M
H. J.	M	83,8	12,7	3,5
F. V.	M	78,1	17,3	5,6
J. S.	M	81,8	13,8	4,4
J. S.	M	83,1	13,4	3,5
H. R.	M	80,0	16,4	3,6
A. W.	F	80,7	16,0	3,3
A. W.	F	83,3	14,1	2,6
D. K.	F	78,8	16,5	4,7
		79,2	16,2	4,6
A. J.	F	81,2	15,3	3,5
A. J.	F	82,9	13,8	3,3
A. J.	F	82	14,5	3,5
Mittelwerte		81,9	15,0	3,8
Standard-abweichung		2,2	1,5	0,8

Ergebnisse

Normales Knochenmark. Tabelle 1 zeigt die Anteile der Cyclusphasen im Knochenmark von 7 Personen mit einem morphologisch normalen Knochenmark und normalem peripheren Blutbild. Im normalen Mark von Erwachsenen wurden durchschnittlich 81,9 % der Zellen in der G_1-Phase, 15,0 % in der S-Phase und 3,8 % in der $(G_2 + M)$-Phase gefunden.

Akute Myeloblasten Leukämie (A.M.L.)

Von 7 Patienten mit A.M.L., 3 Unbehandelte und 4 Rezidive, wurden DNS-Histogramme registriert. Tabelle 2 zeigt die Phasen-Verteilung im Knochenmark dieser Patienten. Bei 6 der 7 Patienten wurden vor der Behandlung wesentlich weniger proliferierende Zellen als im normalen Mark gefunden.

Tabelle 2. Prozentualer Anteil der G_1 -, S- und $G_2 + M$) -Phasezellen in DNS-Histogrammen vom Knochenmark bei unbehandelter A. M. L., Rezidiv von A. M. L. und A. M. L. in Remission. Zwei Patienten H. B. und H. D. wurden verglichen vor Induktionstherapie und in Remission. M = Mann F = Frau

		Vor Induktionstherapie			Nach Induktionstherapie			Therapie-Ergebnis
Akute Myeloblasten Leukämie		G_1	S	$G_2 + M$	G_1	S	$G_2 + M$	
Unbehandelt								
v. d. A.	M	96,7	2,3	1,0	–	–	–	+ nach 4 Tage
H. B.	M	89,4	9,0	1,6	73,6	22,3	4,1	Remission
A. de K.	F	86,1	11,9	2,0	–	–	–	?
Rezidiv								
A. B.	M	95,6	3,3	1,2	87,9	9,9	2,2	Keine Remission
J. B.	M	90,3	8,8	0,9	89,3	10,2	0,5	Keine Remission
A. S.	F	90,2	6,9	1,9	88,1	8,2	3,7	Keine Remission
H. D.	M	81,3	14,1	4,6	80,4	15,6	4,0	Remission
M. H.	F	–	–	–	76,8	18,2	5,0	Remission
P. K.	F	–	–	–	74,4	19,4	6,2	Remission
v. d. P.	M	–	–	–	84,1	11,2	4,7	Remission

Akute Lymphoblasten Leukämie (A.L.L.)

Tabelle 3 zeigt die Phasen-Verteilung der Histogramme von 3 Patienten mit unbehandelter A.L.L. und eines Patienten während eines Rezidivs seiner A.L.L. Bei einem Patienten wurden wenig proliferierende Zellen gefunden, während bei den anderen Patienten eine fast normale Verteilung vorlag.

Tabelle 3. Prozentualer Anteil der G_1 -, S- und (G_2+M) -Phasezellen in DNS-Histogrammen vom Knochenmark bei unbehandelter A. L. L., Rezidive von A. L. L. und A. L. L. in Remission. Drei Patienten: M. E., M. K. und T. deV. wurden verglichen *vor* und *nach* gelungener Induktionstherapie. M = Mann F = Frau

		Vor Induktionstherapie			Nach Induktionstherapie			Therapie-Ergebnis
Akute Lymphoblasten Leukämie		G_1	S	G_2+M	G_1	S	G_2+M	
Unbehandelt								
M. E.	F	87,2	10,3	2,5	76,2	19,2	4,6	Remission
M. K.	M	94,6	4,0	1,4	84,3	11,9	3,8	Remission
T. de V.	M	80,9	14,6	4,5	83,9	13,1	3,0	Remission
Rezidiv								
H. A.	M	85,5	11,2	3,3	81,4	15,5	3,1	Partielle Remission
Während Remission								
B. A.	M	—	—	—	81,8	15,1	3,1	Remission
M. D.	F	—	—	—	82,5	12,9	4,6	Remission

"Smouldering Leukemia" (Tabelle 4)

Bei 4 älteren Patienten war die Diagnose "Smouldering Leukemia" gestellt. Alle Patienten zeigten die Knochenmarksmorphologie einer A.M.L. während ein fast normales Differentialblutbild mit wenigen Blasten vorlag. Der Verlauf der Krankheit war relativ lang und gutartig. Bei diesen Patienten wurde ein normaler Anteil der proliferierenden Zellen gefunden.

Cytostatische Effekte

A.M.L. (Tabelle 2)

Während und nach Induktionstherapie mit Cytosin-Arabinosid, combiniert mit Thioguanin oder Adriamycin, wurden ebenfalls Histogramme aufgezeichnet. Dabei fiel auf, daß die Patienten die keine Remission erreichen, vor der Therapie wenig proliferierenden Zellen hatten, während die 2 Patienten bei denen eine Remission eintrat schon vor der Behandlung einen fast normalen Anteil der proliferierenden Zellen zeigten.

Tabelle 4. Prozentualer Anteil der G_1 -, S- und $(G_2 +M)$ -Phasezellen vom Knochenmark bei "Smouldering Leukemia". M = Mann F = Frau

"Smouldering Leukemia"		Alter	G_1	S	$G_2 + M$
H. IJ.	M	68 j	81,1	14,5	4,4
M. M.	F	62 j	80,9	15,3	3,8
P. R.	M	64 j	81,3	15,2	3,5
H. S.	M	58 j	83,1	13,4	3,5

A.L.L. (Tabelle 3)

Bei allen Patienten wurde nach Induktionstherapie mit Prednison und Vincristin eine partielle oder Vollremission erreicht. Während der Remission der A.L.L. wurde bei 6 Patienten ein normales Histogramm gefunden, oder kurz nach der cytostatischen Therapie eine Zunahme der Proliferation über normale Werte.

Adriamycin

Bei 3 Patienten mit akuter Leukämie wurde der Effekt von Adriamycin untersucht (Tabelle 5). 24 Stunden nach intravenöser Infusion von Adriamycin (0,8 mg/kg) trat bei allen Patienten eine Zunahme der $(G_2 +M)$-Phasezellen ein. Bei einem Patienten war diese Zunahme nach 4 Tagen noch anwesend, zwar in geringerem Ausmaß. Eine Woche nach der Infusion waren keine Effekte nachweisbar.

Tabelle 5. Adriamycin-Effekt. Prozentualer Anteil der G_1 -, S- und $(G_2 +M)$ -Phasezellen in DNS-Histogrammen bei Akuter Leukämie nach einmaliger Dosierung von Adriamycin 0,8 mg/kg i. v.

Patient	Diagnose	Zeit nach Adriamycin	G_1	S	$G_2 + M$
A. S.	A. M. L.	0	90,2	6,9	1,9
		24 Std.	79,4	13,9	6,7
		96 Std.	88,1	8,2	3,7
		1 Woche	90,2	8,5	1,3
P. R.	A. M. L.	0	81,3	15,2	3,5
		24 Std.	75,9	16,3	7,8
		1 Woche	79,8	15,8	4,4
T. V.	A. L. L.	0	83,3	14,0	2,7
		24 Std.	80,9	13,6	5,5

Prednison

Ebenfalls wurden die Effekte von Prednison auf der Zellproliferation von 3 Patienten mit A.L.L. überprüft (Tabelle 6). Bei allen Patienten wurde nach 3 Tagen Prednison Therapie eine Zunahme der proliferierenden Zallen gesehen. Bei einem Patienten mit wenig proliferierenden Zellen vor der Therapie wurde nach hohen Dosen Prednison eine allmähliche Zunahme der Zellen in der S-, und (G_2+M)- Phase registriert, während die Zahl der Blasten im Knochenmark abnahm. In den Histogrammen wurde eine Zunahme der Zell-Fragmente mit niedrigen DNS-Werten gesehen, als Ausdruck von Zell-Zerfall durch Prednison.

Tabelle 6. Prednison – Effekt. Prozentualer Anteil der G_1 -, S- und (G_2+M) -Phasezellen in DNS- Histogrammen vom Knochenmark bei A. L. L. während 14-tägiger Induktionstherapie mit Prednison 40 mg/m^2/dd. Bei den Patienten VRI. und ARN. wurde am 4. und 11. Tag Vincristin 2 mg/m^2 i. v. gegeben. PREDN. = Prednison VCR = Vincristin

Patient	Diagnose	Intervall		G_1	S	G_2+M
		Therapieanfang-Histogramm				
K. E.	A. L. L.		0	94,6	4,0	1,4
	(unbehandelt)		3 Tage	91,1	7,5	1,4
			8 Tage	89,3	8,2	2,5
			12 Tage	84,3	11,9	3,8
VRI.	A. L. L.		0	80,9	14,6	4,5
	(unbehandelt)		3 Tage	79,3	15,3	5,4
		1 Woche nach	VCR+ PREDN.	83,3	14,0	2,7
ARN.	A. L. L.		0	85,5	11,2	3,3
	(Rezidiv)		3 Tage	77,0	16,3	6,7
		1 Woche nach	VCR+ PREDN.	81,4	15,5	3,1

Diskussion

Die Analyse der DNS-Histogramme gibt zuverlässige und reproduzierbare Informationen über die Zusammensetzung von normalen Knochenmarkzellen aus Zellen der verschiedenen Zellcyclusphasen. Die prozentualen Anteile der G_1-, S- und (G_2+M)-Phasezellen stimmen überein mit den Befunden aus der Autoradiographie-Technik nach Inkubation der Zellen mit ^{3}H-Thymidin. (Mauer, Lampkin, 1969; Killmann, 1968, 1972).

Bei 6 der 7 untersuchten Fälle der A.M.L. und einer A.L.L. wurden sehr niedrige Anteile proliferierender Zellen gefunden, was dem größeren Anteil der leukämischen Zellen in der Ruhe-Phase (G_0) zugeschrieben wird.

Die A.M.L.-Patienten mit den niedrigsten Werten der proliferierenden Zellen erreichten keine Remission, während bei zwei A.M.L.-Patienten mit fast normalen Histogrammen vor der Behandlung eine Remission nach Induktionstherapie eintrat. Die Cytostatica der Induktionstherapie haben fast nur einen Effekt auf proliferierende Zellen, so daß man annehmen kann, daß bei einer niederigen Anzahl der proliferierenden Zellen diese Therapie weniger effektiv sein wird (Clarkson, 1969).

In der Remission wurden immer normale Histogramme oder erhöhte Anteile der proliferierenden Zellen gemessen. Auch in der Autoradiographie wurde eine Zunahme des Markierungsindex (labeling-index) in der Remission festgestellt (Mauer, 1969).

4 Patienten mit "Smouldering Leukemia" zeigten normale Histogramme im Gegensatz zu der von Wilmanns (1973) erwähnten niedrigen DNS-Synthese.

Adriamycin bewirkt 24 Stunden nach intravenöser Infusion eine Zunahme der $(G_2 + M)$-Phasezellen. Diese Zunahme entspricht wahrscheinlich der durch Wheatley (1972) beschriebenen Blockierung in der G_2-Phase. Nach dreitägiger Prednison-Therapie wurde eine Zunahme der proliferierenden Zellen mit möglicher "Recruitment" der Lymphoblasten aus der G_0-Phase gesehen. Eine Arretierung der Zellen im Übergang zwischen G_1- und S Phase wurde durch Najean und Lampkin (1972) 24 Stunden nach Prednisongabe beobachtet. Dieser Effekt konnte bei unseren Patienten nicht nachgewiesen werden.

Literatur

BERKHAN, E.: Ärztl. Laboratorium 18, 77 (1972).

BÜCHNER, TH., GÖHDE, W., DITTRICH, W., BARLOGIE, B.: Verh. Dt. Ges. f. Inn. Med. 78, 1 (1972).

BÜCHNER, TH., GÖHDE, W., DITTRICH, W., BARLOGIE, B.:XIV Int. Congr. Hematol. Sao Paulo: 1972.

BÜCHNER, TH., GÖHDE, W.: In: Symp. Akt. Probl. d. Therapie Maligner Tumoren Münster: 1972.

BÜCHNER, TH., DITTRICH, W., GÖHDE, W.: In: Leukämie, Edit. R. Gross und J. v. D. Loo. Berlin, Heidelberg, New York: Springer 1972.

CLARKSON, B. D.: N. C. I. Monograph 30, 81 (1969).

CLARKSON, B., TODO, A., OGAWA, M., GEE, T., FRIED, J.: In: Recent Results in Cancer Research. Berlin, Heidelberg, New York: Springer 1971.

GÖHDE, W.: GBK-Mitteilungsdienst 6, 255 (1972).

GÖHDE, W., DITTRICH, W.: Arzneim. Forsch. 21, 1656 (1971).

GÖHDE, W.: Habilitationsschrift, Münster (1973).

KILLMANN, S. A.: In: Clinics in Haemat 1, 95 (1972).

LAMPKIN, B. C., WILLIAMS, N. Mc., MAUER, A.: Semin. in Hemat. 9, 211 (1972).

MAUER, A. M., SAUNDERS, E., LAMPKIN, B. C.: N. C. I. Monograph 30, 63 (1969).

SPRENGER, E., BÖHM, N., SCHADEN, M., KUNZE, M., SANDRITTER, W.: Histochemie 30, 255 (1972).

WHEATLEY, D.: In: Int. Symp. on Adriamycin. Berlin, Heidelberg, New York: Springer 1972.

WILLMANNS, W., WILMS, K., KEHR, D.: In: Leukämie und Maligne Lymphome. Edit. E. Stacher. München: Urban u. Schwarzenberg 1973.

Impulscytophotometrie der DNS bei soliden Tumoren unter Cytostatikawirkung *in vivo* und *in vitro*

J. SCHUMANN und S. HATTORI

Die Versuche, über die wir hier berichten, haben wir mit ganz konkreten therapeutischen Fragestellungen verknüpft. Wir haben sie an soliden Tumoren durchgeführt und eigentlich müßte ich über die Präparation dieser Tumoren noch einiges sagen, aber in der Kürze der Zeit ist das nicht möglich. Ich kann aber hier ein Angebot machen: Wir sind gerne bereit unser Labor zur Besichtigung frei zu geben. Es kann sich jeder unsere Technik anschauen und überprüfen, ob sie wirklich in der Lage ist, aus soliden Geweben für die Impulscytophotometrie brauchbare Einzelzellsuspensionen herzustellen.

Nach den Untersuchungen von Klein und Mitarb. (1972) sowie Nitze (1969), Ganzer und Vosteen sind sowohl in der Polychemotherapie als auch in der Kombination von Strahlentherapie und Chemotherapie zellkinetische Effekte der eingesetzten therapeutischen Mittel in den Vordergrund getreten. Ich befasse mich hier ausschließlich mit der zellkinetischen Wirkung von chemischen Noxen im Hinblick auf eine nachfolgende Strahlentherapie. In der sogenannten Strahlenbehandlung inoperabler Tumore nach Teilsynchronisation wird in vielen Kliniken heute das von Ganzer, Nitze und Vosteen entwickelte Therapiemodell der Synchronisation oder Teilsynchronisation durch 5 - Fluorouracil, nach einer 12-stündigen Infusion von 1 g 5 - FU, durchgeführt. 8 Stunden nach der Infusion, so wird angenommen, sollen die durch diese Behandlung teilsynchronisierten Zellen die strahlensensible G_2-Phase erreicht haben, es erfolgt dann die Bestrahlung. Die berichteten klinischen Erfolge dieser Methode sind gut. Wir haben überprüft, ob diese Erfolge tatsächlich auf einen Synchronisationseffekt zurückzuführen sind. Bisher haben wir bei insgesamt 13 Patienten 22 mal die DNS-Verteilung nach 5 - FU-Infusion bestimmt. Wir konnten nur in drei Fällen nach der entsprechenden Zeit eine Erhöhung des Anteils der Zellen bei 4 C beobachten. Diese Untersuchungen sind gemeinsam mit der Radiologischen Klinik der Universität Münster, der Hals-, Nasen- Ohrenklinik der Universität Münster und der Zahn- und Kieferklinik der Universität Münster durchgeführt worden. Bei einem Fall von Plattenepithelcarcinom haben wir z. B. 8 und 20 Stunden nach Ende der 5 - FU-Infusion DNS-Histogramme erstellt und konnten keine Veränderung der DNS-Histogramme beobachten. Wir sind der Auffassung, daß in diesem Fall auch keine zellkinetischen Effekte der 5 - FU-Infusion vorhanden waren. Wir hatten vor längerer Zeit an Gewebekulturen mikroautoradiographische Untersuchungen nach 5 - FU-Behandlungen durchgeführt und waren dabei zu der Auffassung gekommen, daß eine Arretierung der Zellen in der Gewebekultur am Beginn der S-Phase sehr wohl möglich ist, daß aber diese Arretierung nicht unmittelbar nach Entfernen des 5 - FU aus der Gewebekultur durchbrochen wird, daß die Zellen nicht sofort mit der DNS-Synthese beginnen. Wir haben diese Versuche impulscytophotometrisch wiederholt und zwar bei einem Hamstersarkom in vitro (Abb. 1a). Wir sehen das Kontrollhistogramm und 6 Stunden nach Ende der

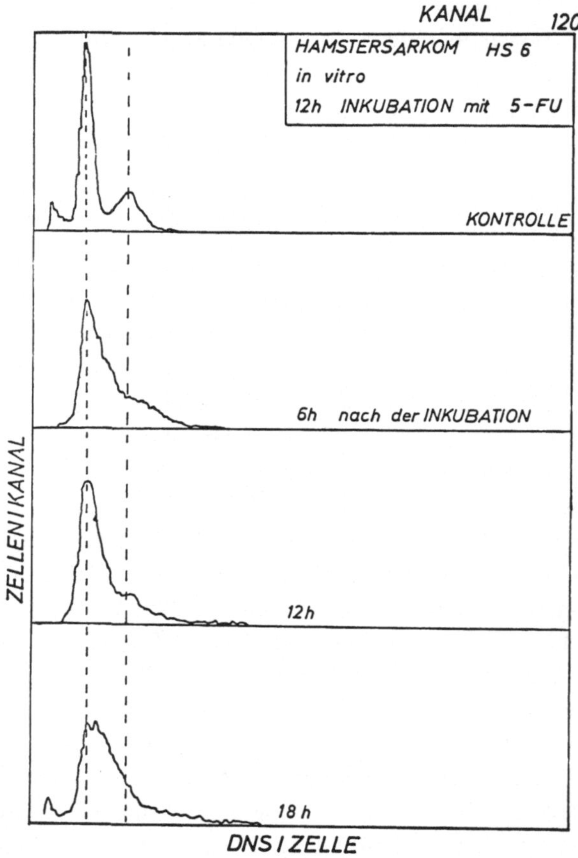

Abb. 1 a

Inkubation einen schrägen Abfall des Histogramms, ebenfalls noch nach 12 Stunden. Bei 18 Stunden zeigt sich ein Extra-Gipfel, etwas über 2 C. Dieser Gipfel wandert im Laufe der nächsten Stunden immer weiter in Richtung auf 4 C (Abb. 1b). Er hat bei 60 Stunden die 4 C-Werte erreicht; bei 72 Stunden hat der 4 C Gipfel in der Höhe ein Maximum erreicht. Dieses hier benutzte Hamstersarkom hat eine Zykluszeit von etwa 24 Stunden und wir können davon ausgehen, daß die S-Phase, dies ist durch mikroautographische Untersuchungen auch nachgewiesen worden, nicht länger als 8 bis 10 Stunden dauert. Wir können hier anhand dieser Verschiebungen von 2 C nach 4 C sicher sagen, daß ein Teil der Zellpopulation synchron die S-Phase durchwandert, allerdings unter einer erheblichen Verzögerung der DNS-Synthesezeit.

Wir haben *in vitro* beim soliden Ehrlichcarcinom in letzter Zeit diese Versuche noch einmal wiederholt. Unmittelbar nach Ende einer 12-stündigen 5 - FU-Behandlung der tumortragenden Mäuse bekamen wir ein Histogramm, das dadurch charakterisiert war, daß der

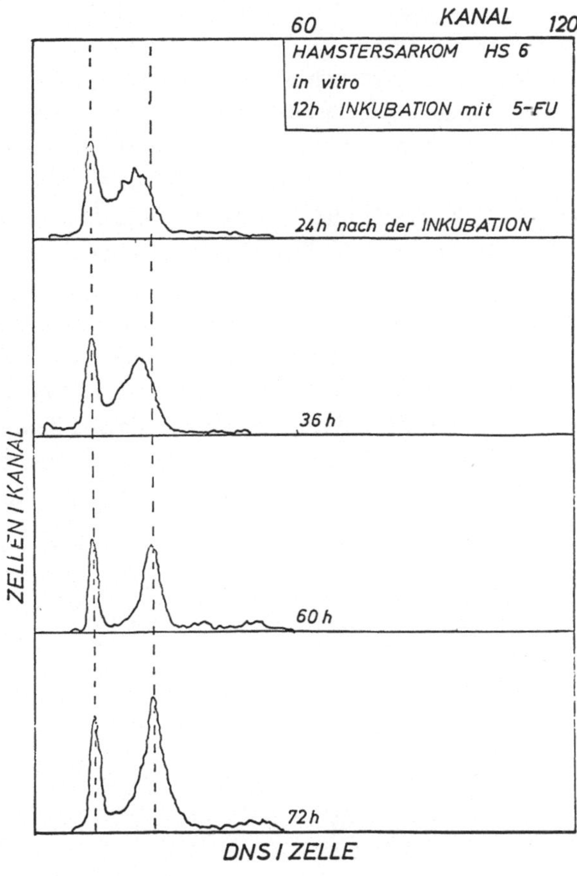

Abb. 1b

Abb. 1. Verzögerter Ablauf der S-Phase nach Behandlung mit 5-FU beim Hamster-Sarkom. (a) 0 — 18 h nach Ende der 5-FU-Behandlung (b) 24 — 72 h nach Ende der 5-FU-Behandlung

Anteil der Zellen bei 4 C geringer als bei den Kontrollen, und daß am Beginn der S-Phase etwas über 2 C offensichtlich ein Teil der Zellen noch arretiert war. Deutlicher wurde es 8 Stunden nach Ende der Infusion. 24 Stunden nach Ende der Infusion fanden wir wieder einen ausgeprägten Gipfel bei 4 C und einen sehr hohen Anteil von Zellen, die zwischen 2 C und 4 C lagen.

Wir sind auf Grund dieser Ergebnisse zu der Annahme gekommen, daß es durchaus möglich ist, mit einer Infusion oder mit einer Behandlung von 5-Fluoro-uracil Tumorzell-populationen teilzusynchronisieren, daß aber mit dieser Synchronisation einer Verzögerung der DNS-Synthesezeit einhergeht und wir glauben, daß das von Ganzer, Nitze und Vosteen entwickelte Schema mit einer 8-stündigen Pause nach der 5 - FU-Infusion nicht ein optimales Timing darstellt.

Auf der Suche nach weiteren cytostatisch wirkenden Agentien, die auch einen zellkinetischen Effekt haben, der für eine anschließende Strahlentherapie interessant ist, haben wir die Antibiotica Bleomycin und Adriamycin in unsere Testreihen einbezogen. *In-vitro*-Untersuchungen beim Hamstersarkom mit Bleomycin zeigen, daß bereits eine Stunde nach Applikation von Bleomycin ein Effekt sichtbar wird. Es kommt sehr früh zu einer Zunahme von Werten kurz vor 4 C und einer Abnahme der Werte bei 2 C. Nach 6 Stunden liegen die Werte bei 4 C bereits näher als bei 2 C. Das Bild normalisiert sich dann sehr rasch wieder und nach 12 Stunden sehen wir erstmals Zellfragmente in der Gewebekultur auftauchen. Wie dieser Früheffekt von Bleomycin zu erklären ist, wissen wir noch nicht genau. Es gibt dafür sicher einige Deutungen. Wir hatten ja vorher festgestellt, daß eine sehr gute Blockierung oder Arretierung von Zellen bei 4 C mit Bleomycin möglich ist. Dieser Effekt wird aber erst voll wirksam nach 24 Stunden. Bei diesen Untersuchungen, die wir in den ersten 12 Stunden durchgeführt haben, fanden wir dann überraschend einen solchen Kurzzeiteffekt einer Bleomycinwirkung auf die DNS-Verteilung in den Tumoren.

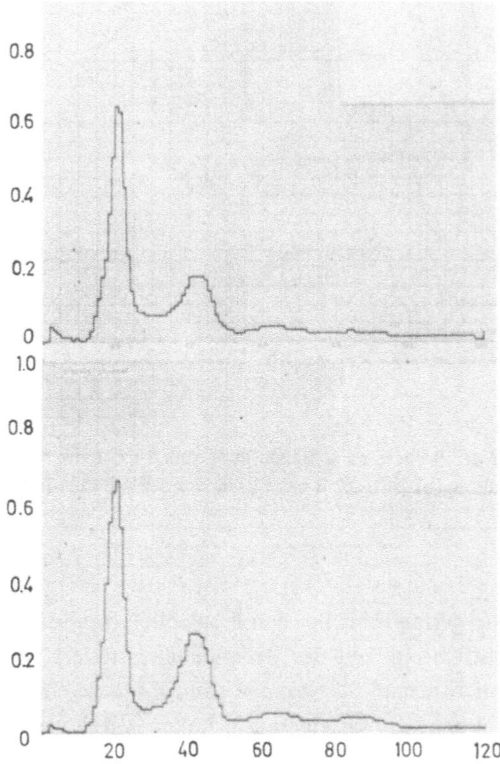

Abb. 2. DNS-Histogramme des soliden Ehrlich-Carcinoms
oben: unbehandeltes Carcinom
unten: 6 h nach Injektion von Bleomycin (1mg/kg/Kg). Erhöhung des relativen Anteil der G_2/M-Phase-Zellen

Auch beim soliden Ehrlichcarcinom sehen wir eine Zunahme der Zellen bei 4 C 4 Stunden nach Bleomycingabe (Abb. 2). Die gleichen Versuche haben wir am soliden Ehrlichcarcinom mit Adriamycin durchgeführt. 10 Tage nach einer einmaligen Injektion von Adriamycin sehen wir einen wesentlich höheren Anteil von Zellen bei 4 C als wir sie in der Kontrollkurve gesehen haben. Diese Werte bei 4 C sind 20 Tage nach einer einmaligen Applikation von Adriamycin sogar noch gestiegen.

Wir glauben, daß diese Ergebnisse den Schluß zulassen, daß nach Bleomycin und Adriamycin die DNS-Synthese zunächst ohne Verzögerung abläuft, es dann zu einer Arretierung von Zellen in der späten S-Phase und in der G_2-Phase kommt, daß diese Arretierung bei Adriamycin sehr lange anhält, länger dauert als bei Bleomycin, daß sie bei Bleomycin aber früher einsetzt. Wenn sich diese Ergebnisse bestätigen, glauben wir mit diesen beiden Medikamenten einen Weg gefunden zu haben, es in der Kombination von Chemotherapie und Strahlentherapie zu einem leichteren Timing kommen zu lassen. Gelingt es tatsächlich, Zellen in der relativ strahlensensiblen G_2-Phase direkt zu arretieren, so dürfte eine direkt sich anschließende Radiotherapie günstige Erfolge versprechen.

Literatur

KLEIN, H. O., LENNARTZ, K. J., GROSS, R., EDER, M., FISCHER, R.: In-vivo und In-vitro-Untersuchungen zur Zellkinetik und Synchronisation menschlicher Tumorzellen. DMW 97, 1273, (1972).
NITZE, H. R., ROSEMANN, G.: Die Beeinflussung der Zellteilungsrhythmus bei menschlichen Tumoren. Arch. klin. exp. Ohr.-, Nas.- u. Kehlk.-Heilk. 193, 101, (1969).

Evidence for the Presence of a Population of Noncycling Cells in a Rat Rhabdomyosarcoma by DNA Measurements with an Impulscytophotometer

H.B. KAL

Distributions of cell volumes obtained with electronic cell counters, e.g. the Coulter Counter, have been used in several types of investigation to analyze changes in cell populations resulting from various treatments (Elkind *et al.*, 1963; Rosenberg and Gregg, 1969; Kal and Barendsen, 1972). Such cell volume distributions can be described by the parameters: mean cell volume, skewness and kurtosis. The differences observed in these parameters as a result of certain treatments, e. g. a treatment which causes partial synchrony, are quite clear for cell volume distributions obtained with cells from a monocellular suspension. For cell suspensions obtained from tumors, however, where cells of the connective tissues and leukocytes are usually present, the observed differences in the distribution parameters are more difficult to interpret than for monocellular suspensions. The advent of the impulscytophotometer (ICP), which enables the DNA or RNA content per cell to be measured in large cell populations, may be expected to give more accurate information.

An analysis was made with an ICP of changes induced by radiotherapy in a tumor cell population, that can be grown both *in vitro* and as a solid tumor. The tumor cell system employed was derived from a rhabdomyosarcoma transplantable in an inbred strain of WAG/Rij rats and has been described in detail elsewhere (Barendsen and Broerse, 1972; Barendsen and Broerse, 1970; Hermens and Barendsen, 1967; Hermens and Barendsen, 1969). R - 1 cells from this tumor, obtained by a cell - dispersion technique involving trypsinization, can be grown *in vitro*, with a cell population doubling time of about 17 h, the fraction of proliferating cells in log - phase growth being close to "one". Tumors developed from these cells, growing in the flanks of rats, have a volume doubling time of about 4 days at a volume of 1 cm^3, the cell - cycle time of the proliferating cells is about 20 h, and the growth fraction is 0.4 to 0.5 (Hermens and Barendsen, 1969).

Acute irradiation at a dose of 2000 rad of ^{137}Cs γ - rays was administered in 16.4 min to R - 1 cells *in vitro* and to the tumor in anesthetized animals at different time intervals after irradiation. With the ICP 11 (PHYWE), distributions of DNA content per cell were obtained after fixation of cells in pure alcohol at -30°C, incubation with RNAse for 30 min and staining with ethidium bromide.

In Fig. 1, curve A represents the DNA distribution of unirradiated R - 1 cells in culture. The first peak represents cells in G$_1$ phase, and the second peak cells in G$_2$ + M phase. Cells in S phase are represented between these two peaks. Curve B of Fig. 1 represents the DNA distribution of cultured R - 1 cells 16 h after irradiation with a single dose of 2000 rad of ^{137}Cs γ - rays. From a comparison of these curves it can be concluded that the majority of the irradiated R - 1 cells are accululated into the G$_2$ + M phase.

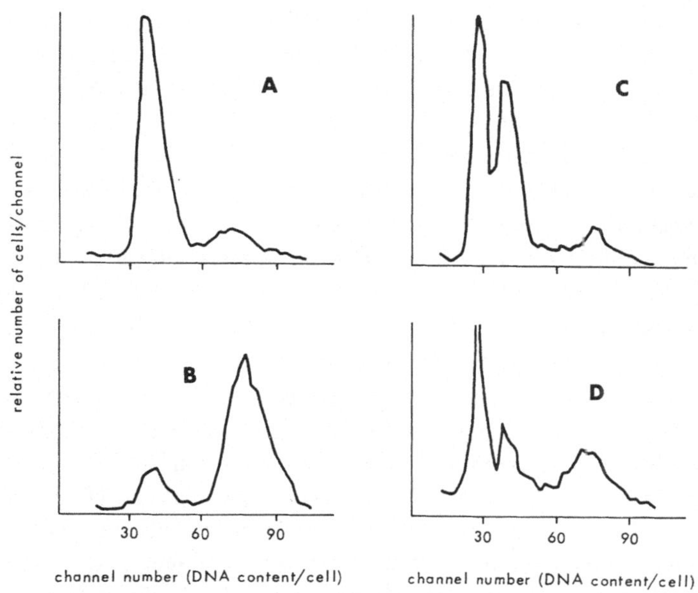

Fig. 1. Distributions of DNA content per cell of rhabdomyosarcoma cells. Numbers of cells counted per channel are plotted on an arbitrary scale as a function of the channel number, which is proportional to the DNA content per cell. (A) R - 1 cells *in vitro*; control cells, (B) R - 1 cells 16 h after a dose of 2000 rad of ^{137}Cs γ - rays, (C) Cells from R - 1 tumors; control tumors, (D) Cells from R - 1 tumors 16.5 h after a dose of 2000 rad of ^{137}Cs γ - rays

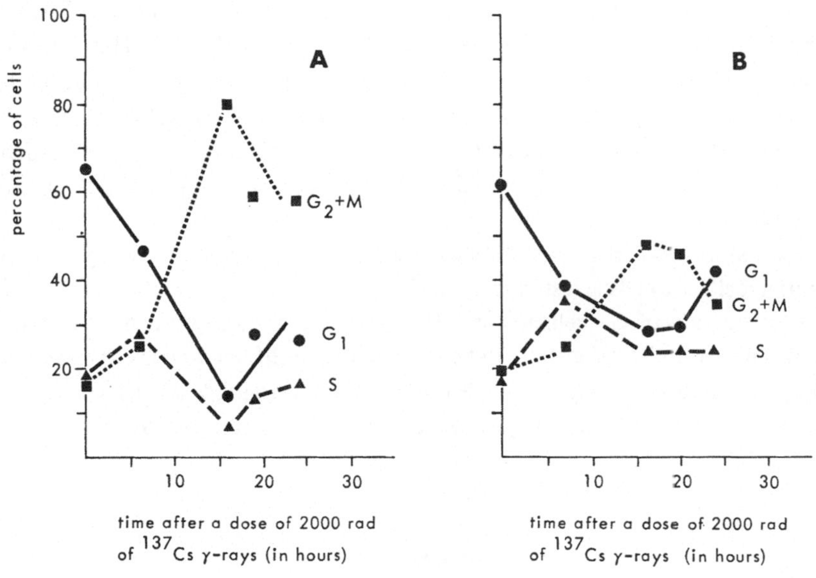

Fig. 2. Percentages of cells G_1, S and G_2 + M phase as a function on time after a dose of 2000 rad of ^{137}Cs γ - rays. (A) R - 1 cells *in vitro*, (B) Cells from R - 1 tumors

DNA distributions were also obtained for cell suspensions at different time intervals after irradiation with 2000 rad. From these distributions the percentages of cells in G_1, S and $G_2 + M$ phases can be derived as a function of time after irradiation (Fig. 2A). From the sharp decrease in the number of G_1 cells and the increase of S cells in the first hours after irradiation it is clear that cells are prevented to divide and are blocked in the $G_2 + M$ phase, until a maximum is reached at about 16 h after irradiation. For R - 1 cells and 2000 rad, this maximum is about 80 % of cells in the $G_2 + M$ phase 16 h after irradiation, with lower doses, a lower maximum has been observed at a shorter time interval after irradiation.

In Fig. 1, curve C represents the DNA histogramm of unirradiated rhabdomyosarcoma cells growing in the solid tumor, and curve D the distribution of DNA of tumor cells 16.5 h after irradiation of the tumor *in situ* with a dose of 2000 rad of γ - rays. The first peak of the curves C and D is due to leukocytes and normal cells of the connective tissues in the tumor. These cells cannot be entirely removed by the trypsinization technique employed to obtain a monocellular cell suspension of tumor cells. The second and third peaks are comparable with the peaks at the same channel numbers of Figures 1A and 1B. From curves C and D it is clear that, although the irradiated tumor contains more cells in the $G_2 + M$ phase than the control tumor, a considerable fraction of the cells is present in G_1 and S phases. This result is in contrast to the findings obtained with cultured R - 1 cells in Fig. 1B.

In Fig. 2B the percentages of cells in G_1, S and $G_2 + M$ phases as derived from DNA distributions are shown as a function of time after the irradiation of tumors with 2000 rad of γ - rays. The same pattern is found for the R - 1 tumor cells as for the cultured R - 1 cells. The number of $G_2 + M$ cells also reaches a maximum and the number of S and G_1 cells a minimum at 16 to 20 h after irradiation, where the fraction of tumor cells found in $G_2 + M$ phase is 0.49 and the fractions of G_1 and S cells are 0.28 and 0.24 respectively. These values are different from the values found for the cultured R - 1 cells (Fig. 2A). This indicates that a population of cells with a DNA content of cells in G_1 and S phase, present at the time of irradiation, will not progress into $G_2 + M$ phase after irradiation. The fact that a considerable fraction of cells with a DNA content of G_1 and S cells is still present in irradiated tumors 16 - 20 h after irradiation must be ascribed to the presence of noncycling cells in a resting phase of the cell cycle.

From these observations the conclusion can be drawn that in this rhabdomyosarcoma the nonproliferative cells are cells arrested in G_1 and S phase. The larger fraction of $G_2 + M$ cells and the smaller fraction of G_1 cells in curve D of Figure 1, as compared with the corresponding fractions of curve B of Figure 1, indicate that the proliferative cells in the tumor are affected like cells cultured *in vitro*. Comparison of DNA histograms is thus a useful tool for investigating the influence of various types of agents on the kinetics of cells in tumors and in culture.

Summary

DNA histograms of tumor cells from a rat rhabdomyosarcoma which can be grown *in vitro* and *in vivo* were obtained at different time intervals after irradiation with 2000 rad of

^{137}Cs γ - rays. Results show that about 16 h after irradiation almost all cells cultured *in vitro* accumulate in G_2 + M phase, in contrast to the cells growing in the solid tumor, where a considerable fraction of cells is found to have a DNA content of G_1 and S cells. This observation must be ascribed to the presence in a resting phase of the cell cycle of noncycling cells, which contain the same amount of DNA as G_1 and S cells.

References

ELKIND, M.M., HAN, A., VOLZ, K.W.: Radiation responses of mammalian cells grown in culture. IV. Dose dependence of division delay and post - irradiation growth of surviving and non - surviving Chinese hamster cells. J. nat. Cancer Inst. 30, 705 (1963).

ROSENBERG, H.M., GREGG, E.C.: Kinetics of cell volume changes of murine lymphoma cells subjected to different agents *in vitro*. Biophys. J. 9,593 (1969).

KAL, H.B., BARENDSEN, G.W.: Effects of continuous irradiation at low dose - rates on a rat rhabdomyosarcoma. Brit. J. Radiol. 45,279 (1972).

BARENDSEN, G.W., BROERSE, J.J.: Experimental radiotherapy of a rat rhabdomyosarcoma with 15 MeV neutrons and 300 kV X - rays. I. Effects of single exposures. Europ. J. Cancer 5,373 (1969).

BARENDSEN, G.W., BROERSE, J.J.: Experimental radiotherapy of a rat rhabdomyosarcoma with 15 MeV neutrons and 300 kV x X - rays. II. Effects of fractionated treatments, applied five times a week for several weeks. Europ. J. Cancer 6,89 (1970).

HERMENS, A.F., BARENDSEN, G.W.: Cellular proliferation patterns in an experimental rhabdomyosarcoma in the rat. Europ. J. Cancer 3, 361 (1967).

HERMENS A.F., BARENDSEN G.W.: Changes of cell proliferation characteristics in a rat rhabdomyosarcoma before and after X-irridation. Europ. J. Cancer 5, 173 (1969).

Zellkinetik von Thymus und Milz der bestrahlten Maus

B. TRIBUKAIT

Bei Untersuchungen proliferierender Gewebe, beispielsweise mit biochemischen Methoden, ist es zur Wertung der Untersuchungsresultate wichtig, den Proliferationszustand des untersuchten Gewebes zu kennen. In dem vorliegenden Beitrag soll über Untersuchungen der DNS-Synthese-Rate, kombiniert mit automatisierten quantitativen Bestimmungen des DNS-Gehaltes der Einzelzellen der Thymus und Milz bestrahlter Mäusen berichtigt werden. Es kann gezeigt werden, daß die Kombination dieser Verfahren einen vertieften Einblick in den Ablauf der Biosynthese der DNS und der Zellproliferation geben können, gleichzeitig aber auch eine kritischere Beurteilung der verwendeten Untersuchungsmethoden veranlassen. Diese Untersuchungen gehen in Versuche ein, aus cytologischen Untersuchungen, vereint mit einfachen biochemischen Untersuchungen, die Generationszeit von Zellpopulationen in einfacher Weise zu bestimmen.

Folgende Versuchsbedingungen lagen vor: Zu Versuchsbeginn 6 Wochen alte, etwa 20 g schweren NMRI-Mäuse. Standardpellets und Wasser ad libitum. Röntgenbestrahlung mit 250 kV, 15 mA, 0.5 Cu, FHA 60 cm 67 R/min. Die Tiere befanden sich dabei frei beweglich in gut durchlüfteten Plexiglasbehältern. Gesamtdosis 200 R. Zu verschiedenen Zeitpunkten nach Bestrahlung wurden die Tiere durch cervikale Dislokation getötet. 15 Min. zuvor wurde den Tieren 2.25 μCi C^{14}- Thymidin (50 mCi/mM) i. p. injiziert. Zu diesem Zeitpunkt steigt der Einbau von Thymidin in die DNS linear; der maximale Einbau ist nach etwa 90 Min. erreicht. Thymus und Milz wurde sofort entnommen, gewogen und mit einem eiskalten physiologisch NaCl-Phosphat-Puffer im Verhältnis von 10 mg/ml versetzt und rasch mit einer Injektionsspritze unter Anwendung zunehmend feinerer Kanülen homogenisiert. Grobe Gewebeteile wurden durch Filtrieren durch ein grobmaschiges Baumwollnetz entfernt. An einem Teil der Zellsuspension wurde die Zellzahl (Celloscope 302, Ljungberg, Schweden) nach Hämolyse der Erythrocyten mit Cetrimide bestimmt. Die DNS-Verteilung der Zellen wurde mit Hilfe des Impulscytophotometers (PHYWE, Göttingen) nach Vitalfärbung mit Ethidiumbromid an durchschnittlich 60 000 Zellen bestimmt. Die Histogramme wurden hinsichtlich des Anteils von G_1, S, G_2+M sowie der normalerweise geringen Menge von Zellmaterial mit geringerem DNS-Gehalt als G_1-Zellen ausgewertet. Der andere Teil der Zellsuspension diente zur Messung der DNS und zur Bestimmung der eingebauten Aktivitätsmenge. Dazu wurden die Zellen abzentrifugiert, in 4 % $HClO_4$ homogenisiert, zentrifugiert, das Sediment 2 x in 10 % TCA und 3 x in 95 % Alkohol gewaschen, zentrifugiert, das Sediment mit 2 ml 0,2 n KOH gewaschen, 1 Std. bei 37° im Wasserbad inkubiert, 0.2 ml 6 n HCl zugegeben, zentrifugiert, das Sediment mit 2,5 ml 5 % TCA suspendiert, 15 Min. bei 90° inkubiert und zentrifugiert. Vom Überstand wurden die Aktivität und die DNS mit Diphenylamin gemessen.

Unmittelbar nach Bestrahlung sinkt in Übereinstimmung mit den Erfahrungen anderer Autoren die Zellzahl der Thymus, die nach etwa 30 Stunden einen Plateauwert von etwa 10 % erreicht. Während der Beobachtungszeit steigt die Zellzahl nicht. Die Zellzahl der Milz sinkt erst nach etwa 5 Stunden mit Plateauwerten ebenfalls nach etwa 30 Stunden. Dieser rasche Zellverlust ist auf den Tod der Zellen in der Interphase zurückzuführen, der bei Lymphocyten und Thymocyten bereits nach sehr niedrigen Dosen zu beobachten ist.

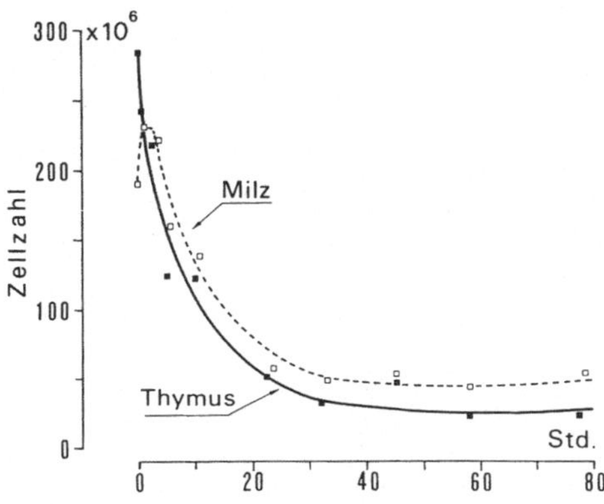

Abb. 1. Zellzahl von Thymus und Milz nach Ganzkörperröntgenstrahlung mit 200 R

Abb. 2 zeigt den Strahleneffekt auf die Zellcyclusphasen. Unmittelbar nach Bestrahlung steigt der S-Zellanteil, gefolgt von einem G_2+M-Anstieg nach etwa 5 Stunden. Diese Ergebnisse stimmen mit zahlreichen anderen Untersuchungen zum Strahleneffekt auf den Zellcyklus nichtlymphoider Zellen überein. Danach ist der Fluß von S nach G_2 durch Störung der DNS-Synthese verlangsamt ebenso wie der von G_2 nach M, wahrscheinlich als Folge der Hemmung der für die Mitose notwendigen Proteinsynthese; der Fluß von G_1 nach S ist kaum, und von M nach G_1 nicht gestört. Thymus und Milz scheinen sich somit anderen Zelltypen ähnlich zu verhalten; eine selektive Abtötung von Zellen in einer gewissen Zellcyclusphase kann aber nicht ausgeschlossen werden, die zu einem gleichen Bild führen mag. Sehr niedrige, teilweise nicht messbare S-Phasenwerte wurden nach 24 bis 36 Stunden, vor allem in der Thymus, gefunden. Der rasche vorübergehende Anstieg einer Fraktion mit DNS-Werten niedriger als der von G_1-Zellen dürfte auf abgetötete Zellen zurückzuführen sein (Abb. 3).

Die DNS-Synthese sinkt unmittelbar nach Bestrahlung (Abb. 4).

Der Anstieg der spezifischen Aktivität nach 24 Stunden ist jedoch nicht oder nur teilweise als Ausdruck beginnender Neuproliferation zu werten. Das verdeutlicht Abb. 5, in der die gefundene Aktivität/ml Extrakt zum Anteil der DNS der S-Phase in μg/ml Extrakt relatiert ist.

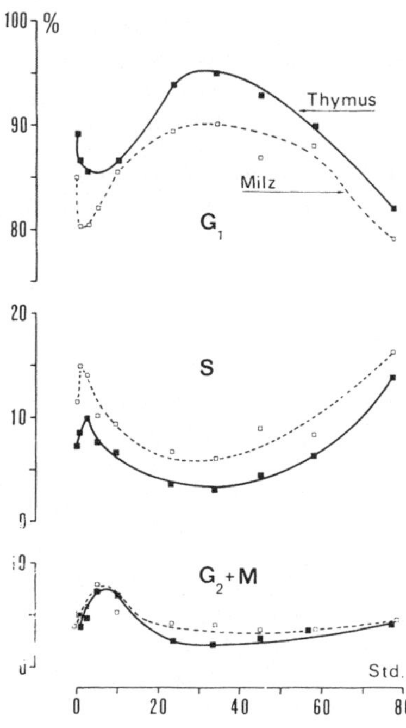

Abb. 2. Prozentueller Anteil der Zellen von Thymus und Milz in G_1, S und G_2+M nach Ganzkörper-bestrahlung mit 200 R

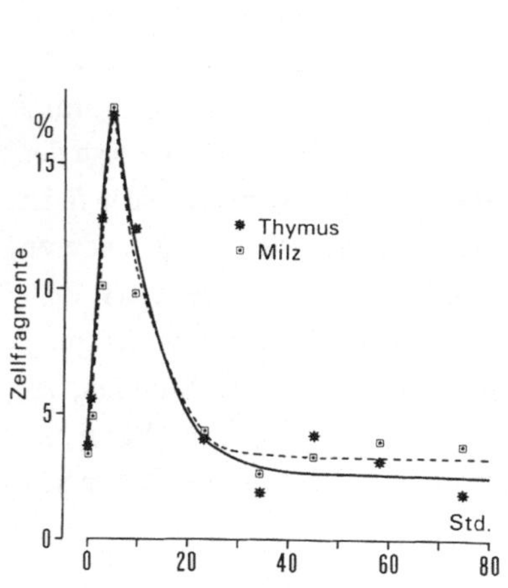

Abb. 3. Zellpartikel mit niedrigerem DNS-Gehalt als G_1-Zellen in % der Ge-samtzellzahl nach Ganzkörperbestrahlung mit 200 R.

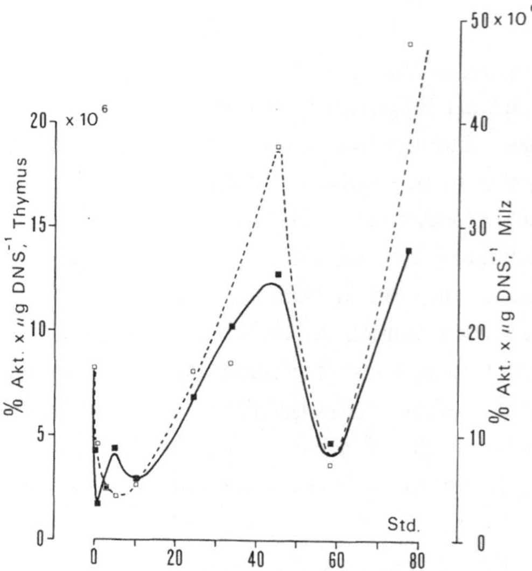

Abb. 4. 14C-Aktivität/μg DNS in % der injizierten Gesamtaktivität von Thymus und Milz nach Ge-samtkörperbestrahlung mit 200 R. Es wurden 2.25 μCi 14C-Thymidin/Tier intraperitoneal injiziert und die Tiere 15 Minuten nach Injektion getötet.

114

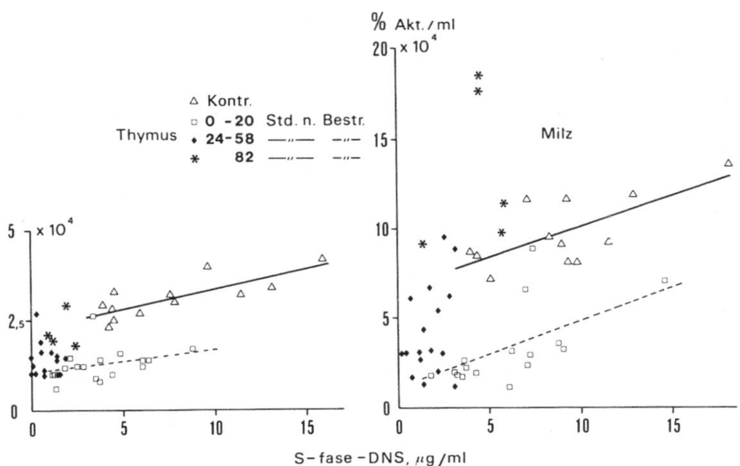

Abb. 5. 14C-Aktivität/ml DNS-Extrakt in % der injizierten Aktivität und DNS-Menge der S-Phase in µg/ml von Thymus und Milz bei Kontrolltieren und Tieren zu verschiedenen Zeitpunkten nach Ganzkörperröntgenbestrahlung mit 200 R.

Letzterer läßt sich aus der Verteilung der Zellen in den verschiedenen Zellphasen und der Gesamtmenge DNS/ml berechnen. Aus dieser Abbildung läßt sich weiterhin erkennen, daß bei unbestrahlten Tieren mit verschieden großer DNS-Menge in der S-Phase eine Verdoppelung der DNS-Menge nicht mit einer Verdoppelung des Thymidineinbaus verbunden ist, und die Regressionslinien für den Zusammenhang zwischen DNS-Menge und Thymidineinbau nicht durch den Origo laufen. Eine Erklärung hierfür liegt noch nicht vor. Es erscheint jedoch weniger wahrscheinlich, daß eine erhöhte DNS-Menge in der S-Phase durch eine herabgesetzte DNS-Syntheserate, d. h. durch eine Verlängerung der Generationszeit, hervorgerufen wird oder daß ein bedeutender Einbau von Thymidin in die DNS außerhalb der S-Phase vor sich geht. Eine derartige "anormale" DNS-Synthese nach Bestrahlung von Bakterien ist als Ausdruck verschiedener Reparationsprozesse bekannt, und mag auch hier 24 Stunden nach Bestrahlung und später teilweise vorhanden sein. Zunächst näherliegende Erklärungsmöglichkeiten technischer Natur, nämlich daß bei der biochemischen Aufarbeitung relativ mehr DNS der S-Phase verloren geht als die anderer Zellcyclusphasen oder daß Ethidiumbromid die DNS verschiedener Zellcyclusphasen nicht proportional anfärbt, werden z. Z. geprüft.

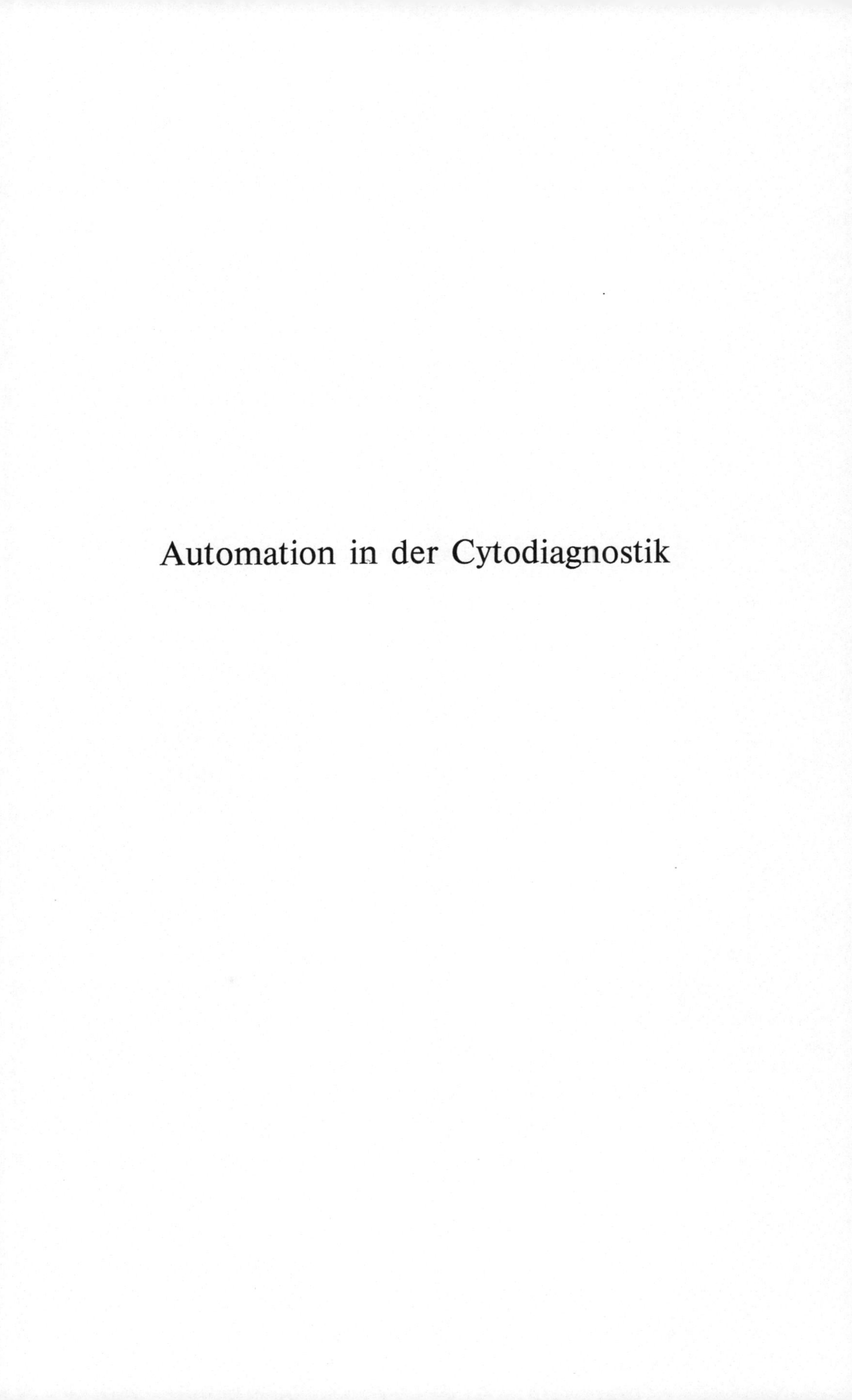

Automation in der Cytodiagnostik

Automation in der Cytodiagnostik

K. NOESKE

Auch diesem Teil des Symposiums über Automation in der Cytodiagnostik sind einige grundsätzliche Überlegungen voranzustellen. Da ist zunächst die Frage: Wozu überhaupt Automation in der Cytodiagnostik? Ich meine, daß die Automation durch die sachliche Notwendigkeit dringend geboten ist; denn trotz der in Angriff genommenen schulmäßigen Ausbildung cytotechnischer Assistentinnen ist angesichts weiter steigender Untersuchungszahlen eine Diskrepanz vorhanden zwischen qualifizierter Untersuchungskapazität und dem Untersuchungsbedarf. Nach der jüngsten Stellungnahme der Gynäkologen der Bundesrepublik Deutschland in Wiesbaden beteiligen sich erst 17 % der in Betracht kommenden Frauen an den Vorsorgeuntersuchungen. Trotz dieses geringen Anteils und der auch auf anderen Organgebieten wünschenswerten Vorsorgemaßnahmen gibt es überlastete Untersuchungsstellen, in denen *ein* Untersucher pro Tag 60 bis über 100 cytologische Ausstriche zu bearbeiten hat. Damit wird nach meiner Ansicht der Bereich qualifizierter Diagnostik verlassen.

Es geht bei der Einführung einer Automation in die Cytodiagnostik — im Sinne eines apparativen Prescreening — nicht darum, etwa nur aus Prestigegründen der laborchemischen Automation nachzueifern oder nur einem modischen Trend zu folgen. Das automatisierte Prescreening liefert vielmehr gute Argumente gegen die Befürchtung, daß das menschliche Handeln in der Medizin zu sehr durch Apparate verdrängt wird. Die einseitige visuelle Beanspruchung eines cytodiagnostischen Untersuchers, insbesondere bei den genannten hohen Untersuchungszahlen, bedeutet beim Menschen Abnahme von Konzentration und Aufmerksamkeit, wovon ein Automat nicht bedroht ist.

Ein sehr wichtiges Argument, das *für* apparatives Prescreening spricht, sehe ich in der Möglichkeit einer objektiv fundierten Untersuchung. Jede einfache, nicht meßtechnisch ausgebaute morphologische Untersuchung ist im Grunde ihres Wesens subjektiv. Selbst in eine um Objektivität bemühte Beschreibung gehen Intuition und erfahrungsabhängige Wertung ein. Gewiß greifen wir mit der ICP-Untersuchung scheinbar willkürlich auch nur ein Merkmal, nämlich das Kriterium der DNS-Verteilung heraus. Dieses Merkmal ist jedoch gut begründet, weil die Fülle konventioneller cytophotometrischer DNS-Bestimmungen seit Caspersson uns gelehrt hat, daß Tumorzellpopulationen und atypische Zellwucherungen sich durch ein von der Norm abweichendes DNS-Verteilungsmuster auszeichnen. Allerdings sind diese Kenntnisse auf eine noch breitere Basis zu stellen, was mit der großen Meßkapazität des ICP nicht schwierig sein dürfte. Ein großer, von vielen Untersuchern zusammengetragener Überblick über die Häufigkeit und Qualität atypischer DNS-Verteilungen bei Tumoren und ihren Metastasen ist äußerst wünschenswert, insbesondere da sich herausgestellt hat, daß einige maligne Hirntumoren wie Oligodendrogliom und Ependymom sich in ihrer DNS-Verteilung nicht atypisch verhalten sollen.

Ich habe die stärker subjektiv ausgerichtete morphologische Untersuchung dem objektiven meßtechnischen Verfahren gegenübergestellt. Die Frage nach der Vergleichbarkeit dieser beiden wesensverschiedenen Arbeitstechniken und Vorstellungssysteme und die Frage nach gegenseitiger Zuordnung und Korrelation wird Ihnen zunächst reichlich konstruiert erscheinen. Aber nehmen wir einmal folgendes Beispiel: Wir verdanken den DNS-cytophotometrischen Untersuchungen von Herrn Sachs die Erkenntnis, daß manche Dysplasie des Portioplattenepithels aufgrund der gemessenen DNS-Verteilung ernster gewertet werden muß als nach der rein morphologischen Beurteilung und umgekehrt. Was soll jetzt für das therapeutische Planen und Handeln des Arztes bestimmend sein: das morphologische Bild, das wir in ein herkömmliches Schema einordnen können, oder die stark atypische DNS-Verteilung? Gerade in der gegenwärtigen Vorbereitungsphase eines automatisierten Prescreening ist es eine wichtige Vorbedingung, die Beziehungen der cytophotometrischen Phänomene zu unserer morphologischen Vorstellungswelt zu ordnen.

Für die folgenden Anregungen zu einem Vergleich der Ergebnisse dieser beiden grundsätzlich verschiedenen Methoden gehe ich davon aus, daß alle Probleme der präparativen Technik gelöst sind; daß die Fehlerquelle der überflüssigen, das DNS-Histogramm maskierenden Zellen, sprich Leukocyten, beseitigt ist und daß natürlich auch keine Probenverwechslungen vorkommen. Ausgeklammert sei auch das nicht immer vermeidbare Vorkommnis unverwertbaren Materials.

Unter diesen Umständen kann das ICP-Meßergebnis entweder eine atypische DNS-Verteilung sein oder eine unauffällige DNS-Verteilung im Rahmen der Norm. Dabei verstehe ich unter einer atypischen DNS-Verteilung nicht allein das Auftreten einer von 2c abweichenden DNS-Stammlinie, sondern auch eine pathologisch gesteigerte Proliferation mit Vermehrung der S-Phase-Werte und eine verstärkte Streuung der Werte um die jeweiligen Gipfelachsen. Nach unseren Vorkenntnissen aus dem Arbeitsgebiet der konventionellen Cytophotometrie dürften wir hinter einem derart atypischen Histogramm eine Zellwucherung von Tumorcharakter vermuten.

Nun verlangt man mit Recht, daß ein neues Untersuchungsverfahren nicht nur von seinem Konzept her gut fundiert ist, sondern mit dem bisherigen Verfahren in Konkurrenz tritt und nach Möglichkeit seine Überlegenheit beweist. Auch aus dieser Sicht stehen wir vor dem Problem, womit wir unsere automatischen Meßergebnisse am besten vergleichen. Nach meiner Ansicht ist eine vergleichende Statistik: hier x% atypische Diagramme - dort y% positive (Pap. IV, V) Ausstriche eine unzulängliche Methode, weil die Ausstrichcytodiagnostik ihrerseits mit Unsicherheiten behaftet ist. Takahashi hat in seinem Atlas der Krebscytologie in mehreren Tabellen die Rate cytologisch erkannter Tumorfälle nach verschiedenen Publikationen über die wichtigsten von Malignomen befallenen Organe zusammengestellt. Die Rate 100 %, d. h. daß alle in dem jeweiligen Untersuchungsmaterial vorkommenden Tumorfälle cytologisch gefunden wurden, ist eine Seltenheit. Sicher nähert sich die Trefferquote mit 70 bis 90 % sehr dem 100 %-Wert; nur diese auf Relativwerten beruhenden Tabellen besagen, daß die cytodiagnostischen Ergebnisse ihrerseits mit einem anderen Bezugssystem korreliert wurden und auch heute noch von jedem Cytologen, der seinen Leistungsstandard kennen und verbessern will, mit histologischen Befunden verglichen werden müssen. Der cytologische Ausstrich und Befund erscheint mir somit ungeeignet als Vergleichsobjekt und Maßstab für die Trefferquote z. B. des ICP. Das einzige fundierte Bezugssystem ist das histologische Bild, und auch da ergeben sich Schwierigkeiten.

Eine Einschränkung resultiert aus den Erfahrungen von Herrn Sachs, die ich eben zitierte, wonach die morphologisch-histologischen Veränderungen nicht parallel gehen müssen mit der Stärke der von der Norm abweichenden DNS-Verteilungen. Dabei muß ich darauf hinweisen, daß wir heute noch viel zu geringe Kenntnisse besitzen über die Zusammenhänge zwischen der DNS-Verteilung von Tumorzellpopulationen einerseits und dem Wachstums- und Metastasierungsverhalten sowie der Prognose des Tumors andererseits.

Problematischer ist die andere Schwierigkeit, daß bei unauffälliger DNS-Verteilung die histologische Kontrolle praktisch nicht möglich ist, wenn kein für eine Excision lokalisierbarer tumorverdächtiger Befund vorliegt, z.B. bei Patienten mit einem cytodiagnostisch interessierenden Pleuraerguß. Hierbei wird man während einer beschränkten Testperiode notgedrungen auf Kontrollausstriche zurückgreifen müssen.

Schließlich könnte eine unauffällige DNS-Verteilung trotz histologisch nachweisbarem atypischen oder tumorösem Befund vorliegen. Auch in einem solchen falsch negativen Falle gewinnt der Kontrollausstrich seine Berechtigung. Er könnte dann als Nachweis dafür dienen, daß der cytophotometrisch nicht erfaßte Tumor offenbar keine atypischen Zellen abgeschilfert hat oder daß diese aus anderen Gründen nicht in das Untersuchungsmaterial gelangten oder daß das ICP im speziellen Falle für die Atypie blind war.

Das entscheidende Vergleichsobjekt zum Nachweis der Treffsicherheit des ICP ist aber die Histologie, an der sich auch die Cytodiagnostik bis heute orientiert und seit ihren Anfängen orientiert hat. Dieser Nachweis der Treffsicherheit müßte für jedes einzelne cytodiagnostisch relevante Organgebiet an einem größeren unausgewählten Material erbracht werden. Ich denke dabei an die 5 Organgebiete Portio/Vagina, Prostata, Sputum, Pleura- und Bauchhöhle sowie Magen.

Ich bin zuversichtlich, daß für das ICP die erforderliche Treffsicherheit nachzuweisen sein wird. Unter dieser Voraussetzung wird das ICP-Ergebnis möglicherweise eine größere Sicherheit als eine herkömmliche cytodiagnostische Atypie-Beurteilung besitzen, so daß bei atypischen DNS-Verteilungskurven auf zusätzliche cytodiagnostische Mikroskopie verzichtet und unmittelbar die histologische Klassifizierung der aufgedeckten Veränderungen angeschlossen werden kann.

Ich halte eine Entwicklung für möglich, in deren Verlauf sich unsere Begriffe von Malignitätskriterien von den hergebrachten subjektiv-morphologischen Vorstellungen mehr oder weniger lösen und sich stärker an den erst durch Automation möglichen objektiv-cytochemischen Parametern orientieren, - so wie sich vor ein bis zwei Jahrzehnten die Malignitätsbeurteilung von der histologischen zur cytologischen Dimension verlagern konnte, obwohl die Malignitätserkennung an Einzelzellen außerhalb eines geweblichen Zusammenhanges früher für ausgeschlossen gehalten wurde.

Vergleichende Messungen an Ergüssen mit dem Impulscytophotometer und dem Scanning-Mikroskopphotometer

H. GORYSCH und P. PFITZER

Die Charakterisierung von Tumorzellpopulationen durch DNS-Histogramme war bisher auf aufwendige Meßverfahren an Einzelzellen mit Scanningphotometern angewiesen (Lit. s. Pfitzer und Pape, 1973). Die Möglichkeit einer raschen Meßung sehr großer Zellzahlen im Durchflußverfahren mit dem Impulscytophotometer ICP 11 stellt eine wesentliche Bereicherung für dieses Forschungsgebiet dar (Dittrich und Göhde, 1969; Noeske und Schoen, 1971; Reiffenstuhl *et al.*, 1971; Schumann *et al.*, 1971; Sprenger *et al.*, 1971; Fey *et al.*, 1972; Göhde *et al.*, 1972; Sprenger und Sandritter, 1972). Die vorliegende Untersuchung sollte klären, wie weit das Scanningverfahren durch die Impulscytophotometrie ersetzt werden kann und in welchen Fragen die beiden Verfahren sich sinnvoll ergänzen und somit kombinieren lassen.

Material und Methode

Untersucht wurden 49 Ergüsse (Tabelle 1). 9 Pleura- und 6 Ascitespunktate stammten aus der cytodiagnostischen Routine, 17 Pericard-, 11 Pleura- und 6 Peritonalergüsse wurden bei 23 Sektionen entnommen.

Das bioptische Zellmaterial wurde bei 1000 U/min zentrifugiert, in absolutem Alkohol fixiert und gegebenenfalls gelagert. Als besonders günstig für die Ausbeute des autoptischen Materials erwies es sich mit physiologischer NaCl-Lösung solange zu verdünnen, bis nach Zentrifugation der Überstand klar blieb. Ein Teil des Untersuchungsmaterials wurde nach Alkoholfixierung in physiologischer NaCl-Lösung gelagert. Diese diente auch zum Waschen der Zellsuspension nach jedem Aufbereitungsschritt für die Meßung mit dem ICP. Für die Meßung mit dem ICP 11 blieben die Zellen in Suspension. Die RNS wurde mit 1 %iger RNA-se Lösung bei 37° C und einer Einwirkungszeit von einer Stunde entfernt. Das Cytoplasma wurde durch 15-minütiges Behandeln mit Pepsin (Merck, 1000 IE) bei 37° verdaut (Berkhan, 1972). Anschließend wurden die Zellen 30 Minuten bei Zimmertemperatur mit Ethidium-Bromid (1:20 000 in Tris-Puffer) gefärbt (Le Peqc und Paoletti, 1967). Vor dem Messen wurde die Zellsuspension durch ein Netz mit 70 μ Maschenweite filtriert.

Als Meßgerät diente das Durchflußimpulscytophotometer ICP 11 der Firma Phywe. Als Erregerfilter wurden BG 12 und BG 38 und als Sperrfilter OG 550 benutzt. Die konstanten Meßdaten des Gerätes waren: High Voltage = 5; Level = 2; Amplification = 5 und Counts = 1 K. Die Einstellung des Gerätes wurde durch einen elektrischen Impulsgeber (Phywe) kontrol-

Tabelle 1

Autoptisches Material

Diagnose	Name	Alter	♀♂	Pericard-flüssigkeit	Pleura-punktat	Ascites	Nr.
Herzinsuffizienz	J. D.	68	♂	+	−	−	S 14/73
Akute gelbe Leberdystrophie	A. B.	75	♀	+	+	+	S 33/73
Bronchialcarcinom	Th. D.	63	♂	+	−	−	S 48/73
−	M. F.	71	♀	−	+	−	S 57/73
−	P. H.	59	♂	+	+	−	S 429/73
−	F. H.	63	♂	+	−	−	S 444/73
Adenocarcinom Lunge	W. H.	66	♂	+	−	−	S 296/73
Mammacarcinom	K. J.	46	♀	−	+	−	S 42/73
Zungencarcinom	P. F.	61	♂	+	−	−	S 305/73
Pankreascarcinom	S. B.	81	♀	+	−	−	S 447/73
−	A. Z.	62	♂	−	−	+	S 524/73
−	M. P.	54	♀	+	−	+	S 570/73
Gallenblasencarcinom	H. J.	57	♀	+	+	+	S 548/73
Coloncarcinom	F. G.	66	♂	+	−	+	S 397/73
Sigmacarcinom	R. A.	49	♂	−	+	−	S 290/73
−	E. F.	68	♀	+	−	−	S 339/73
Ovarialcarcinom	M. O.	61	♀	−	+	+	S 125/73
−	A. K.	62	♀	+	−	−	S 306/73
Corpuscarcinom	D. Sch.	60	♀	−	+	−	S 186/73
Carcinosarkom des Corpus uteri	E. P.	67	♀	+	+	+	S 302/73
Lymphatische Leukämie	A. B.	1,5	♀	+	−	−	S 377/73
Lymphoblastäre Leukose	H. B.	31	♂	+	+	−	S 39/73
Retothelsarkom	T. E.	11	♂	+	+	−	S 147/73

Bioptisches Material

8 Pleurapunktate	Pap. V	
1 −	Pap. IV	
5 Ascitespunktate	Pap. V	
1 −	Pap. IV	

liert. Die Histogramme wurden mit dem Potentiometerschreiber bei einem Vorschub von 120 mm/min aufgezeichnet. Bei der verwandten Einstellung entsprechen dem Wert 1,0 der Ordinate 10 000 Kerne. Die relative Halbwertsbreite (RHB) wurde aus der Lage des 2C-Gipfels und seiner Breite bei halber Höhe errechnet; sie wird in Prozent ausgedrückt (Göhde, 1972). Zur Eichung des Geräts und zur Bestimmung der Lages des diploiden 2C-Wertes wurden menschliche Thymus-Lymphocyten verwandt. Das autoptisch gewonnene Gewebe wurde in kleine Stücke zerschnitten und in NaCl-Lösung ausgeschüttelt. Nach mehrmaligem Waschen in NaCl-Lösung wurden die Zellen in absolutem Alkohol fixiert und aufbewahrt. Bei Bedarf wurden Zellen zentrifugiert, gewaschen und mit Ethidium-Bromid gefärbt. Zur Beschallung der Proben benutzten wir den Ultraschall-Desintegrator der Firma Colora Meßtechnik mit einer Nennleistung von 60 Watt (Göhde *et al.*, 1972; Sprenger *et al.*, 1973). Die Proben wurden eine Sekunde lang beschallt, um Verklumpungen zu lösen. In einigen speziellen Versuchen wurde bis zu 120 Sekunden beschallt. Für Kontrollmeßungen des DNS-Gehaltes einzelner Zellkerne wurden Ausstriche angefertigt, in absolutem Alkohol 30 Minuten fixiert und nach Feulgen gefärbt. Die Meßungen wurden mit dem Scanning-

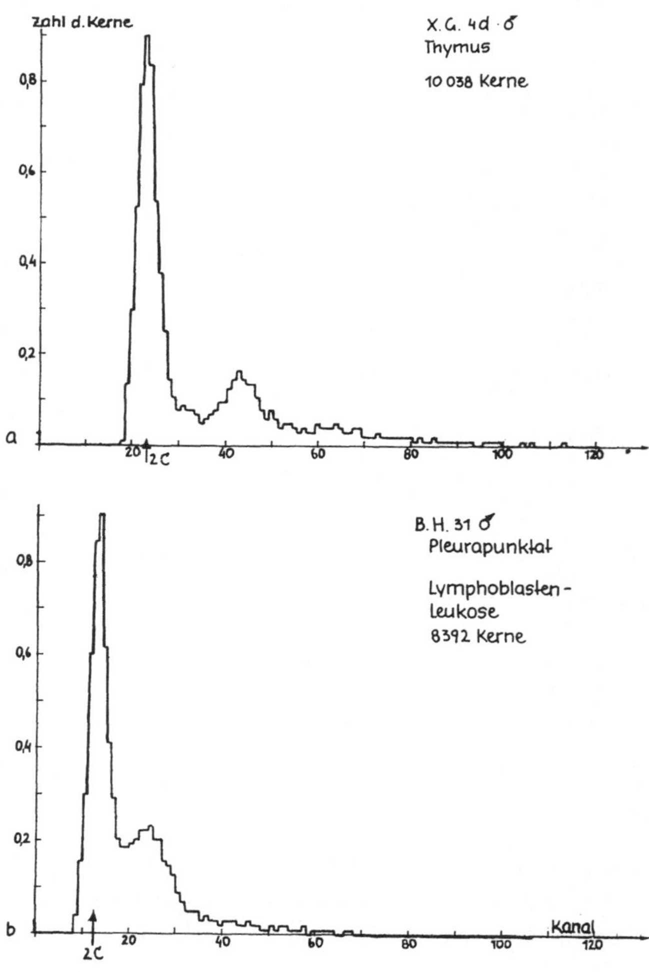

Abb. 1a u. b. Unterschiedliche Lage der 2 C-Gipfel in 2 gemeinsam gefärbten Zellproben

Mikroskopphotometer (SMP) der Firma Carl Zeiss unter Benutzung des Prozessrechners PDP-12 der Firma Digital Equipment Corporation ausgeführt. Verlaufsfiltermonochromator bei einer Wellenlänge von 570 nm. Als Programm diente Apamos II. Der DNS-Gehalt wurde als Gesamtextinktion bei Absorptionswerten zwischen 5 und 95 % in relativen Einheiten registriert. Die Werte der diploiden Lymphocyten sind in den Histogrammen auf der Abscisse nach unten abgetragen. Präparate, die zur morphologischen Kontrolle dienten, wurden entweder nach Papanicolaou oder Giemsa gefärbt.

Ergebnisse

Beim Vergleich der diploiden Werte von normalen Thymuslymphocyten und Zellen eines Pleuraergusses bei lymphoblastischer Leukämie in Histogrammen des ICP lagen die Maxima im 23. bzw. 14. Kanal und zeigten damit eine Abweichung von 60 %, bezogen auf den Lymphocytenwert (Abb. 1). Gemeinsam feulgen-gefärbte Ausstrichpräparate der beiden Fälle zeigten hingegen im SMP fast identische Werte. Für den Thymus betrugen sie 4515 ± 320 und für den Pleuraerguss 4513 ± 199 Arbeitseinheiten. Auch der Vergleich zweier cytologischer Punktate zeigte ähnliche divergierende Meßergebnisse mit dem ICP, während die Werte des SMP mit 5040 ± 98 bzw. 4712 ± 179 nicht signifikant voneinander abwichen. Diese Suspensionen unterschieden sich durch die Dauer ihrer Lagerung in Alkohol, die im ersten Vergleich 18 bzw. 70 Tage und im zweiten 13 bzw. 44 Tage betrug. Diese Tendenz konnte jedoch nicht in allen Proben, die in Alkohol gelagert waren, bestätigt werden. Proben von weiteren 14 Fällen ergaben nach 120 Tagen noch sehr gut verwertbare Histogramme. Lediglich in einem Fall konnte schon nach 30 Tagen keine verwertbare Kurve mehr erzielt werden.

Ergüsse, die bei 9 Sektionen entnommen wurden, lagerten in NaCl-Lösung. In drei Fällen war nach 40 - 90 Tagen kein meßbares Material mehr vorhanden, in einem Fall konnte nach 40 Tagen noch ein abgeflachtes Histogramm aufgezeichnet werden, das aber nur bedingt auswertbar war. In den restlichen fünf Fällen war das Material nach 88 - 100 Tagen so unverändert, daß auch Beschallungsserien mit einer Dauer von 40 sec. erfolgreich durchgeführt werden konnten. In NaCl-Lösung verklumpen die Zellen weniger als dies bei einer Lagerung in Alkohol der Fall ist.

In allen Fällen, in denen keine Histogramme gewonnen werden konnten, lagen sog. Zerfallshyperbeln vor (Abb. 2a), die durch eine Verlängerung der Lagerungszeit nicht zu beeinflussen waren. In Einzelfällen konnte das negative Ergebnis durch Spannungserhöhung in ICP korrigiert werden, so daß eine verwertbare Kurve entstand (Abb. 2b). Im Gegensatz zu diesen Fällen zeigten eine Reihe von bioptischen Punktaten erst nach Vorbehandlung oder längerer Lagerung verwertbare Ergebnisse. Hierbei handelte es sich in der Regel um eiweißreiche, flockige Proben. So zeigte ein Pleurapunktat bei der ersten Meßung zunächst nur eine Zerfallshyperbel, das Histogramm änderte sich jedoch nach Behandlung der Probe mit Ultraschall von einer Sekunde Dauer. Jetzt war neben Zellschutt ein kleiner Gipfel im 2 C-Bereich zu erkennen. Als die Schwelle maximal erhöht wurde, ergab sich eine verwertbare Kurve, die

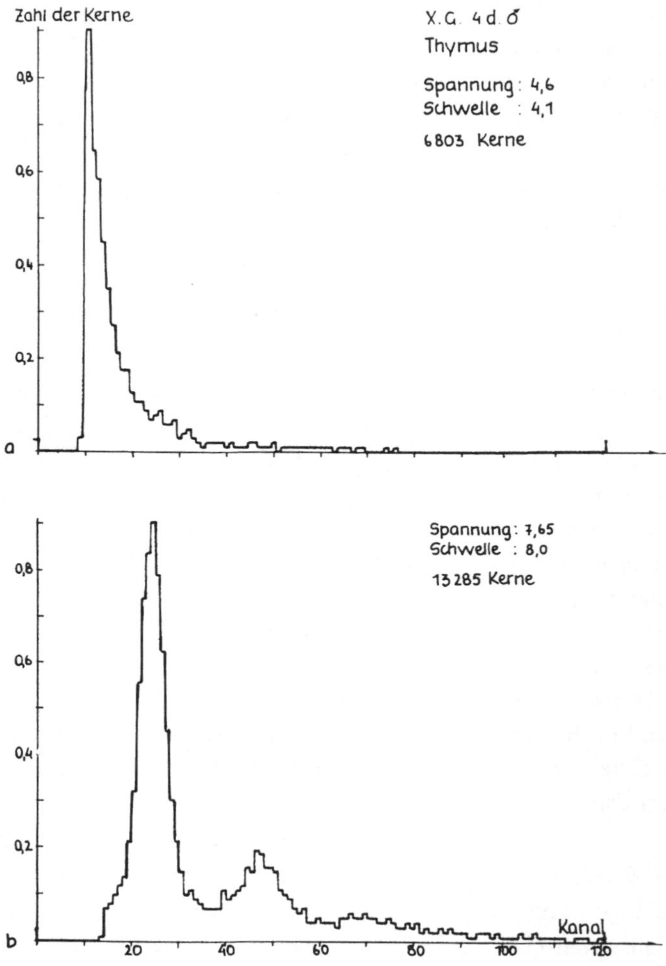

Abb. 2a u. b. Zerfallshyperbel bei standardisierter Spannung und Histogramm nach Erhöhung der Spannung

im 4 C-Bereich einen deutlichen zweiten Gipfel zeigte. Als nach drei Tagen eine Wiederholungsmeßung durchgeführt wurde, konnte ohne Ultraschallbehandlung und Schwellenänderung eine einwandfreie Kurve, die keinerlei Störfaktoren aufwies, registriert werden. In dieser Probe beeinflußte Ultraschall bis zu 80 sec. die Kurve nicht. Der gleiche Vorgang ließ sich an einer Ascitesprobe zeigen. Hier kam es zwar sofort zur Aufzeichnung einer regelrechten Kurve, die jedoch keinen Hinweis auf den Tumor enthielt, der durch die cytologische Auswertung diagnostiziert worden war. Erst drei Wochen später zeigte sich die typische Tumorkurve. Hier müssen während der Lagerung im Alkohol kolloidchemische Veränderun-

126

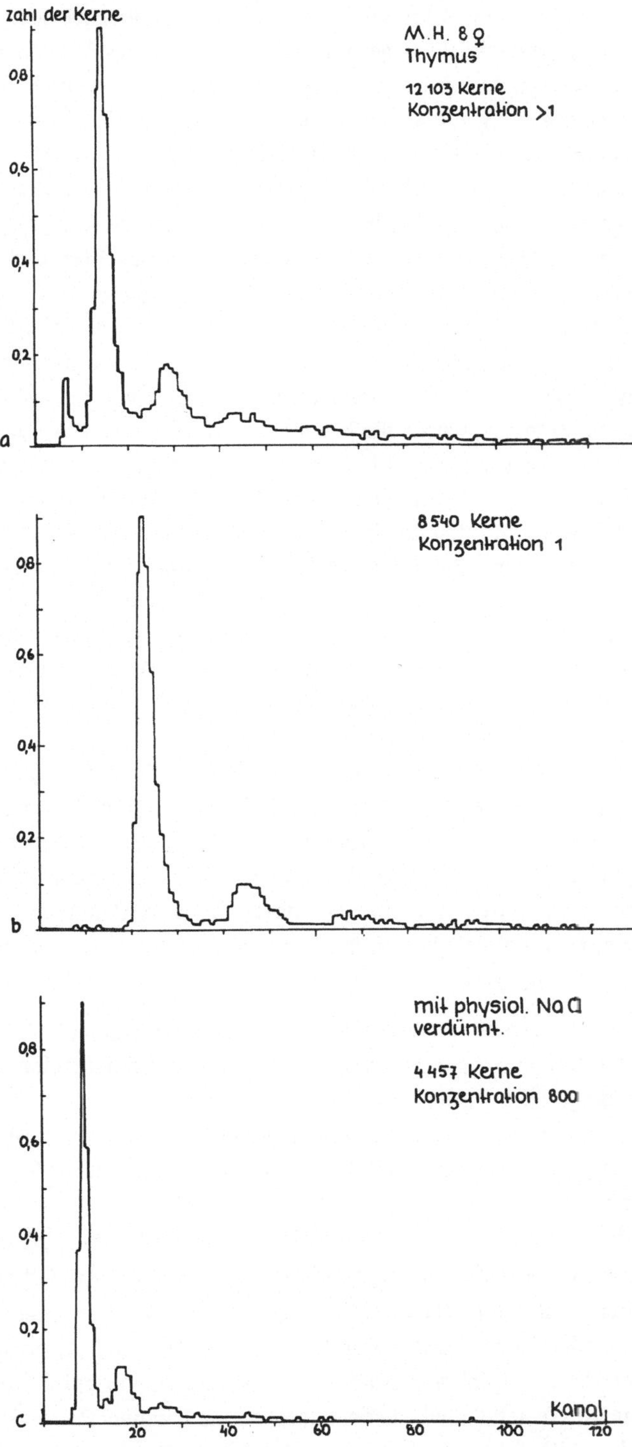

Abb. 3a - c. Unterschiedliche Lage der 2 C-Gipfel bei höherer (a) und niederer (b) Zellkonzentration in Ethidium-Bromid sowie nach Verdünnung mit physiologischer NaCl-Lösung

127

gen abgelaufen sein. Während beim Sektionsmaterial langwierige Waschvorgänge nötig waren, um genügend Untersuchungsmaterial zu gewinnen, war ein solches Vorgehen beim bioptischen Material nicht angezeigt, da sonst der Materialverlust zu groß geworden wäre.

Neben diesen Schwierigkeiten, die sich für die Meßungen mit dem ICP aus der Art des Materials und der Verarbeitung ergeben, bestehen Schwierigkeiten aufgrund der nicht sehr festen Bindung des Farbstoffs. Entsprechend der Bedienungsvorschrift sollen die Proben bei einer Rate von weniger als 1000 Impulsen/sec gemessen werden, da sonst Koincidenzen der Signale das Meßergebnis verfälschen. Mehrmals wurde jedoch beobachtet, daß der 2 C-Gipfel der Thymuszellen bei einer Impulsrate von mehr als 1000 sehr nieder, z. B. bei Kanal 14 lag (Abb. 3a). Wurde das Material mit Ethidium-Bromid verdünnt, so sank erwartungsgemäß die Konzentration. Gleichzeitig stieg der 2 C-Gipfel an und blieb bei Kontrollmeßungen bis zu 24 Stunden konstant (Abb. 3b). Um die Bedeutung der Konzentration der Zellen in der Ethidium-Bromidlösung zu testen, wurde die konzentrierte Lymphocytenstandardlösung mit physiologischer NaCl-Lösung statt mit Ethidium-Bromid-Lösung verdünnt. Dies führte zu einem sofortigen Absinken des 2 C-Gipfels und innerhalb von 20 Minuten stabilisierte sich der Wert bei Kanal 9 (Abb. 3c). Hier blieb der Wert über zwei Tage konstant. Aus diesen Beobachtungen muß geschlossen werden, daß in der konzentrierten Lymphocytensuspension keine Farbstoffsättigung erreicht worden war, die jedoch sofort eintrat, wenn mit Ethidium-Bromid verdünnt wurde. Bei Verdünnung mit physiologischer NaCl-Lösung kam es zu einer teilweisen Entfärbung der Kerne mit einem Farbstoffverlust von 35 - 40 %. Hieraus ergibt sich, daß eine Verschiebung des diploiden Wertes gelegentlich durch eine Untersättigung mit Ethidium-Bromid vorgetäuscht werden kann.

Da die DNS-Werte der Kontrollmesssungen mit dem SMP in vielen Fällen nicht signifikant voneinander abwichen, die ICP-Werte jedoch erhebliche Schwankungen zeigten, wurde die Lage des 2 C-Gipfels zusätzlich durch den Einsatz eines Impulsgebers (Phywe) abgesichert. Der 2 C-Wert entspricht hierbei etwa dem Kanal 23 und wird an jedem Meßtag neu durch Thymuslymphocyten bzw. durch die im jeweiligen Erguß vorhandenen körpereigenen Lymphocyten überprüft, um möglichst einheitliche Ausgangsbedingungen für die vergleichenden Meßungen zu gewährleisten.

Berücksichtigt man die genannten Schwierigkeiten, so kann man die Histogramme der bioptischen und autoptischen Proben zusammenfassen. Im folgenden sollen einige typische Beispiele ausführlich dargestellt werden.

Bei normalen Histogrammen ohne Tumorzellen findet sich ein verhältnismäßig schmaler 2 C-Gipfel. Nur selten ist eine S-Phase und ein G_2-Gipfel praemitotischer Kerne angedeutet. Von da an verläuft die Kurve auf der O-Linie.

Ein autoptisch gewonnener Ascites bei Pankreascarcinom (Abb. 4a) ergab eine breitbasige asymmetrische Kurve mit flacherem Anstieg und steilerem Abfall. Dem Gipfel bei Kanal 30 entspricht ein zweiter breiter und flacher Gipfel bei Kanal 60. Nach einer Ultraschalleinwirkung von 10 sec. änderte sich das Bild folgendermaßen (Abb. 4b): Am Anfang der Kurve findet sich ein kleiner Schuttgipfel dem ein deutlich abgesetzter Vorgipfel folgt. Nach einem Einschnitt steigt die Kurve jetzt steil zu dem fast symmetrischen Hauptgipfel an. Einem treppenförmigen Abschnitt folgt ein kleiner G_2-Gipfel im Bereich vom 50. - 55. Kanal.

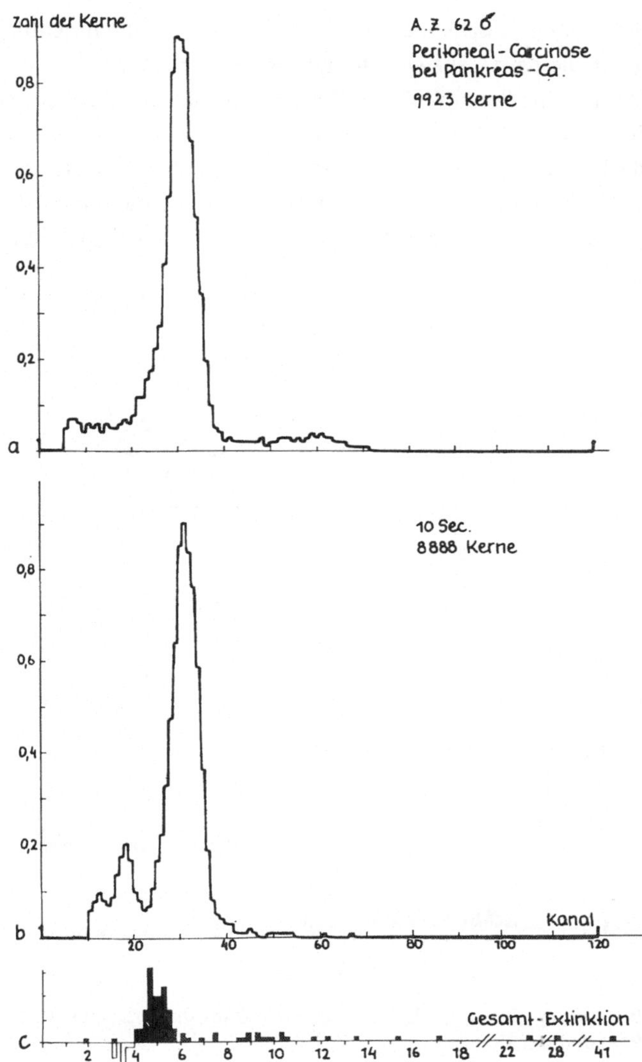

Abb. 4a - c. Histogramm vor (a) und nach (b) Behandlung mit Ultraschall. Einzelmessungen mit dem SMP (c). Vorgipfel bedingt durch Lymphocyten (weiss)

Durch Meßungen an einzelnen Kernen (Abb. 4c) wurde mit dem SMP nachgewiesen, daß der Vorgipfel von den Lymphocyten gebildet wird und das Maximum der Kurve der Stammlinie des Tumors entspricht. Außerdem fanden sich Tumorzellkerne mit DNS-Werten bis 16 C.

Ein sehr zellreiches Pleurapunktat bei Mesotheliom ergab bei der Meßung mit dem ICP (Abb. 5a) ein ähnliches Bild. Die Kurve beginnt mit einem Schuttgipfel, dem wieder ein deutlich abgesetzter Vorgipfel folgt, an den sich nach einem Tal das Maximum der Kurve anschließt. Vor dem steilen Anstieg ist noch ein kurzer treppenförmiger Abschnitt zu erkennen, der auf der rechten abfallenden Seite der Kurve wesentlich deutlicher ausgeprägt ist. Von da an verläuft die Kurve auf der O-Linie. Die Kontrolle mit dem SMP (Abb. 5b) ergab, daß der Vorgipfel hier die Stammlinie des Tumors darstellt und der Hauptgipfel überwiegend von den diploiden Lymphocyten gebildet wird, die in der Probe sehr reichlich vorhanden waren. Sie verdecken weitgehend die breit streuenden höheren Werte des sehr polymorphen Tumors. Nur im treppenartigen Abschnitt an der Basis des Maximums ist der Tumor wieder zu erkennen. Die ICP-Kurve zeigt keine polyploiden Kerne, die jedoch mit dem SMP mühelos gefunden wurden.

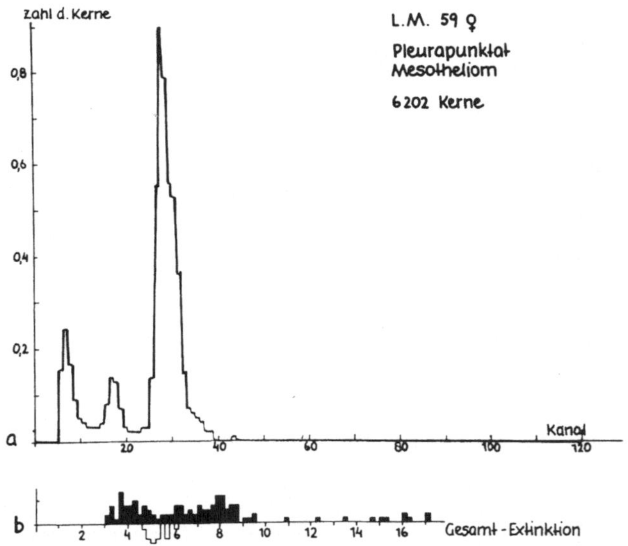

Abb. 5a u. b. Überlagerung eines hypodiploiden Mesothelioms durch Lymphocyten (weiss) in den Histogrammen des ICP (a) und des SMP (b)

Eine reine Mischkurve zeigt Abb. 6a bei einem bioptisch gewonnenen Pleurapunktat. Nach einem kleinen Schmutzgipfel steigt ein sehr schlanker Hauptgipfel mit einer RHB von 17 % auf und erreicht im Kanal 21 sein Maximum. Ein zweiter, sehr viel breiterer Gipfel liegt bei Kanal 34, dem ein sehr flaches Maximum bei Kanal 65 - 70 entspricht. Die an einer Stichprobe von 30 Tumorzellkernen (ATKIN *et al.*, 1966) und 10 Lymphocyten durchgeführten Meßungen einzelner ausgewählter Zellkerne (Abb. 6b) zeigt, daß der erste Gipfel den Lymphocyten und der zweite den hypotetraploiden Tumorzellen entspricht.

Die Kurve der Abb. 7 zeigt das Histogramm eines kleinzelligen, recht polymorphen Bronchialcarcinoms im autoptisch gewonnenen Pleuraerguß. Dabei fällt zunächst ein Vorgipfel

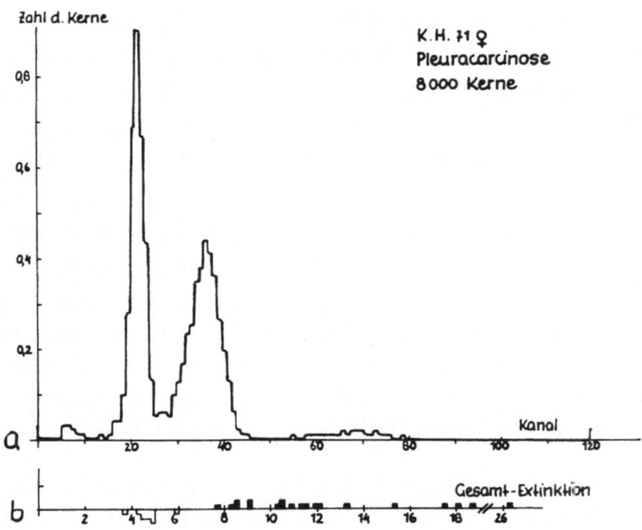

Abb. 6a u. b. Überlagerung eines hypotetraploiden Carcinoms durch Lymphocyten (weiss) in den Histogrammen des ICP (a) und des SMP (b)

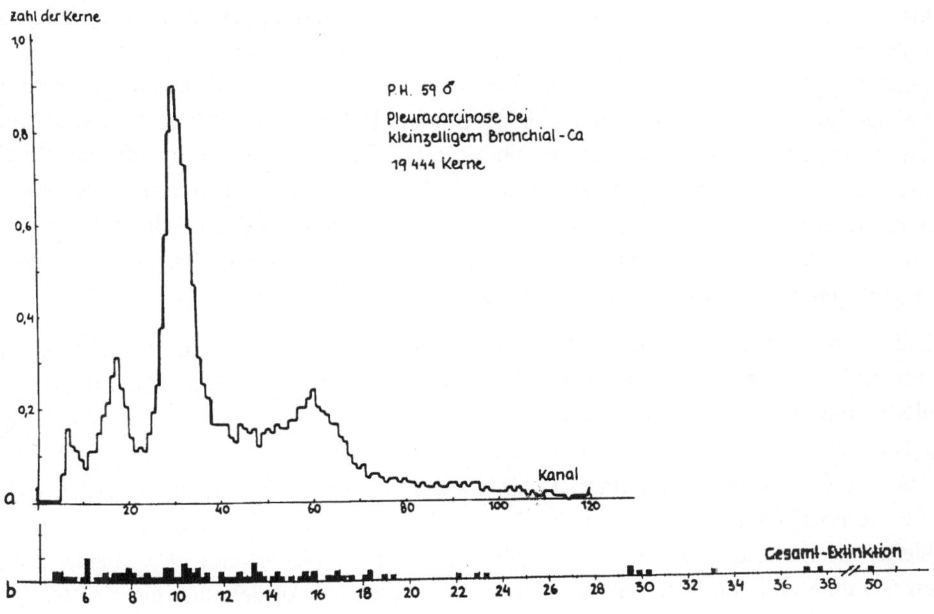

Abb. 7a u. b. Histogramme eines kleinzelligen Bronchialcarcinoms mit Ausbildung von Maxima im ICP (a) und lediglich breiter Streuung im SMP (b)

131

auf, der im Bereich von 2 C liegt; dann erreicht die Kurve ihr Maximum, das im 35. Kanal liegt. Über ein sehr hohes Plateau erreicht sie in welligem, fast waagrechtem Verlauf einen dritten, sehr plumpen Gipfel. Nach diesem Gipfel verläuft die Kurve auf niederem Niveau bis zum 120. Kanal. Die Fläche unterhalb der drei Gipfel ist wesentlich größer als in den bisher besprochenen Kurven. Mit der Kontrolle durch das SMP (Abb. 7b) ergab sich eine sehr breite Streuung der Werte. Morphologisch ließen sich zwar lockere und dichte Kerne unterschiedlicher Größe unterscheiden, wobei die lockeren Kerne im allgemeinen niedere, die dichten Kerne höhere DNS-Werte ergaben. Infolge erheblicher Überschneidungen war jedoch eine Zuordnung zu den Gipfeln der ICP-Kurve nicht möglich. Die DNS-Werte ergaben bei einer Stichprobe von 100 Kernen nur die extrem breite Streuung bis zu polyploiden Werten, aus denen sich aber keine Stammlinie abhob. Da sich die wenigen Lymphocyten morphologisch nicht mehr von kleinen Tumorzellen unterschieden - was auf die postmortalen Veränderungen zurückzuführen sein dürfte - konnte ihr Wert nicht ermittelt werden.

Ein bioptisch gewonnener Ascites (Abb. 8a), der mit Pap. V beurteilt war, zeigt zunächst einen schlanken Gipfel als Maximum der Kurve. Der zweite Gipfel ist wesentlich niederer und plumper. Dasselbe trifft noch ausgeprägter auf den dritten und vierten Gipfel zu. Die DNS-Meßungen an 100 Einzelzellen und 10 Lymphocyten (Abb. 8b) zeigen eine Überlagerung der Werte beim ersten Gipfel, während die Masse der Tumorzellen dem zweiten Gipfel entspricht. Ein kleiner Anteil an G_2- und polyploiden Zellen entspricht den weiteren Maxima. Aus der cytologischen Beurteilung geht hervor, daß in den Präparaten zwar wenig Entzündungszellen, jedoch reichlicher mesotheliale Deckzellen vorhanden waren.

Als letztes Einzelbeispiel soll das Histogramm eines autoptisch gewonnenen Ergusses bei Retothelsarkom (Abb. 9a) beschrieben werden. Das Histogramm beginnt mit einem schlanken Zerfallsgipfel. Nach einem Tal, dessen Boden vom Zellschutt gebildet wird, erreicht die Kurve bei Kanal 28 ihr Maximum. Der abfallende Teil geht in einen terrassenförmigen Abschnitt über. Dieser setzt sich bis zum plumpen G_2-Gipfel fort, der treppenförmig abfällt. Die Kurve verläuft dann gewellt bis zum 105. Kanal, und entspricht somit polyploiden Werten, die mit dem SMP bestätigt wurden. Auffällig ist hier die große Fläche unterhalb von G_1 und G_2. Die DNS- Bestimmungen an 50 Tumorzellkernen und 10 Lymphocyten (Abb. 9b) ergaben ein nahezu kontinuierliches Histogramm.

Faßt man die Ergebnisse bei weiteren bioptischen Proben zusammen, so ergibt sich folgendes Bild: In zwei Fällen waren nur Zerfallshyperbeln zu registrieren, die sich auch bei Wiederholungsmeßungen nicht änderten. Zwei Fälle, die erst nach längerer Lagerung verwertbare Kurven ergaben, wurden oben beschrieben. Acht weitere Fälle entsprachen Mischkurven, wie sie für das Pankreascarcinom (Abb. 4) und das Mesotheliom (Abb. 5) nachgewiesen wurden. Zwei Fälle lassen sich als reine Tumorkurven einordnen. Im cytologischen Präparat enthielten sie nur leicht vermehrt Rundzellen und sehr reichlich Tumorzellen. Beide Kurven kennzeichnet eine hohe RHB von 28 % bzw. 27 % und eine Ausdehnung bis zum 65. bzw. 105. Kanal, die polyploiden Zellkernen entspricht. Das Histogramm eines weiteren Ascites zeigt ein Beispiel dafür, daß der Tumorgipfel mit der Lage des 2 C-Gipfels nicht tumoröser Zellen zusammenfallen kann. Die deutliche Gruppe im 4 C-Bereich legt jedoch den Verdacht

Zahl d. Kerne
0,8
0,6
0,4
0,2
H.S. 43 ♀
Ascites ♀
14806 Kerne
0 Sec.
Zahl der Kerne
b
2
6
8
10
12
9
Gesamt-Extinktion
a
0,8
0,6
0,4
0,2
1 Sec.
c
0,8
0,6
0,4
0,2
4 Sec.
d
20
40
60
80
100
120
Kanal

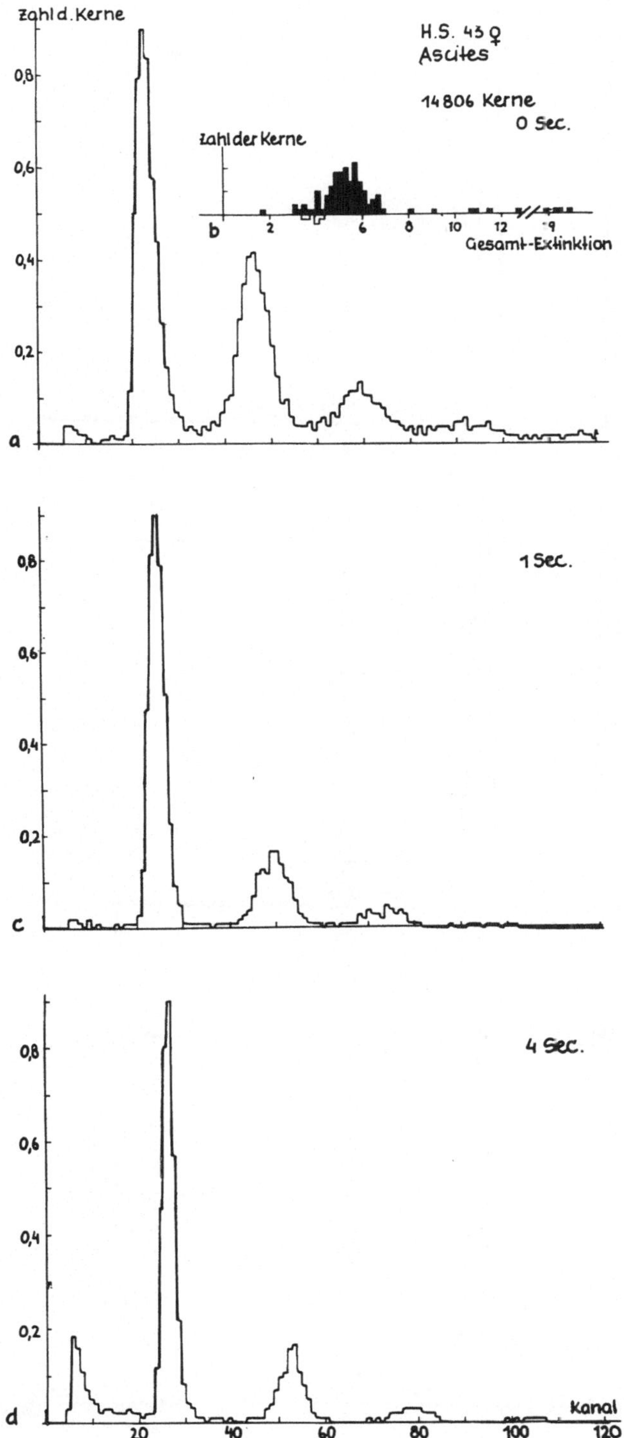

Abb. 8a - d

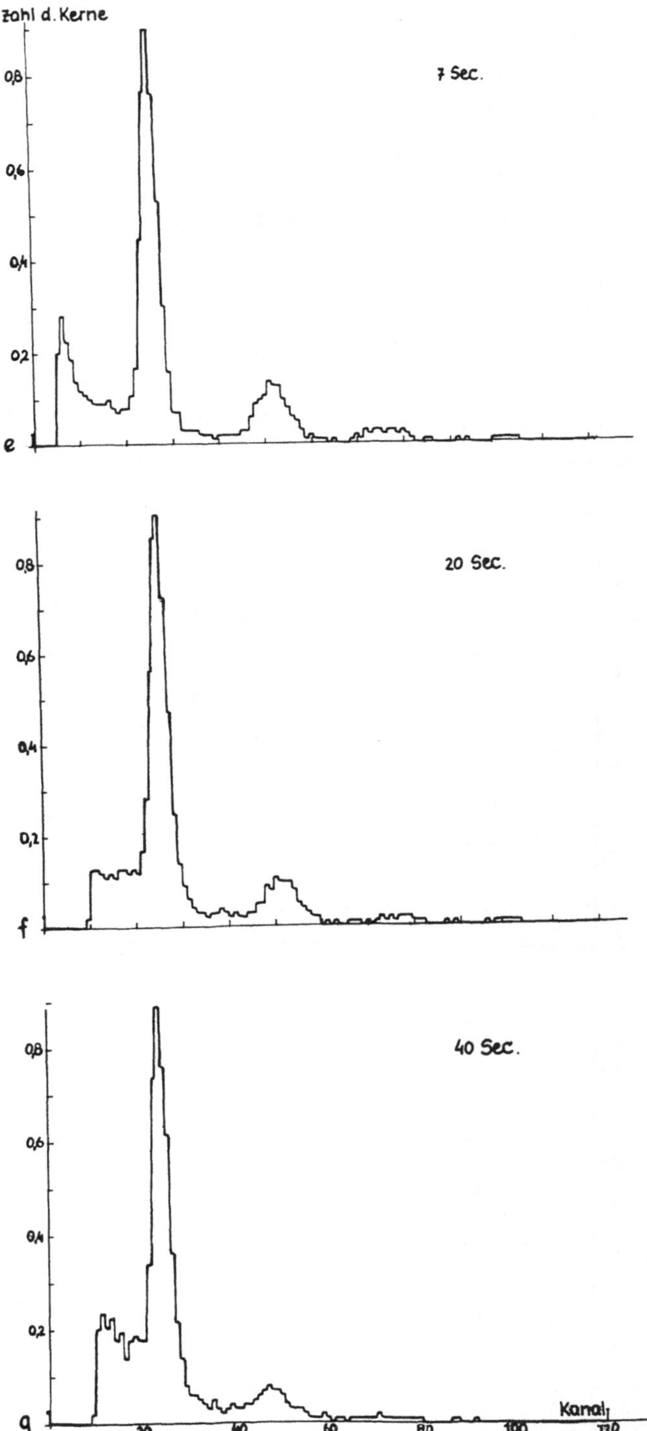

Abb. 8a - g. Unterschiedlich lange Einwirkung von Ultraschall auf einen hyperdiploiden Tumor im bioptisch gewonnenen Ascites auf einen Tumor nahe, der cytologisch gesichert war. Auffällig ist hierbei auch der konstante Wert der RHB mit und ohne Beschallung, der sich in allen anderen Proben deutlich änderte.

Beim autoptischen Material ergaben die Untersuchungen der übrigen Ergüsse folgende Ergebnisse: Sieben Fälle waren methodisch negativ. Sie ergaben entweder Zerfallshyperbeln oder einen sehr breiten Gipfel, der nicht ausgewertet werden konnte, da die RHB nicht zu errechnen war. Der Gipfel tauchte in die Trümmerkurve ein, die so flach abfiel, daß evtl. vorhandene G_2-Gipfel verdeckt wurden. In fünf weiteren Fällen wurden unauffällige Histogramme registriert. Fünf positive Fälle entsprachen dem Mischkurventyp mit normalen 2 C-Gipfeln infolge von Entzündungszellen oder Deckzellen und weiteren Maxima durch die Tumorzellen mit verändertem DNS-Gehalt.

Zu erwähnen bleiben die 17 Pericardflüssigkeiten aus autoptischem Material. Ein Fall war methodisch negativ. In 12 Fällen zeigten die Histogramme keine maligne Veränderung. In drei Fällen ergaben sich Befunde, die deutlich eine Tumorkurve auswiesen (Abb. 9g). Alle drei gehören in den Formenkreis der Systemerkrankungen (Büchner *et al.*, 1971, 1972; Müller, 1969; Rajewsky, 1973). Sie wurden bei lymphoblastischen Leukämien und einem Retothelsarkom gefunden. Ein Fall muß als falsch positiv bezeichnet werden, da das Histogramm alle Malignitätsveränderungen zeigt. Morphologisch (Abb. 10) und mit dem SMP meßtechnisch kontrolliert, ergaben sich jedoch absolut unauffällige Befunde.

In allen geschilderten Versuchen wurden die Proben eine Sekunde lang beschallt, um Verklumpungen zu lösen. Da aber in einigen Fällen die Cytogramme noch polyploide Werte auswiesen, die morphologisch nicht bestätigt werden konnten, wurde die Dauer der Beschallung verlängert. In Tabelle 2 sind die unterschiedlichen Beschallungszeiten von 16 Versuchen aufgeführt. Sie richteten sich im allgemeinen nach der Substanzmenge, die nach dem normalen Meßvorgang noch zur Verfügung stand. Um sicher zu stellen, daß sich die Zellkonzentration während des Versuchs lediglich als Beschallungsfolge änderte, wurden für Beschallungsserien nur jeweils eine Probe verwandt.

Die Veränderungen der Histogramme während der Beschallung sollen an zwei Beispielen ausführlich dargestellt werden. Das Cytogramm eines bioptisch gewonnenen Ascites mit Tumorzellen und die DNS-Einzelmeßungen (Abb. 8a, b) wurden oben beschrieben. Er ist charakterisiert durch ein recht schlankes und drei abgeflachte Maxima. Nach einer Sekunde Beschallung (Abb. 8c) änderte sich das Cytogramm insofern, als jetzt die Gipfel klarer getrennt sind. Zwischen ihnen erreicht die Kurve fast die O-Linie. Während sich das Maximum kaum veränderte, sinken die drei folgenden Gipfel auf etwa 1/3 ihrer ursprünglichen Höhe ab. Nach 4 Sekunden (Abb. 8d) fällt der 2 C-Wert um drei Einheiten. Gleichzeitig erreicht die RHB mit 11 % ihren kleinsten Wert. Die weiteren Gipfel verlieren noch etwas an Höhe und wandern gleichzeitig um 4 Kanäle nach rechts. Nach 7 Sekunden (Abb. 8e) Beschallung wird 2 C wieder etwas breiter und die folgenden zwei Gipfel flachen noch stärker ab. Nach 20 Sekunden (Abb. 8f) setzt sich diese Tendenz fort. Nach 40 Sekunden (Abb. 8g) ist der Schuttanteil erheblich angestiegen. Der 2 C-Gipfel liegt jetzt bei Kanal 24. Das folgende Maximum ist noch deutlich zu erkennen, ist aber bogenförmig mit dem ersten verbunden. Die restlichen sind nur noch andeutungsweise zu erkennen.

Die zweite Versuchsserie wurde an einem autoptisch gewonnenen Erguß bei Retothelsarkom durchgeführt. Der Kurvenverlauf der nicht beschallten Probe und die DNS-Einzel-

Zahl d. Kerne
T.E. 11 ♂
Pleurapunktat
Relothelsarkom
13 595 Kerne
0 Sec.
Zahl d. Kerne
Gesamt-Extinktion
a
b
1 Sec.
c
4 Sec.
d
Kanal

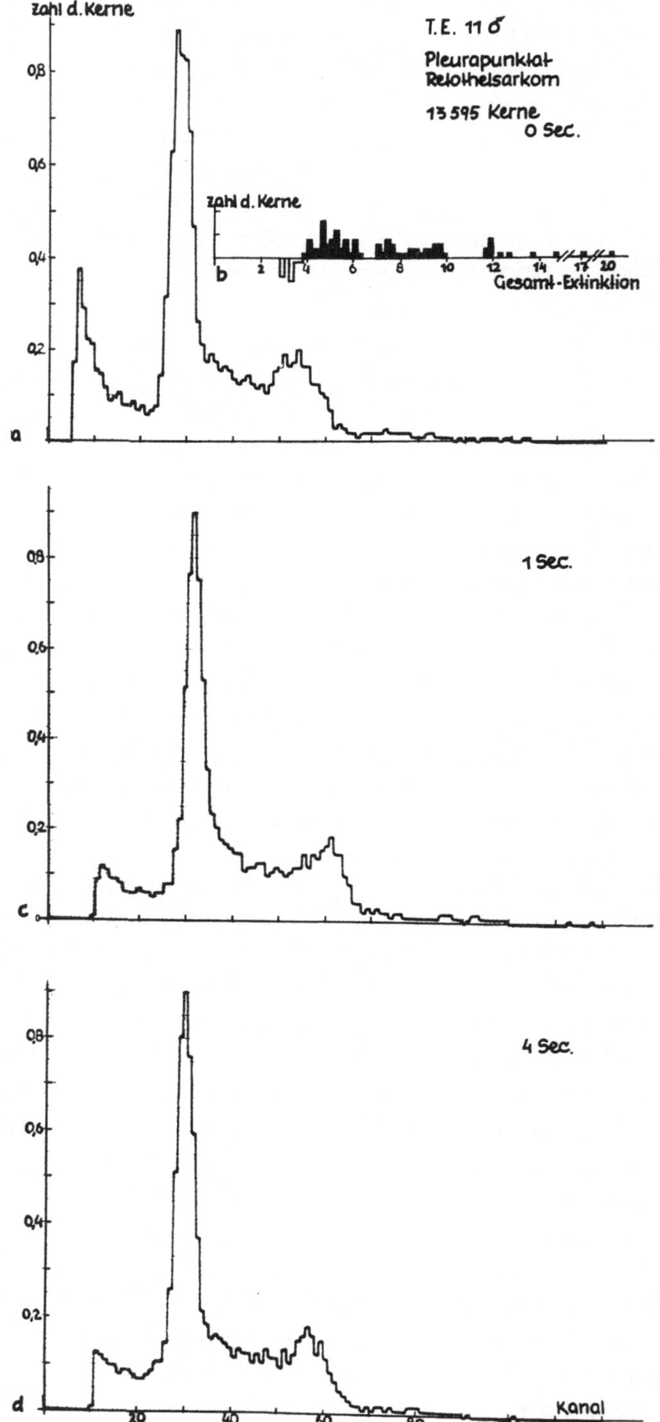

Abb. 9a - d

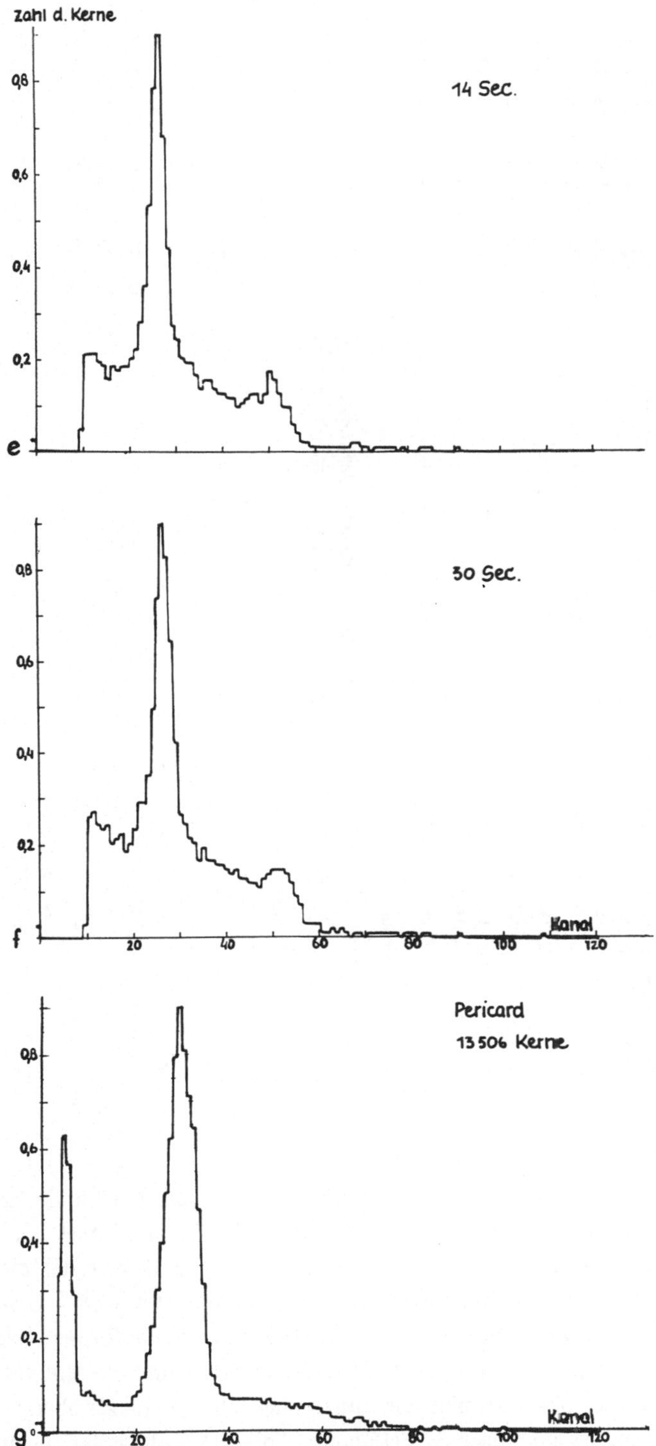

Abb. 9a - g. Unterschiedlich lange Einwirkung von Ultraschall auf ein Retothelsarkom im autoptisch gewonnenen Pleurapunktat

Tabelle 2

Bioptisches Material

Material	Diagnose nach Papanicolaou	1	2,5	4	7	10	20	30	40	60	80	120	Maximum		RHB
								Beschallungsdauer in Sekunden							
Pleurapunktat	V (B 1296/73)		+						+		+		17 - 21	4 K	15 - 21 %
—	V (B 1463/73)		+						+		+		22 - 23	1 K	13 - 17 %
—	V (B 1666/73)		+	+		+			+	+	+		29 - 34	5 K	16 - 22 %
—	V (B 1780/73)		+	+		+			+				27 - 28	1 K	22 - 32 %
—	V (B 1809/73)		+						+		+		21 - 22	1 K	13 - 19 %
Ascites	V (B 1424/73)		+						+	+			19 - 21	2 K	19 - 21 %
—	IV (B 1516/73)		+						+				19	2 K	21 %
—	V (B 1517/73)	+		+	+	+	+	+	+				23 - 27	4 K	11 - 19 %

Autoptisches Material

Material	Diagnose	1	2,5	4	7	10	20	30	40	60	80	120	Maximum		RHB
								Beschallungsdauer in Sekunden							
Pericardflüssigkeit	Adenocarcinom des Pankreas (S 570/73)		+						+		+		23 - 24	1 K	20 - 25 %
Ascites	—		+						+		+		22 - 24	2 K	28 - 45 %
Pericardflüssigkeit	Adenocarcinom der Gallenblase (S 548/73)		+	+		+	+		+		+		27 - 31	4 K	21 - 33 %
Ascites	—		+			+				+		+	24 - 32	6 K	34 - 41 %
Pleurapunktat	—		+			+		+	+				26 - 30	4 K	30 - 35 %
Ascites	Pankreascarcinom (S 524/73)		+			+	+		+	+	+		31 - 34	3 K	17 - 22 %
Pleurapunktat	Bronchialcarcinom (S 429/73		+						+		+		34 - 36	2 K	16 - 22 %
—	Retothelsarkom (S 147/73)	+		+		+ S	+						27 - 32	5 K	12 - 18 %

meßungen wurden oben (Abb. 9a, b) beschrieben. Nach einer Sekunde Beschallung (Abb. 9c) verlagerte sich der Wert des 2 C-Gipfels um 4 Kanäle auf Kanal 32. Die Gipfelbreite verschmälerte sich deutlich. Das Tal zwischen G_1 und G_2 veränderte sich nur wenig, G_2 fällt aber jetzt steiler ab. Nach 4 Sekunden (Abb. 9d) Beschallung sank 2 C auf Kanal 30, G_2 wurde etwas spitzer und im abfallenden Teil wiederum treppenförmig. Nach 14 Sekunden (Abb. 9e) Beschallung lag 2 C im Kanal 27 und erreichte damit ein Minimum. Zwischen G_1 und G_2 ist der vorher bogenförmige Verlauf in eine schräge Gerade übergegangen. Auffällig ist der Schuttanteil, der auch nach 30 Sekunden (Abb. 9f) noch weiter zugenommen hat. Die Lage der Maxima ist unverändert. Im absteigenden Teil von G_1 beginnt die gezackte Gerade früher und verläuft steiler. Das G_2 entsprechende Maximum ist abgeflacht. In allen Kurven bleiben jedoch einige polyploide Werte erhalten.

In beiden Versuchsserien finden sich Änderungen in Form und Lage der einzelnen Maxima. Außerdem nahm in beiden Serien der Anteil des Schutts unter langanhaltender Beschallung zu. Die wichtigsten Ergebnisse der übrigen Beschallungsversuche sind in Tabelle 2 zusammengefaßt. Hierher gehören die Schwankungsbreiten des jeweiligen Hauptgipfels und seiner relativen Halbwertsbreite. Im Durchschnitt waren die Gipfel bei bioptischem Material mit 2,2 Kanälen geringer als beim autoptischen mit 3,4 Einheiten. Für die RHB wurden ebenfalls die Schwankungsbreiten angegeben. Ihr Verhalten ist sehr unterschiedlich. Meist erreicht die RHB nach einiger Zeit ein Minimum, um anschließend wieder anzusteigen. Im Durchschnitt von 8 bioptischen Proben betrug die hierfür erforderliche Zeit 13 Sekunden, während bei 8 autoptischen Ergüssen dieses Minimum erst nach 26 Sekunden erreicht war. Ein weiterer wichtiger Befund bestand darin, daß in 4 Beschallungsserien (B 1424, B 1463, B 1809, S 570) keine nennenswerten Veränderungen unter einer maximal 80 Sekunden anhaltenden Beschallung der Zellen eintrat. In drei weiteren Fällen wurde lediglich eine geringfügige Zunahme des Schuttanteils ermittelt.

Erörterung

Die Charakterisierung von Tumorzellpopulationen durch die Meßung der nucleären DNS in Einzelzellen ist mit dem ICP an einem sehr viel umfangreicheren Material möglich als mit

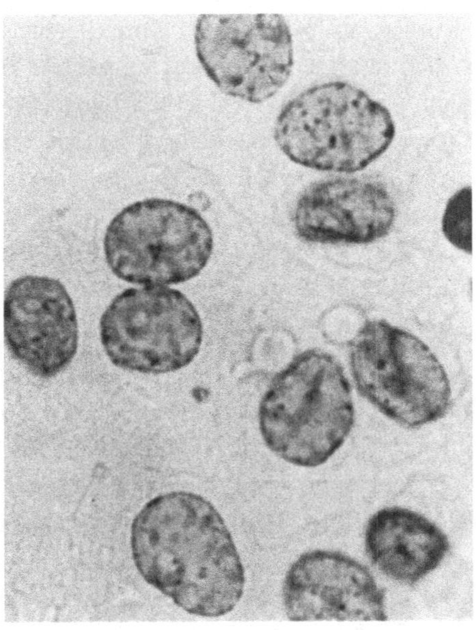

Abb. 10. Normale Mesothelzellen aus dem Pericard bei falsch positivem ICP-Histogramm

den bisher üblichen Verfahren. Die vorliegenden Untersuchungen zeigen, daß die Deutung der Histogramme, die mit diesem Meßsystem gewonnen werden, durch eine Reihe von Faktoren beeinflußt werden. Hierzu gehören die Färbung, die Lagerung und die Zusammensetzung der Proben. Die nur lockere Bindung des Farbstoffes Ethidium-Bromid bringt es mit sich, daß infolge zu hoher Konzentrationen von Zellen und Eiweiß in den Proben eine Untersättigung des Farbstoffes eintreten kann. Die lockere Bindung dürfte ferner die Ursache für Änderungen der RHB und der Gipfellage unter Ultraschalleinwirkung sein. Da auch die Dauer der Lagerung die Lage der 2 C-Gipfel beeinflussen kann, muß mit Veränderungen der färbbaren Strukturen gerechnet werden, die man als Alterung bezeichnen kann. Die Dauer der Lagerung ist außerdem von Bedeutung für die Beimengung der Proben. Sehr eiweißreiche bioptische Proben ergeben häufig erst nach einiger Zeit verwertbare Kurven. Die Zellen scheinen anfangs von den Eiweißbeimengungen maskiert zu sein. Bei autoptischem Material ist prinzipiell zu berücksichtigen, daß vermehrt Blutzellen und abgelöste mesotheliale Deckzellen einbezogen werden. Ferner stören nekrotische Zellen und Fibrinniederschläge die Meßungen. Gelegentlich kann nach Registrierung einer Zerfallshyperbel durch Erhöhung der Spannung noch eine auswertbare Kurve gemessen werden. Erheblich erleichtert wird die Einstellung des 2 C-Wertes mit dem ICP durch den elektrischen Impulsgeber, der es erlaubt, Normalbedingungen zu reproduzieren. Die Behandlung der Proben mit Ultraschall während der Aufbereitung des Materials ergab, daß die Zellen wesentlich resistenter sind, als in anderen Versuchen gezeigt wurde (Göhde *et al.*, 1972; Sprenger *et al.*, 1972). Beschallungszeiten bis 80 bzw. 120 Sekunden führten nur zu Zerstörung weniger Zellen und einer geringen Zunahme der Zerfallsprodukte.

Die Deutung der Histogramme wird nicht zuletzt durch die Zusammensetzung der Proben beeinflußt. Während die Kurven normaler Zellen durch einen sehr schlanken 2 C-Gipfel charakterisiert sind, finden sich in reinen Tumorkurven breitere Gipfel, deren RHB über 25 % liegt. Meist sind außerdem Gipfel der G_2-Phase und höherpolyploider Kerne vorhanden. Schwieriger ist die Deutung von sog. Mischkurven, die durch Beimengung normaler Zellen zustande kommen. Kleinere Maxima unterhalb der Hauptgipfel können besondere Schwierigkeiten bereiten. Mit Hilfe zusätzlicher Meßungen mit dem SMP konnte gezeigt werden, daß diese sowohl den normalen Zellen als auch hypodiploiden Tumorzellstämmen entsprechen können. An den Hauptgipfeln liefern treppenförmiger Verlauf an der Basis und die niedere RHB von normalen Zellen Hinweise auf derartige Überlagerungen. Für die Abklärung derartiger Fragen genügen meist Meßungen an kleinen Stichproben von 10 bis 20 Zellkernen (Atkin *et al.*, 1966) mit dem SMP. Dies verkürzt den Zeitaufwand für die Charakterisierung der Tumorzellpopulationen erheblich und zeigt die Überlegenheit des Suspensionsverfahren. Sie tritt besonders deutlich in Erscheinung bei extrem polymorphen Zellpopulationen, deren Histogramme erst nach Meßung mehrerer Tausend Kerne Maxima erkennen lassen.

Die Deutung der mit dem ICP gemessenen Histogramme erfordert somit in fraglichen Fällen vorerst noch die Kontrolle durch die morphologische Beurteilung eines Ausstriches des Ausgangsmaterials und die Einzelmeßungen ausgewählter Zellen mit dem SMP. Begrenzt wird die Anwendbarkeit sowohl durch zu kleine Proben, wie sie in bioptischen Punktaten nicht selten sind, als auch durch die Tatsache, daß etwa 10 % der malignen Tumoren keine statistisch signifikanten Abweichungen ihrer nukleären DNS-Menge von den Normalgeweben zeigen (Pfitzer und Pape, 1973; Coelho und Pfitzer, im Druck).

Zusammenfassung

Untersucht wurden 15 bioptische und 34 autoptische Ergüsse, die nach Ethidium-Bromid-färbung mit dem ICP und z.T. mit dem SMP nach Feulgen-Färbung gemessen wurden. Die Lage des diploiden Wertes wird im ICP durch die Färbung und die Lagerung verändert. Die Deutung der Histogramme ist außerdem durch Beimengungen von normalen Zellen und Eiweiß beeinflußt. Für die Interpretation von sog. Mischkurven aus normalen Zellen und Tumorzellen ist die morphologische Beurteilung und die Auswahl von Einzelzellen für die Meßung mit dem SMP Voraussetzung. 16 Versuchsreihen mit unterschiedlicher Ultraschall-behandlung ergaben eine gute Resistenz der Zellen.

Summary

Determination for nuclear DNA content was done on 49 specimens of effusions taken at puncture or autopsy. Ethidiumbromide was used as stain for the ICP and Feulgen for the scanning-microspectrophotometer (SMP). The diploid value in the ICP histograms is influenced by staining and time of preservation. Furthermore the curves are influenced by the composition of the fluid. Especially histograms of mixed cell populations need morphological control and DNA measurements on selected cells by the SMP. Ultrasound does not distroy many cells during 80 or 120 seconds.

Literatur

ATKIN, N.B., MATTINSON, G., BAKER, M.C.: A comparison of the content and chromosome number of fifty human tumors. Brit. J. Cancer 20, 87 (1966).

BERKHAN, E.: DNS-Messungen von Zellen aus Vaginalabstrichen. Ärztl. Lab. 18, 77 (1972).

BÜCHNER, Th., DITTRICH, W., GÖHDE, W.: Die Impulscytophotometrie in der haematologischen Cytologie. Klin. Wschr. 49, 1090 (1971).

BÜCHNER, Th., GÖHDE, W., DITTRICH, W., BARLOGIE, B.: Proliferationskinetik von Leukämien vor und unter Therapie anhand der Impulscytophotometrie. Inn. Med. 78, 159 (1972).

COELHO, C.P., PFITZER, P.: Cytophotometrische Bestimmung des DNS-Gehaltes von Zellkernen verschiedener Tumoren und ihrer Metastasen. Arch. f. Geschwulstforsch. (im Druck).

DITTRICH, W., GÖHDE, W.: Impulsfluorometrie bei Einzelzellen in Suspension. Z. Naturf. 24b, 360 (1969).

FEY, F., GIBEL, W., SCHRAMM, T., TEICHMANN, B., ZIEBARTH, D.: Untersuchungen über den Wert der Impulscytophotometrie bei der Erkennung präkanzeröser Veränderung. Arch. Geschwulstforsch. 39/1, 1 (1972).

GÖHDE, W.: Automation in der quantitativen Zytologie mit dem Impulszytophotometer. GBK-Mitteilungsdienst Band 6, 255 (1972).

GÖHDE, W., DITTRICH, W., ZINSER, K.H., PRIESHOF, J.: Impulszytophotometrische Meßungen an atypischen Zellabstrichen aus Scheide und Cervix uteri. Geburtsh. u. Frauenheilk. 32, 382 (1972).

Le PEQC, S.B., PAOLETTI, O.: A fluorescent complex between ethidium bromide and nucleic acids. J. molec. Biol. 27, 87 (1967).

MÜLLER, D.: Zytologische Untersuchungen zur Pathophysiologie leukämischer Zellen. Ärztl. Forsch. 23/2, 45 (1969).

NOESKE, K., SCHOEN, U.: Versuche zum automatischen Prescreening in der Zytodiagnostik. Verh. Dtsch. Ges. Path. 55, 806 (1971).

PAPE, H.D., PFITZER, P.: The Nuclear DNA-Content of Tumour Cells in the Oral Cavity. J. max. fac. Surg. 1, 65 (1973).

PFITZER, P., PAPE, H.D.: DNA Values from Cytology in a Case of Palatal Carcinoma. Acta Cytol. 15, 559 (1971).

PFITZER, P., PAPE, H.D.: Characterization of Tumor Cell Population by DNA-measurements. Acta Cytol. 17, 19 (1973).

RAJEWSKY, F.M.: Proliferative Parameters of Cell Populations and Cancer Therapy. In: E. GERLACH, K. MOSER, E. DEUTSCH, W. WILMANNS: Erythrocytes, Thrombocytes, Leukocytes. Stuttgart: Thieme 1973.

REIFFENSTUHL, G., SEVERIN, E., DITTRICH, W., GÖHDE, W.: Die Impulscytophotometrie des Vanal- und Cervicalsmears. Arch. Gynäk. 211, 595 (1971).

SCHUMANN, J., EHRING, F., GÖHDE, W., DITTRICH, W.: Impulscytophotometrie der DNS in Hauttumoren. Arch. klin. exp. Derm. 239, 377 (1971).

SPRENGER, E., BÖHM, N., SANDRITTER, W.: Durchflußfluoreszenzcytophotometrie für die gynäkologische Krebsvorsorge. Dtsch. Med. Wschr. 25, 1099 (1971).

SPRENGER, E., RÖVER, J., WAGNER, D., SANDRITTER, W.: Probleme bei der durchflußzytophotometrischen Erfassung atypischer Zervixepithelien nach DNS-Fluorochromierung mit Ethidiumbromid. Beitr. Path. 148, 141 (1973).

Impulscytophotometrische Charakterisierung des DNS-Verteilungsmusters in reaktiven und neoplastischen Körperhöhlenexsudaten*

H. J. SENN, H. J. LANG und E. FEIL

Die Malignitätsdiagnose in Körperhöhlenergüssen bereitet cytologisch oft große Schwierigkeiten, insbesondere in Pleuraexsudaten. Die morphologische Differenzierung zwischen Tumorzellen und normalen, bzw. reaktiv veränderten Mesothelzellen ist selbst bei wiederholter cytologischer Untersuchung nur bedingt möglich. Das Resultat davon bilden "Verdachtsdiagnosen", welche eine genaue Bestandsaufnahme der Tumorausdehnung und die klinische Stadieneinteilung hemmen. Wir haben versucht, die technisch relativ einfache und rasch arbeitende Methodik der Impulscytophotometrie zur besseren Charakterisierung der Dignität von Ergußzellpopulationen anhand des automatisiert registrierten DNS-Verteilungsmusters differentialdiagnostisch anzuwenden. Ähnlich wie in der Hämatologie bietet dabei die Präparation der zu messenden Zellen wenig Schwierigkeiten, da diese in der Regel bereits in Einzelzellsuspensionen vorliegen.

Material und Methoden

36 Exsudatflüssigkeiten (26 Pleuraexsudate, 7 mal Ascites, 2 mal Liquor und 1 Kniegelenkspunktat) von 31 hospitalisierten Patienten einer internmedizinischen Klinik wurden ohne irgendwelche Zusätze unmittelbar nach erfolgter Punktion dem onkologischen Laboratorium zugeleitet. Größere Zellkonglomerate bzw. eventuelle Fibringerinnsel wurden durch zweimaliges Filtrieren in feinen Nylonsieben entfernt. Die Exsudatzellen wurden zweimal in Phosphatpuffer gewaschen (pH 7,4, 2 mal 5 Minuten bei 800 Umdrehungen/Minute). Die weitere Vorbehandlung umfaßte die Fixation des aufgeschwemmten Zellsedimentes mittels Aethanol 70 %, Pepsinisierung und Färbung mittels Ethidiumbromid [1,2]. Auf die zu Beginn der Studie zusätzlich durchgeführte Ribonuclease-Vorbehandlung haben wir aufgrund eigener vergleichender methodischer Erfahrungen [1] später verzichtet. Ebenso wurde auf eine Ultraschall-Vorbehandlung der Exsudatzellsuspension verzichtet, da aufgrund von Vorversuchen sowie früheren enzymchemischen Studien keineswegs eine "selektive" Zerstörung von beigemengten entzündlichen Zellelementen erfolgt. Die präparierten Zellproben wurden anschließend ohne zeitliche Verzögerung im Impulscytophotometer ICP-11 (Firma PHYWE AG, Göttingen) bezüglich ihres DNS-Verteilungsmusters gemessen.

Die Interpretation der DNS-Histogramme erfolgte unabhängig durch drei mit der Methodik vertraute Untersucher. Die Dignitätsklassifikation "gutartig, bzw. reaktiv entzündlich",

*) mit Unterstützung des Schweizerischen Nationalfonds zur Förderung der wissenschaftlichen Forschung, Kredit-No. 3.920.72

"Malignitätsverdacht", "tumorzellhaltiges Exsudat" erfolgte vorerst ohne Berüchsichtigung der klinischen Diagnose aufgrund des relativen Anteils von Zellen mit einem DNS-Gehalt $>$ 2c (Zellen in S sowie G_2/M sowie erhöhtem Ploidiegrad). Diese Auswertung wurde sekundär mit den cytologischen Resultaten (Cytologische Abteilung des Instituts für Pathologie, Kantonsspital St. Gallen: Prof. F. Gloor / Dr. P. Spieler) sowie mit den klinischen Daten verglichen.

Bei 3 Patienten wurden Pleuraexsudatzellen zwei- bis mehrmals nach intrakavitärer therapeutischer Instillation von Cytosin-Arabinosid (Alexan[R]) aus prognostischen Gründen impulszytophotometrisch untersucht.

Resultate

Abb. 1 zeigt zwei Beispiele neoplastischer Pleuraergüsse, bei welchen die Malignitätsdiagnose aufgrund eines eindeutig pathologischen DNS-Histogramms leicht zu stellen war. Abb. 1a zeigt das DNS-Histogramm eines Pleuraergusses bei Pleuritis carcinomatosa bei metastasierendem Mammacarcinom: Nebst einer kleinen Zerfallshyperbel und dem 2c - Hauptgipfel mit Spitze bei Kanal 30 und einem diskreten 4c - Gipfel bei Kanal 60 kommt ein deutlicher Zwischengipfel hyperdiploider (Tumor)Zellen zur Darstellung. Cytologisch enthielt dieses Exsudat neben reichlich entzündlichen Zellelementen (Granulocyten, Lymphocyten, Makrophagen) viele Tumorzellen eines soliden, teils adenomatösen Carcinoms, vereinbar mit der Histologie des primären Mammacarcinoms. Abb. 1b zeigt das DNS-Histogramm eines cytologisch eindeutig positiven neoplastischen Pleuraergusses bei undifferenziertem Platten-

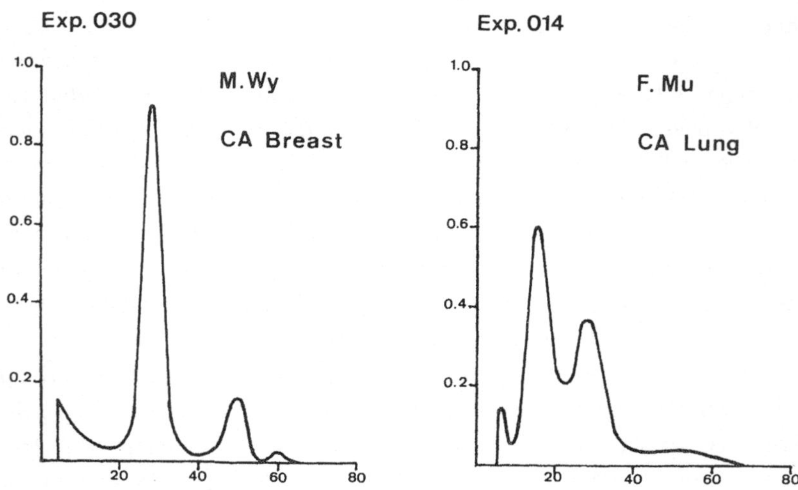

Abb. 1a (links). DNS-Histogramm eines Pleuraexsudats bei metastasierendem Mammakarzinom mit cytologisch und histologisch nachgewiesener Pleurakarzinose. (b). DNS-Histogramm eines Pleuraexsudats bei cytologisch positivem Pleuraerguß bei metastasierdem Bronchuscarcinom. Erklärungen siehe Text

epithelcarcinom des Bronchialbaums. Es liegen mindestens 2 Zellpopulationen mit unterschiedlichem DNS-Gehalt vor, sowie ein erhöhter Anteil von Zellen in der S- und G_2/M-Phase. Die Cytologie zeigte neben entzündlichen Zellen massenhaft polymorphe Tumorzellen.

Mit Ausnahme dieser beiden charakteristischen Fälle bereitete die Dignitätsklassifikation der übrigen 24 Pleuraexsudate impulscytophotometrisch erhebliche Schwierigkeiten. Abb. 2a zeigt einen Pleuraerguss bei schwerer bilateraler Herzinsuffizienz und hochfebrilem, grippalem Infekt: Aufgrund eines diskreten S-Plateaus und eines kleinen 4c - Gipfels wurde im Laboratorium in Unkenntnis der klinischen Diagnose das Vorhandensein "proliferierender Zellen" angenommen und die Diagnose auf Malignitätsverdacht gestellt. Dieser Verdacht ließ sich weder klinisch noch cytologisch bestätigen. Das Exsudatsediment enthielt Pleuramesothelzellen sowie teils atypische Lymphocyten und Makrophagen. Abb. 2b zeigt ein deutlich pathologisches DNS-Histogramm mit ausgeprägter Zerfallshyperbel sowie deutlich

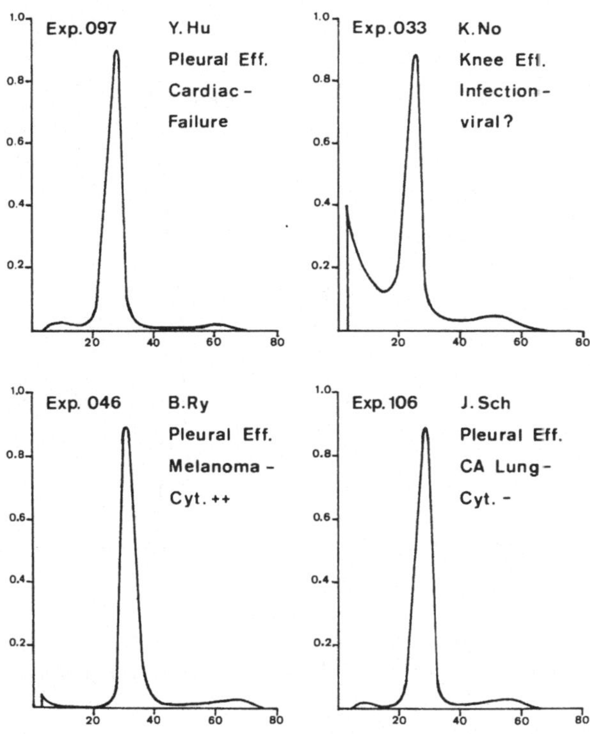

Abb. 2a - d. Impulscytophotometrisch registrierte DNS-Histogramme, (a) Pleuraerguß bei globaler Herzinsuffizienz und grippalem Infekt. (b) Kniegelenkserguß bei schwerer Polyserositis, Cytomegalieviruskrankheit? (c) Cytologisch positiver Pleuraerguß mit Tumorzellen bei metastasierendem malignem Melanom, (d) Cytologisch negativer Pleuraerguß bei zentralem Bronchuscarcinom und oberer Einflußstauung

erhöhtem Anteil von proliferierenden Zellen in S sowie G_2/M in einem Kniegelenkspunktat bei Polyserositis im Rahmen eines schweren Virusinfekts. Serologisch und virologisch lag eine Cytomegalieviruskrankheit vor. Abb. 2c zeigt das DNS-Histogramm eines Pleuraexsudatzellpopulation bei cytologisch gesicherter Pleuritis carcinomatosa im Rahmen eines hämatogen disseminierten malignen Melanoms. Trotz eindeutig positiver Cytologie unterscheidet sich diese Kurve sowohl qualitativ wie quantitativ nicht von den oben beschriebenen DNS-Histogrammen reaktiv-entzündlicher Veränderungen. Abb. 2d zeigt das DNS-Verteilungsmuster eines cytologisch mehrfach negativen Pleuraergusses bei kleinzelligem Bronchuscarcinom mit Mediastinalbeteiligung und oberer Einflußstauung.

Mehrere "falsch-negative" DNS-Histogramme beobachteten wir insbesondere bei der Untersuchung von Asciteszellpopulationen. In Abb. 3 unterscheidet sich beispielsweise eine lediglich reaktive Zellpopulation bei dekompensierter Lebercirrhose impulscytophotometrisch in keiner Weise von einem ebenso bland aussehenden DNS-Histogramm bei histologisch und cytologisch verifizierter Peritonealcarcinose bei disseminiertem Ovarialcarcinom, Stadium III.

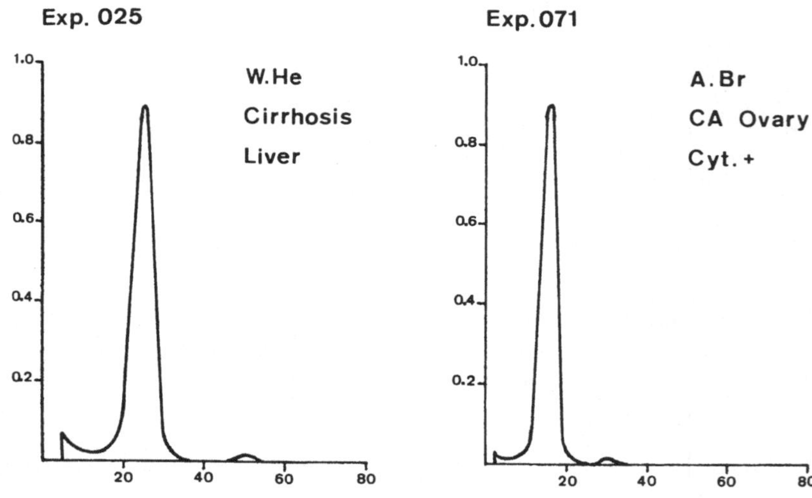

Abb. 3a u. b. DNS-Histogramme von Exsudatzellen aus Ascites: (a) Dekompensierte Lebercirrhose, (b) Disseminiertes Ovarialcarcinom, Stadium III mit Peritonealcarcinose und cytologischem Tumorzellnachweis im Ascites

Tabelle 1 zeigt die Gegenüberstellung der cytologischen Exsudatbefunde unter Berücksichtigung der klinischen Diagnose einerseits und der impulscytophotometrisch registrierten DNS-Histogramme andererseits: Nur bei 13 der 36 Exsudate bestand morphologisch-cytolo-

Tabelle 1. Gegenüberstellung der Dignitätsbewertung von 36 Körperhöhlenexsudaten: Zytologie versus DNS-Histogramme

| Exsudat | n | Cytologische Auswertung (+Klinik) | | | DNS – Histogramm (ICP-11) | | | "falsch" positiv ("maligne") | "falsch" negativ ("benigne") |
| | | benigne/reaktiv | neoplastisch | | gleichsinnig interpretiert | | | | |
			verdächtig	sicher	reaktiv/benige	verdächtig	neoplastisch		
Pleura	26	10	4	12	2	1	7	9	7
Aszites	7	2	1	4	1	–	1	1	4
Liquor	2	1	–	1	–	–	1	1	–
Gelenk	1	1	–	–	–	–	–	1	–
Total	36	14	5	17	3	1	9	12	11
						13			23

gisch und impulscytophotometrisch Übereinstimmung bezüglich der Dignitätsklassifikation. In 23 Fällen divergierte die Interpretation des DNS-Histogramms, indem 11 mal ein "falsch-

positiver" Befund (ohne cytologische und klinische Malignitätsdiagnose) und in 12 weiteren
Fällen ein "falsch-negativer" Befund (bei cytologisch eindeutig nachweisbaren Exsudattu-
morzellen)erhoben wurde.

In Körperhöhlenexudaten liegen (ähnlich wie in Blut und Knochenmark) fast ausnahms-
los heterogene Zellpopulationen vor. Aufgrund der oben beschriebenen, differentialdiagnostisch nicht sehr ermutigenden Resultate versuchten wir, durch eine Reihe von Mischungsexperimenten die Sensitivität der impulscytophotometrischen Methodik bezüglich der Erfassung pathologischer Zellpopulationen näher zu prüfen. Abb. 4a zeigt das DNS-Histogramm des peripheren Blutes bei unbehandelter, florider akuter myeloischer Leukämie mit
weniger als 5 % Blasten und Promyelocyten im Kapillarblutausstrich. Abb. 4b zeigt verglei-
chend die DNS-Verteilungskurve im gleichzeitig entnommenen Knochenmarksblut, welches
73 % Myeloblasten und Promyelocyten enthielt. Die DNS-Histogramme unterscheiden sich
signifikant in bezug auf Vorgipfel (Zerfallshyperbel), relative Halbwertsbreite des Hauptgipfels (2c) sowie bezüglich Anteil von Zellen in der S- und G_2/M - Phase. Beide Zellproben

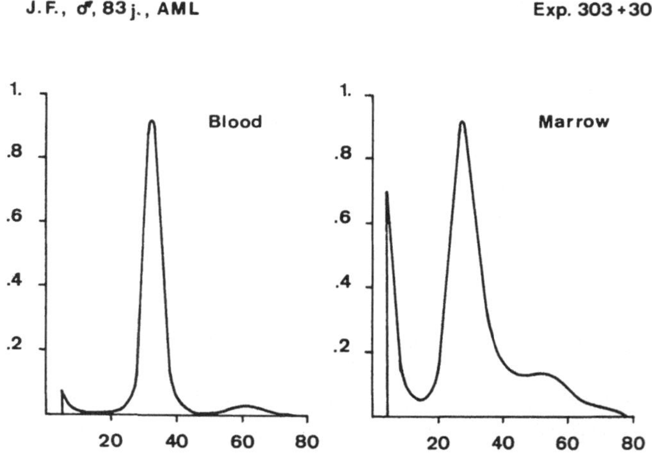

Abb. 4a u. b. Impulscytophotometrisch registriertes DNS-Histogramm von Blut- und Knochenmarkszellen
eines 83jährigen Patienten mit akuter myelomonocytärer Leukämie, (a) Peripheres Blut, weniger als 10 %
Myeloblasten, Promyelocyten und leukämische monocytoide Zellen, (b) Knochenmark, mit 73 % leukämischen Zellen

(peripheres Blut und Knochenmark desselben Leukämiepatienten) wurden bezüglich Zellzahl
standardisiert und daraufhin in variablen Proportionen zur Bestimmung der kritisch feststell-
baren Nachweisgrenze des Anteils pathologischer, proliferierender Zellen miteinander gemischt. Aus Abb. 5 geht hervor, daß die Anwesenheit von 5, bzw. 10 % Knochenmarkszellen
den "Leerwert" des DNS-Histogramms des peripheren Bluts noch nicht signifikant zu ver-
ändern vermag. Erst die Mischung von 80 % Blut- und 20 % Knochenmarkszellen läßt eine

148

eindeutige Vermehrung der Vorsignale sowie der Zellen in der S- und G_2/M - Phase erkennen, was sich bei der Mischung von 60 % Blut- und 40 % Knochenmarkszellen weiter verdeutlicht.

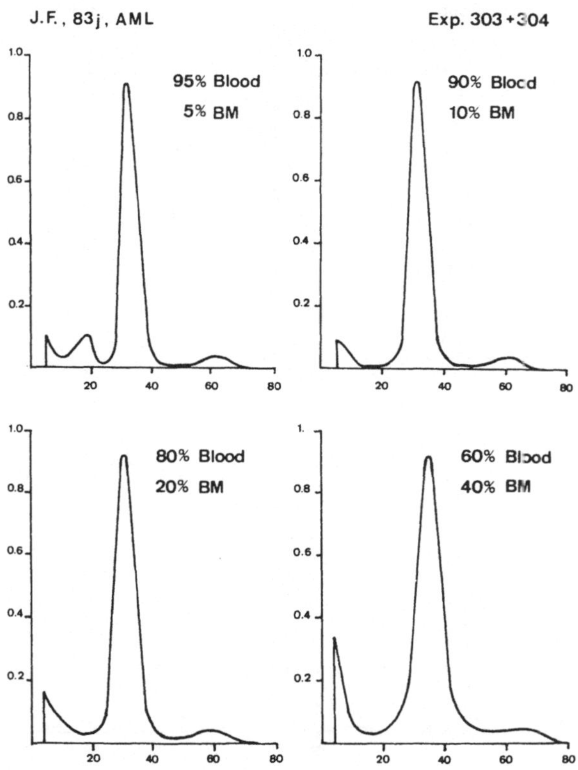

Abb. 5a — d. DNS-Histogramme von variablen Mischungen zahlenmäßig standardisierter Anteile von Blut- und Knochenmarkszellen, gleicher Fall wie Abb. 4 (weitere Erläuterungen siehe Text), (a) Mischungsverhältnis 95 % Blut- und 5 % Knochenmarkszellen, (b) Mischungsverhältnis 90 % Blut- und 10 % Knochenmarkszellen, (c) 80 % Blut- und 20 % Knochenmarkszellen, (d) 60 % Blut- und 40 % Knochenmarkszellen

Ein weiteres ähnliches Mischungsexperiment zur Bestimmung der kritischen Nachweisgrenze abnormer Anteile in gemischten Zellpopulationen zeigt Abb. 6: In variablen Proportionen gemischt wurden hier zahlenmäßig standardisierte Proben von Blutleukocytenkonzentraten einer gesunden Normalperson sowie eines Patienten mit florider, unbehandelter chronischer myeloischer Leukämie. Die beiden DNS-Histogramme unterscheiden sich sowohl bezüglich der Lage des Gipfelsspitzenkanals 2c sowie des Anteils von proliferierenden Zellen in der S- und G_2/M-Phase. Auch in diesem Mischungsexperiment ergab ein Anteil von 10 % CML-Leukocyten zu normalen Leukocyten noch keine signifikante Veränderung des

149

DNS-Histogrammes. Erst bei der Mischung von 20 % CML-Zellen und 80 % Normalzellen trat der erwartete Doppelgipfel sowie ein diskret erhöhter Prozentsatz von Zellen mit erhöhtem DNS-Gehalt in Erscheinung.

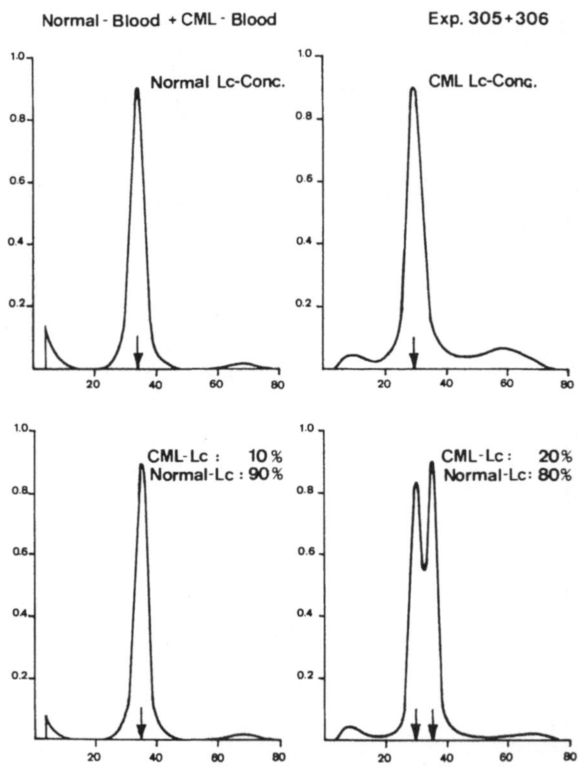

Abb. 6a – d. DNS-Histogramme eines normalen sowie eines pathologischen Leukocytenkonzentrats (CML = chronische myeloische Leukämie). Beide Zellsedimente wurden vor den impulscytophotometrischen DNS- Messungen zahlenmäßig genau standardisiert. (a) Normales Leukocytenkonzentrat eines gesunden Spenders (Ausgangswert, Gipfelspitzenkanal 2c bei Kanal 35), (b) Leukocytenkonzentrat eines Patienten mit unbehandelter CML (Ausgangswert, Gipfelspitzenkanal 2c bei 29), (c) Mischung beider Leukocyten-konzentrate, 90 % Normalleukocyten + 10 % CML-Leukocyten, (d) Mischungsverhältnis 80 % Normalleu-kocyten + 20 % CML – Leukocyten

Diskussion

Die Impulscytophotometrie, ein neues auf dem Durchflußprinzip basierendes Meßverfahren, erlaubt in Verbindung mit möglichst spezifischen Fluorescenz-Färbemethoden die automatisierte Registrierung der Häufigkeitsverteilung von Zellen mit einer bestimmten Menge des fluorescierenden Zellbestandteils [3]. So läßt sich beispielsweise nach Färbung der zu messenden Zellsuspension mit Ethidiumbromid innert kurzer Zeit ein statistisch relevantes DNS-Histogramm der betreffenden Zellpopulation ermitteln, welches auf einer großen Zahl von Einzelmessungen (bis 1000 Zellen/Sek.) beruht [2,4]. Der statistische Fehler der "kleinen Zahl" wird damit im Gegensatz zu der zeitlich viel aufwendigeren Technik der Einzelzellcytophotometrie weitgehend eliminiert. Der nicht zu übersehende Nachteil der Methode besteht jedoch in der Ermangelung einer optischen Kontrolle der impulscytophotometrisch gemessenen Zellelemente.

Die Methodik der automatisierten DNS-Verteilungsmessung mittels des Impulscytophotometers ICP-11 wurde bisher versuchsweise in der hämatologischen und gynäkologischen Cytologie als differentialdiagnostische, bzw. prognostische Maßnahme eingesetzt [5-7]. Es lag daher nahe, die potentiellen Möglichkeiten des Geräts auch für die Dignitätsbeurteilung von Körperhöhlenergüssen in der internmedizinischen-onkologischen Diagnostik einzusetzen, wo - insbesondere bei Pleuraexsudaten - die cytologische Unterscheidung zwischen neoplastischen und reaktiv-benignen Zellen oft Schwierigkeiten bereitet.

Unsere vorgelegten präliminären Resultate bezüglich der impulscytophotometrischen Dignitätsbeurteilung von Exsudatzellpopulationen sind nicht sehr ermutigend (Abb. 2 und 3, Tabelle 1). Wohl ist es in Einzelfällen bei Vorhandensein massiver Tumorzellanteile im Exsudat möglich, aufgrund zusätzlicher aneuploider Nebengipfel und gesteigertem Anteil von Zellen mit erhöhtem DNS-Gehalt (S-G_2/M-Plateau) aufgrund des DNS-Histogramms eine Malignitätsdiagnose zu stellen (Abb. 1). In der Regel findet sich jedoch in den Exsudaten von Körperhöhlen bei Tumorzellinfiltration des auskleidenden Mesothels ein heterogenes Zellgemisch von entzündlichen und evtl. neoplastischen Zellelementen, was die Abgrenzung zwischen reaktiven und malignen Veränderungen erschwert. Aus Abb. 2 und Tabelle 1 wird ersichtlich, daß die Interpretation des impulscytophotometrisch registrierten DNS-Histogramms nur in ca. einem Drittel der untersuchten Exsudate mit der unabhängig davon vorgenommenen cytologischen Auswertung übereinstimmt. In 23 von 36 Fällen wurde aufgrund eines pathologisch erscheinenden DNS-Histogramms 12 mal eine falsch-positive Malignitätsdiagnose vermutet und aufgrund eines normal erscheinenden DNS-Verteilungsmusters in 11 weiteren Fällen (bei cytologischem Tumorzellennachsweis) eine falsch-negative Interpretation abgegeben. In Anbetracht der ebenfalls bestehenden Schwierigkeiten in der cytologischen Exsudatzelldiagnostik sind wir uns der Problematik einer solchen vergleichenden Gegenüberstellung zweier ganz unterschiedlicher Methoden voll bewußt. Dies dürfte jedoch - insbesondere unter Einbezug der weiteren klinischen Daten - wenig an der Tatsache ändern, daß die Abgrenzung zwischen "benigne-reaktiv" und "maligne" impulscytophotometrisch wesentlich schwieriger zu bewerkstelligen ist als mittels der klassischen Cytologie und Cytochemie.

Diese Tatsache ist nicht überraschend, wenn berücksichtigt wird, daß "Proliferation" nicht eine spezifische Eigenschaft neoplastischer Zellen ist, sondern in wechselndem Ausmaß auch bei Entzündungs- und Reparationsvorgängen vorkommt. Im Gegensatz zu den für ein Malignitätscreening wahrscheinlich günstigeren Voraussetzungen in der gynäkologischen Krebsdiagnostik dürften in Körperhöhlenexsudaten (Pleura, Bauchhöhle) in erster Linie immunreaktive mononukleäre Exsudatzellen (aktivierte Lymphocyten, Makrophagen, mesotheliale Zellen) die korrekte Interpretation des DNS-Histogramms erheblich erschweren. Andererseits bleibt zu bedenken, daß gewisse neoplastische Zellpopulationen erheblich weniger proliferieren als "benigne" Zellen mit spontaner, bzw. entzündlich-reaktiver hoher Umsatzrate. Auf diesem Hintergrund sind wohl die auffallend häufigen falsch-positiven sowie falsch-negativen impulscytophotometrischen "Malignitäts"-Diagnosen zu verstehen. Die fehlende optische Kontrolle der zu messenden Zellsuspensionen erweist sich zumindest in notorisch heterogenen Exsudatzellpopulationen als ein schwerwiegendes Handicap.

Von besonderer Tragweite erscheint uns der Umstand, daß die impulscytophotometrische Identifikation einer pathologischen Zellpopulation mit abnormem DNS-Histogramm erst möglich wird, wenn der quantitative Anteil der beigemengten pathologischen Zellen in einer gemischten Population 10-15 % übersteigt (Abb. 4,5 und 6). Dies müssen wir zumindest aus unserer kleinen Reihe von standardisierten Mischungsexperimenten mit normalen und leukämischen Zellsuspensionen schließen. Eingehendere Studien in dieser Richtung sind unumgänglich, um die Sensitivität der morphologisch nicht kontrollierbaren impulscytophotometrischen Methodik als Basis eines "Malignitäts-Präscreenings" zu prüfen [8].

Ob es gelingen wird, durch differenziertere präparative Schritte die bei der Beurteilung störenden entzündlich-reaktiven Zellelemente "selektiv" zu eliminieren, bzw. die Zahl der für die DNS-Messungen erstrangig interessierenden (malignen) Zellelemente anzureichern, harrt ebenfalls noch eingehender Prüfung.

Schlussfolgerungen und Zusammenfassung

Die impulscytophotometrisch registrierten DNS-Histogramme von 36 Körperhöhlenexsudaten (26 Pleuraexsudate, 7 mal Aszites, 2 mal Liquor, 1 Gelenkspunktat) wurden der cytologischen Auswertung derselben Exsudatflüssigkeit sowie den klinischen Daten gegenübergestellt:

1. Cytologisch (und aufgrund der klinischen Befunde) wurden von den 36 Exsudaten 17 als sicher neoplastisch, 5 als tumorverdächtig und 14 als reaktiv-entzündlich klassiert. Nur in 13/36 Fällen wurde das DNS-Histogramm unabhängig davon gleichsinnig interpretiert. Im Vergleich zur Cytologie und Klinik "falsch-positive" DNS-Histogramme mit Malignitätsverdacht fanden sich in 12/36 Fällen, "falsch-negative" Histogramme ohne Malignitätsverdacht in 11/36 Exsudaten.

2. In Anbetracht der notorisch heterogenen Zellpopulationen ist eine Abgrenzung zwischen reaktiv-entzündlichen und/oder neoplastischen Exsudaten impulscytophotometrisch wegen der fehlenden morphologischen Kontrolle schwierig durchzuführen.

3. Die Impulscytophotometrie ist eine relativ insensible Methode zur Feststellung eines pathologischen Zellanteils mit abnormer DNS-Verteilung innerhalb einer gemischten Gesamtpopulation: Aufgrund präliminärer Mischungsexperimente liegt der minimal nachweisbare Anteil bei 10-20 %.

Wir danken der Firma C. Bittmann, Basel, für die leihweise Überlassung eines PHYWE-Impulscytophotometers ICP-11.

Literatur

LANG, H. J., FEIL, E., SENN, H. J.: Zur Methodik der impulscytophotometrischen DNS-Bestimmung in normalen und pathologischen Zellpopulationen. Beitrag in diesem Band S.

DITTRICH, W., GÖHDE, W.: Impulsfluorometrie bei Einzelzellen in Suspension. Z. Naturforsch. 24 b, 360 (1969).

GÖHDE, W., DITTRICH, W.: Impulsfluorometrie – ein neuartiges Durchflußverfahren zur ultraschnellen Mengenbestimmung von Zellinhaltsstoffen. Acta histochem. Suppl. 10, 429 (1971).

SPRENGER, E., BÖHM, N., SANDRITTER, W.: Durchflußfluoreszenzcytophotometrie für ultraschnelle DNS-Messungen an großen Zellpopulationen. Histochemie 26, 238 (1971).

BÜCHNER, TH., DITTRICH, W., GÖHDE, W.: Die Impulscytophotometrie in der hämatologischen Cytologie. Klin. Wschr. 49, 1090 (1971).

REIFFENSTUHL, G., SEVERIN, E., DITTRICH, W., GÖHDE, W.: Die Impulscytofotometrie des Vaginal- und Cervicalsmears. Arch. Gyn. 211, 595 (1971).

SPRENGER, E., BÖHM, N., SANDRITTER, W.: Durchflußfluoreszenzcytophotometrie für die gynäkologische Krebsvorsorge. Dtsch. Med. Wschr. 25, 1099 (1971).

DITTRICH, W.: Reihenuntersuchungen im Rahmen der Krebsvorsorge mit dem Impulscytofotometer. Münch. med. Wschr. 112, 1126 (1970).

Die Durchfluß - Cytophotometrie:
Ein Fortschritt in der Früherkennung des Ovarial - Carcinoms?

G. BOTHMANN, M. ANDREEFF, und H. RUMMEL

Trotz verbesserter chirurgischer, radiologischer und chemotherapeutischer Möglichkeiten konnte die Mortalitätsrate maligner Neubildungen des Ovars bisher nicht gesenkt werden. Eine Verbesserung der Heilungsergebnisse ist daher vor allem durch verstärkte Frühdiagnose zu erwarten.

Gegenwärtig gibt es keine überzeugenden Methoden zur Früherkennung des Ovarial - Carcinoms. In der Regel wird es erst im fortgeschrittenen Stadium, im Ausnahmefall als Zufallsbefund in einer früheren Phase erkannt.

Neben dem Problem der Früherfassung verbleibt für den Kliniker als zusätzliche Schwierigkeit die sichere Stadien - Einteilung entsprechend den Richtlinien der FIGO in die Gruppe I. Hier bedeutet der Nachweis von Tumorzellen im Ascites wahrscheinlich eine Verschlechterung der Prognose und erfordert dementsprechend eine Änderung im therapeutischen Vorgehen, z.B. durch Einsatz von Radio - Gold oder Cytostatica. Nun wird es aber auch für den erfahrenen Cytologen mitunter schwierig sein, aus den Körperflüssigkeiten mit konventionellen Methoden Tumorzellen genügend sicher abzugrenzen. Hier müssen in erster Linie Veränderungen der Mesothelzellen angeschuldigt werden, die die Diagnostik erschweren.

Von den dargestellten Schwierigkeiten ausgehend, erhob sich die Frage, ob mit der Bestimmung des relativen DNS - Gehaltes als einem zusätzlichen Parameter die diagnostische Beurteilung der Körperflüssigkeit erweitert und vielleicht verbessert werden könnte.

Methode

Das Untersuchungsmaterial wurde entweder unter Sicht (durch Operation oder bei einer Laparoskopie) oder blind (Punktion einer Cyste, Douglas - Lavage, Ascites - Punktion) gewonnen. Nach Auswaschen in physiologischer Kochsalzlösung wurde das Material mindestens 30 min bei -30°C in 96 %igem Äthanol fixiert. Anschliessend Behandlung mit RNAse über 60 min bei 37°C, sowie Pepsinierung bei ebenfalls 37°C über 15 min (Berkhan, 1972).

Färbung mit Ethidiumbromid in Tris - Puffer (1 : 100.000). Ultraschallbehandlung unmittelbar vor jeder Messung mit angenähert 60 Watt über 10 sec (Sprenger *et al*, 1972). Alle Zellsuspensionen wurden vor der Messung im Fluorescenzmikroskop auf das Vorliegen von Zellaggregaten überprüft.

Geeicht wurde mit Mäuseleber, -thymus, -lymphocyten und menschlichen Lymphocyten. Gemessen wurde mit dem ICP 11 der Firma Phywe (Dittrich, Göhde, 1969). Außerdem

wurde von jeder Zellsuspension vor der Fixierung ein cytologisches Ausstrichpräparat angefertigt. Gefärbt wurde nach Papanicolaou und May - Grünwald - Giemsa.

Ergebnisse

Von insgesamt 128 Präparaten wurden 58 unter Sicht gewonnen und 70 blind. Die
1.Abbildung gibt die Synopsis der untersuchten Zellpräparationen wieder. In der Darstellung
unserer Ergebnisse möchten wir aus dem Kollektiv der 3 unteren Zeilen (unauffällige, auffällige und höchst auffällige Histogramme) charakteristische Beispiele in der Diskussion heraus-
stellen.

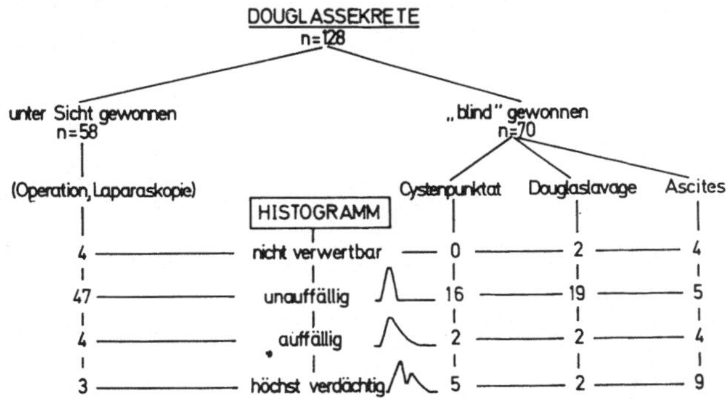

Abb. 1. Synopsis der Ergebnisse der Impulscytophotometrie an 128 Douglassekreten.

In dem 1.Beispiel (Abb. 2) finden sich zwei deutliche Peaks, wobei der erste im
2c - Bereich liegt, der 2.Gipfel liegt eindeutig im hyperdiploiden Bereich. Dieser Histogramm - Typ konnte bei den Zellsuspensionen gefunden werden, die durch die Laparoskopie,
durch Douglas - Lavage oder durch Ascites - Punktion gewonnen wurden. Dieser Histogramm - Typ konnte bislang niemals bei Cysten - Inhalten gefunden werden. Die jeweils
dazugehörigen cytologischen Ausstrichbilder sind im wesentlichen gekennzeichnet durch die
Anwesenheit von Erythrocyten, Lymphocyten, Histiocyten und den typischen Mesothelzellen mit relativ großen Kernen. Die Klinik dieser zur Diskussion stehenden Patientinnen war
völlig unauffällig. Ein Anhalt für eine maligne Neubildung im Bereich der Ovarien war
mikroskopisch in keinem Fall gegeben.

In dem folgenden Beispiel (Abb. 3) kommt ein Histogramm mit einem charakteristischen
Kurvenverlauf zur Darstellung. Der 1.Gipfel stellt das Rauschen dar. Der 2.Gipfel liegt bei
2c, deutliche Fluorescenz - Signale finden sich bei 4c und ebenfalls noch eindrücklich bei 8c.

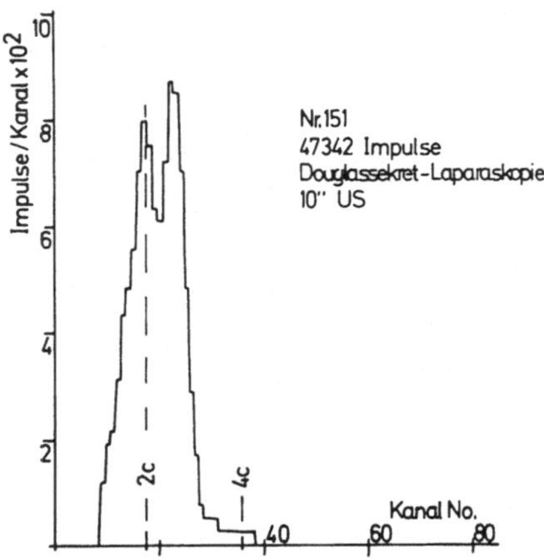

Abb. 2. DNS-Histogramm mit deutlichem Peak im hyperdiploiden Bereich (Erläuterung im Text).

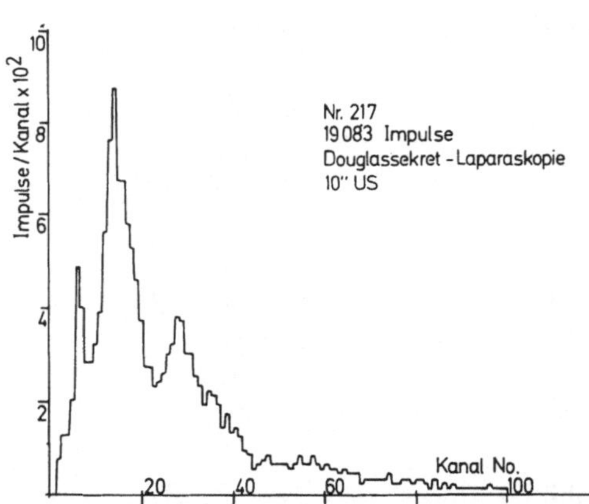

Abb. 3. DNS-Histogramm von Douglasflüssigkeit bei genitaler Fehlbildung mit Fluorescenzsignalen bei 2c, 4c und 8c (Erläuterung im Text).

Klinisch handelt es sich um ein Mayer - Rokitansky - Küstner - Syndrom, d.h. Aplasie von Uterus und Vagina. Tuben und Ovarien finden sich rudimentär angelegt oberhalb der linea terminalis. Die Betrachtung der haselnußgroßen Ovarien durch das Laparoskop liefert ein völlig unauffälliges - sicher nicht malignes - Bild. Das dazugehörige cytologische Ausstrichbild ist im wesentlichen bestimmt durch die Anwesenheit unauffälliger Mesothelien. Dieses zweite charakteristische Beispiel fand sich insgesamt 4 mal. Stets war die korrespondierende klinische Situation von eindeutig gutartigem Charakter.

In dem folgenden Beispiel (Abb. 4) kommt ein Histogramm von Tumorzellen bei einem Collum - Carcinom III mit Ascites und Pleuraerguß zur Darstellung. Neben einem deutlichen Peak bei 2c findet sich bei 4c ein erhöhtes Plateau und bei 8c eine andeutungsweise Anhäufung von Fluorescenz - Signalen. Das dazugehörige cytologische Ausstrichbild lässt Zellen erkennen, die offenbar zu Haufenbildung neigen. Überwiegend besteht eine deutliche Verschiebung der Kern - Plasma - Relation zugunsten der Kerne. Sie sind stark hyperchromatisch, gewissermaßen like-an-inkspot, unregelmäßig gestaltet und polymorph. Es finden sich Zeichen starker cytoplasmatischer Vakuolisierung mit Verdrängung der Kerne an die Wand unter gleichzeitiger Abflachung. Zwar kann bei diesem Bild der Malignitätscharakter nicht übersehen werden, jedoch muß angemerkt werden, daß die stark ausgeprägten, degenerativen Veränderungen Schwierigkeiten in der Interpretation bereiten können. Wenn die dargestellte cytologische Situation Zweifel aufkommen läßt, ob wirklich Tumorzellen vorliegen, ergänzt das entsprechende DNS - Histogramm die Befunde.

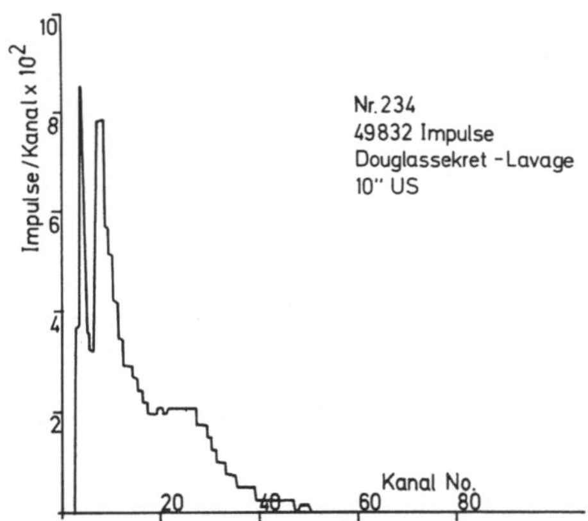

Abb. 4. DNS-Histogramm von Ascites-Tumorzellen bei Collumcarcinom (Erläuterung im Text)

In dem 4. Beispiel kommt das Histogramm des Cysteninhaltes einer einfachen, serösen Ovarial - Cyste zur Darstellung (Abb. 5). Auch nach Ultraschallbehandlung kann noch eine deutliche Anreicherung von Fluorescenz - Signalen bei 4c festgestellt werden. Die Kurve ist insgesamt auffällig breit, obwohl eine befriedigende Einzelzellpräparation vorlag. Auch hier dominieren im cytologischen Ausstrich die typischen unauffälligen Mesothelzellen. Klinisch handelt es sich um eine einfache seröse Ovarial - Cyste (histologisch gesichert), die allerdings nicht in toto entfernt wurde.

Das letzte charakteristische Beispiel gibt das Histogramm eines Ascites bei einem Ovarial - Carcinom der Gruppe III wieder (Abb. 6). Der Histogramm - Typ entspricht dem cytologischen Bild mit den charakteristischen Adeno - Carcinom - Zellen.

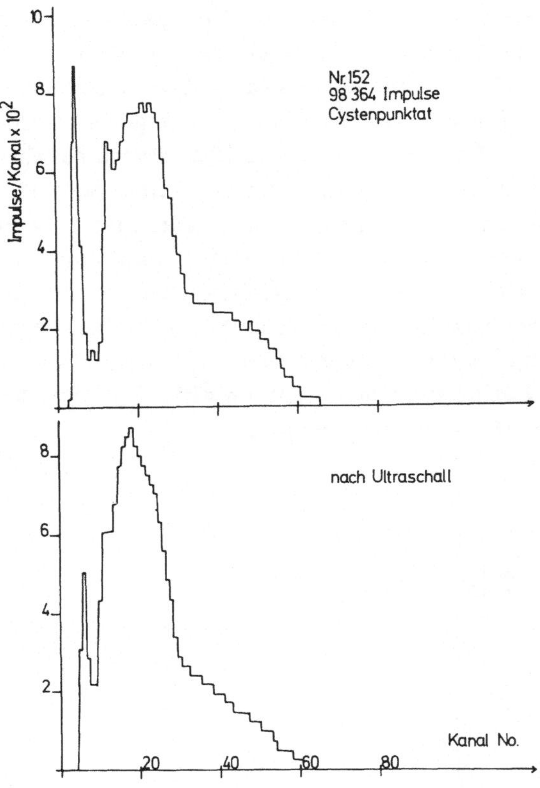

Abb. 5. DNS-Histogramm einer serösen Ovarial-Cyste (Erläuterung im Text).

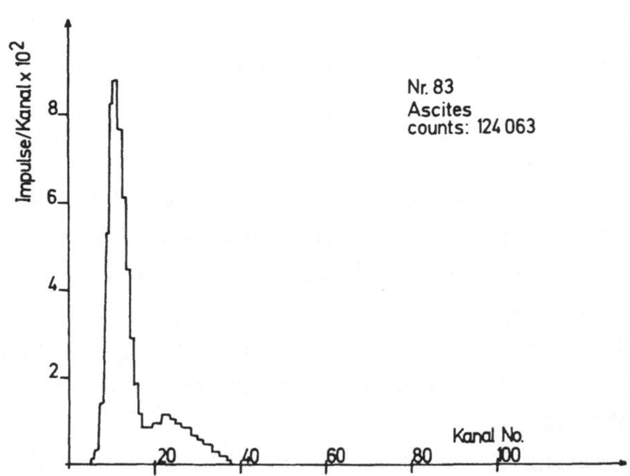

Abb. 6. DNS-Histogramm von Ascites-Tumorzellen bei Ovarialcarcinom III (Erläuterung im Text)

158

ERGEBNISSE

Zellsuspensionen	n = 128
nicht verwertbar	7,9 %
unauffällig	67,9 %
auffällig	9,4 %
höchst verdächtig	14,8 %
falsch positiv	3,1 %
falsch negativ	0 %

Abb. 7. Zusammenfassung der Ergebnisse (Erläuterung im Text)

Zusammenfassung der Ergebnisse und Schlußfolgerung

Zunächst kann festgehalten werden, daß Flüssigkeiten aus dem Abdominalraum dankbare Objekte für die ICPM darstellen. Sie sind relativ einfach zu präparieren und ohne größeren Aufwand oder Komplikation im Routinebetrieb einer operativen Abteilung zu erhalten. Hinzu kommen unsere recht günstigen Ergebnisse, wenngleich auch bei einem kleineren, aber durchaus repräsentativen Patientenkollektiv (Abb. 7). Von den 128 Zellsuspensionen erwiesen sich von den Histogrammen 7,9 % als nicht verwertbar; 67,9 % als unauffällig; 9,4% als auffällig und 14,8 % als höchst verdächtig auf die Anwesenheit maligner, oder zumindest proliferativer Zellen. Diese prozentuale Verteilung bekommt eine gewisse Verschiebung, wenn die dargestellten Beispiele berücksichtigt werden. So demonstriert die Abb. 2 einen höchst pathologischen Histogramm - Typ mit einem deutlichen 2.Gipfel im hyperdiploiden Bereich. Hierbei wird das klinische - wie auch cytologische und histologische - Korrelat vermißt. Es handelt sich um ein histologisch gesichertes Ovarial - Fibrom. Vergegenwärtigen wir uns jedoch das typische morphologische Erscheinungsbild mesothelialer Zellen, so kann unterstellt werden, daß die im hyperdiploiden Bereich gewonnenen Werte möglicherweise durch Veränderungen des Chromatins mit erhöhter Ethidiumbromidbindung erklärt werden kann, nicht durch erhöhte DNS - Gehalte. Als weiterer Faktor, der erklärend angeführt werden kann, steht die relativ breitflächige Ausdehnung der Mesothelzellen. Die logische Konsequenz ist die Einordnung solcher Histogramme in die Gruppe "unauffällig" unter der Voraussetzung, daß Klinik, Cytologie oder Histologie einwandfrei unauffällige Ergebnisse erbringen.

In der Abb. 3 findet sich ein Histogramm mit unbestreitbar pathologischem Muster. Hierzu fehlt das klinische wie auch cytologische Korrelat. Eine Histologie wurde nicht angefertigt.

Diese Histogramme wurden insgesamt 4 mal, d.h. in 3,1 %, aller Fälle erhalten. Wir haben für diese Kurven keine Erklärung. Wir müssen sie daher in die Gruppe "falsch positiv" einordnen. "Falsch negative" Histogramme konnten wir in unserem Material nicht nachweisen.

Zusammenfassend muß zu der eingangs gestellten Frage kritisch angemerkt werden, daß eine absolute Aussage über den Malignitätswert einer Zellsuspension lediglich anhand des Histogramms unmöglich ist. Allein die Synopsis von Klinik, Cytologie und/oder Histologie mit der ICPM ist für die endgültige Beurteilung entscheidend.

Zusammenfassung

Die Möglichkeit der Zellgewinnung aus dem Douglas durch Punktion und Spülung mit Kochsalz ist seit langem bekannt (Cimber; Graham; und andere). Wenn das Verfahren auch relativ einfach durchführbar und weitgehend komplikationsfrei ist, so hat es sich doch nicht durchgesetzt. Dies liegt im wesentlichen an den mitunter erheblichen Schwierigkeiten, cytologisch eine eindeutige Aussage über die vorliegenden Zellpopulationen machen zu können.

Für die ICPM liegen bei diesem Material Zellpopulationen vor, die in der präoperativen Handhabung relativ günstig sind. Wir haben an 128 Proben (Cysten- und Douglasinhalte) versucht, fluorometrisch Abweichungen von diploiden Zellpopulationen nachzuweisen und so über die Dignität des Untersuchungsmaterials zu urteilen. Die vorläufigen Ergebnisse scheinen zu bestätigen, daß mit der fluorometrischen Bestimmung der DNS-Verteilung die Früherkennung des Ovarialcarcinoms in gewissen Grenzen möglich ist. Die Grenzen der Methode, soweit sie sich bisher darstellen, werden diskutiert.

Literatur

BERKHAN, E.: DNS-Messung von Zellen aus Vaginalabstrichen. Ärztl. Lab. 18, 77 (1972).
DITTRICH, W., GÖHDE, W.: Impulsfluorometrie bei Einzelzellen in Suspensionen. Z. Naturforsch. 24b, 360 (1969).
SPRENGER, E., BÖHM, N., SCHADEN, M., KUNZE, M., SANDRITTER, W.: Fluorescenzcytophotometrische Bestimmung der Zellkern-DNS, Histochemie 30, 255 (1972).

Präparation und Auswertung gynäkologischer ICP-Histogramme
unter Einbeziehung der Datenverarbeitung

H. KICHHOFF, H. ORGAS, und D. WEISS

Die Prinzipien der Präparation, speziell von gynäkologischen Abstrichen, sind seit längerer Zeit bekannt: Fixierung in Alkohol, Waschvorgänge per Zentrifuge, Pepsinierung, Färbung und − seit kürzerer Zeit − Ultraschallbehandlung. Eine an vielen Abstrichen in einem Großversuch zu leistende Abprüfung der einzelnen Präparationsschritte, sowie die definitive Ermittlung der einzelnen Präparationsbedingungen (wie z. B. Einwirkungsdauer, Konzentrationsfragen, Intensitätsfestsetzung) stand bisher noch aus.

Der Zweck des breit angelegten Experiments besteht in der Standardisierung einer Präparationsanordnung, die für die Bedingungen der Abstriche und des ICP notwendig und ausreichend ist.

Während die konservierende Wirkung von Alkohol, die Pepsinwirkung und später die Anlagerung von Ethidiumbromid als cytochemische Vorgänge, und die apparative Messung, Lochstreifenspeicherung und Computerauswertung als elektronische Vorgänge unbeeinflußbar sind, ist der Beginn des Ermittlungsganges für ein Histogramm, nämlich die Entnahme der Abstriche, die Präparation und zum Teil auch die Ultraschallbehandlung manuell auszuführen. Hier liegen verschiedene Fehlermöglichkeiten, die entweder ein Ergebnis verhindern oder es fälschend beeinflussen können.

Unter Berücksichtigung wichtiger Details wird der per Hand auszuführende Anteil sehr leicht nachvollziehbar unter weitgehender Reduktion solcher Manipulationen, die eine experimentelle Nachvollziehbarkeit nicht ausreichend leisten würden.

Es empfiehlt sich 2 verschiedene Abstriche pro Patientin zu entnehmen. Um ein regional begrenztes Geschehen zu erfassen, ist es bei der Gewinnung des Vaginalabstriches ratsam, mit den Längsseiten des Spatels einmal im und einmal gegen den Uhrzeigersinn zu entnehmen. Beim anschließenden Portioabstrich ist eine Mitentnahme aus dem Cervixbereich wünschenswert. Unmittelbar nach Entnahme der Proben werden die Spatel in das zur Patientin gehörige Zentrifugenröhrchenpaar gestellt. Die Röhrchen sind mit 50%igem Alkohol gefüllt. Die Konzentration reicht zur Konservierung aus. Im Zeitraum von 0 − 4 Tagen bei 4° C wurden keine negativen Wirkungen auf die erzielten Histogramme festgestellt. Von absolutem Alkohol ist wegen der denaturierenden Wirkung auf Eiweiß und der beobachteten enorm starken mechanischen Anhaftung des entnommenen Materials am Holzspatel abzuraten. Für den Fall eines längeren Verbleibs bei Zimmertemperatur oder Außentemperaturen (Versand per Post) erscheint eine Konzentration von 70 % als optimal.

Bei einer Versuchsreihe der Konservierung von 82 Abstrichen bei 4° C in 50%igem Alkohol über 4 Wochen waren 41 (= 50 %) nicht mehr verwertbar, d. h. die Zählrate lag unter 50 Impulse/sec. und alle Signaldarstellungen zeigten eine "Zerfallshyperbel". Es könnte sein, daß bei Fixierung in 70 %igem Alkohol die Quote der nichtverwertbaren Suspensionen in einem derartigen Experiment sinkt. Eine entsprechende Versuchsreihe wurde im Interesse einer hohen Anzahl von verwertbaren Proben nicht durchgeführt.

Der nächste Präparationsschritt, nämlich die Trennung des Suspensions-Inhaltes vom Alkohol, sowie alle weiteren drei Zentrifugierungs-(Wasch-)-vorgänge geschehen bei 1000 g jeweils fünf Minuten lang. Eine per ICP meßbare Zerstörung der Zellstrukturen trat bei 3000 g auf. Die Verwendung von Winkelrotoren und Rundglasröhrchen führt zu einer Verteilung des Sedimentes auf Außenwand und Boden des Röhrchens. Diese gestattet ein Abgießen des Überstandes über die Röhrcheninnenseite. Bei behutsamer Ausführung resultiert ein sichtbar nicht meßbarer Zellverlust. Diese Handhabung empfiehlt sich nach jeder der vier Zentrifugierungen. Nach Abgießen des Alkohols wird das Sediment zu einem zusätzlichen Waschgang in physiologischer Kochsalzlösung aufgenommen. Rationell und zeitsparend ist der Vorgang mit Spritzflaschen entsprechenden Inhaltes auszuführen. Wird der Strahl zunächst auf den mit Sediment besetzten Außenrand und dann übergehend auf den Grund des Röhrchens gerichtet, ist ein schnelles Auffüllen unter gleichzeitiger guter Durchmischung erreicht worden, wobei ein Aufschütteln unter etwaigem Hautkontakt mit der Gefahr der Probenverschleppung und Verunreinigung umgangen bleibt.

Nachdem dieser Waschvorgang in der oben beschriebenen Weise beendet ist, wird das Sediment in Pepsin aufgenommen (1000 E/ml; 5 g/l). Es ist, einem Vorschlag von Noeske folgend, empfehlenswert, mit kurz zuvor auf Inkubationstemperatur angewärmtem Pepsin die Cytoplasmaauflösung zu beginnen, um die kurze Spanne der Erwärmung des Pepsins von 4° C Lagertemperatur auf 37° C als "unsichere" Größe auszuschalten. Es erscheint allerdings im Hinblick auf die Routine praxisgerechter, wenn bei mehr als ca. 10 Proben alle Röhrchen nacheinander mit 4° C kaltem Pepsin aufgefüllt und dann gleichzeitig in das Wasserinkubationsbad von 37° C für 10 Minuten gebracht werden. Eine andere Möglichkeit, außer der Inkubation unter Wasserkontakt zu den Röhrchen, ist nicht erfolgversprechend. Die Verwendung von Pepsin dieser enzymatischen Aktivität über den Zeitraum von 10 Minuten entspricht exakt dem "Noeskeschen" Vorschlag, aktiveres Pepsin kürzere Zeit einwirken zu lassen. Im Hinblick auf das sich nun anschließende Zentrifugieren der Suspension (5 min, Aufnehmen in NaCl), bei der sie sich noch für kurze Zeit im enzymatisch aktiven Temperaturbereich befindet, wurde eine Inkubationsserie mit Leukocyten und Abstrichmaterial durchgeführt. Bei mikroskopischer Kontrolle war noch nach 18 min kein anderer Aspekt als nach 10 min zu erkennen.

Insgesamt gesehen (vergleiche Sandritter und Mitarbeiter) entspricht das mikroskopische Bild einer Zellpopulation nach einer Pepsinbehandlung nicht mehr dem herkömmlichen Eindruck und kann somit auch nicht für eine morphologische Verlaufskontrolle der Präparationsschritte zu Hilfe genommen werden. Da aber die impulscytophotometrische DNS-Verteilungserfassung auf cytochemischer Basis beruht und nicht auf morphologischer, hieße es, mit zweierlei Maß zu messen, würde ein solcher Vergleichsanspruch an diese Methode gestellt.

Die Färbung nach dem letzten Waschvorgang geschieht, indem lediglich — in gleicher Weise wie vorher mit NaCl oder Pepsin aufgefüllt wurde — Ethidiumbromid zum Sediment gegeben wird. Dazu ist das EB 'vorher von $4°$ C Lagertemperatur auf Zimmertemperatur zu bringen. Nach 5 min Einwirkungsdauer kann mit der Messung begonnen werden.

Mehr als 48 Stunden sollten erfahrungsgemäß nicht bis zum Meßbeginn vergehen, da dann die Häufigkeit schwer oder nicht auswertbarer Histogramme im Sinne breiterwerdender Gipfel und höherer Anteile des Integrals oberhalb von 1,5 G_1 zunimmt. Einzelne Histogramme sind allerdings noch nach vier Wochen nahezu identisch reproduzierbar.

An die Färbung mit Ethidiumbromid schließt sich die Filterung der Suspension in einen Meßbecher aus Plexiglas an. Das Filter besitzt eine Porenweite 70 Mikrometer und eliminiert damit grobe, kernfremde Verunreinigungen, die zu einem Verstopfen der Meßpore führen würden. (d = 90 Mikrometer).

Durch die Einführung einer ventilgesteuerten Umlenkung der Spülflüssigkeit sind solche Meßunterbrechungen wirksamer zu beheben als zuvor.

Die Befolgung der Präparationsangabe gewährleistet:

a) — ein substanzverlustarmes Vorgehen

b) — eine Vermeidung der artifiziellen Inhomogenitätsvergrößerung

     (u. a. meßbar in einer Vergrößerung der relativen Halbwertsbreite)

c) — eine Vergleichbarkeit der Präparationsergebnisse im Sinne hoher Konkordanz

d) — ein rationelles und damit schnelles Arbeiten

e) — bei Vermeidung anderer Fehler, die dann nur noch leicht ausschaltbarer, meßtechnischer Art sind, interpretationsfähige Histogramme im relevanten Bereich oberhalb von G_1.

Im Rahmen der Fragestellung nach den Auswirkungen definierter Ultraschallbehandlung und der routinefähigen Anwendung wurde zunächst ein Histogramm in üblicher Form für die visuelle Interpretation angefertigt, und zwar je eins von der Vaginal- und von der Portioprobe. "On-Line" wird dann ein Lochstreifen gestanzt, der in digitaler Codierung den Inhalt der 128 Kanäle enthält. Der gleiche Meß- bzw. Speichervorgang wird wiederholt, nachdem die Suspension 30 sec lang mit Ultraschall behandelt wurde. Die Intensität beträgt 5 - 7 Watt/cm^2 bei einer Frequenz von 800 kHz. Eine nahezu konstante Resonanz wird durch eine Drittel- bis Halbfüllung des Plexiröhrchens mit der zu messenden Suspension erreicht.

Als Ergebnis liegen dann von einer Patientin vier Histogramme in Kurvenform vor, vier Lochstreifen entsprechenden Inhaltes und, nach Eingabe in den Rechner, vier Auswertungskolonnen mit den Angaben entsprechend den programmierten Fragestellungen.

Nicht aus auswahltaktischen Erwägungen, sonderen aus technischen Gründen liegen die Ergebnisse in der genannten Form von Patientin lfd. Nr. 99 bis lfd. Nr. 310 vor. Zur Erarbeitung der speziellen Fragestellungen an normale gynäkologische Abstriche wurden davor ca. 150 Patientinnen (= 600 Histogramme) gemessen, ohne Lochstreifen und nachfolgende Computerauswertung.

Results in the Early Diagnosis of Uterine Cancer with Pulse Cytophotometry

M. ALONSO-MIGUEL

Materials and Method

We have used pulse cytophotometry (ICP) for early diagnosis of uterine cancer, obtaining more than 1,300 histograms from 800 women. The results were compared with those of vaginal cytological investigations.

Conventional methods were used to obtain samples: Ayre's spatula, swab, or aspiration, applied on exocervix, endocervix, and endometrium, respectively. The cytoplasm was digested with pepsin in a warm bath. Nucleic DNA was stained with ethidium bromide and the fluorescence produced was measured. Four groups of women were studied, as shown in Table 1.

Table 1. Groups of women studied with ICP-11

		No. of women	No. of histograms
Group 1.	Without application of ultrasound	178	262
Group 2.	With application of ultrasound	388	818
Group 3.	Comparative study of the same sample	197	197
Group 4.	Aspiration samples of endometrium	41	41
	Total	804	1,318

In group 1 the histograms (Fig. 1, 2) showed lack of homogeneity of the sample. The curves indicated a positive result but the samples were found to be clinically and cytologically negative. We concluded that the presence of large numbers of granulocytes produced interference in the pulses received by the ICP-11, giving false-positive histograms. In Group 2 before a reading was taken the sample was treated with ultrasound for 30 sec to separate the granulocyte clots and detritus. Figures 3 a and 3 b illustrate the results before and after the application of ultrasound in the same sample. Ultrasound changes the result from positive (Fig. 3 a) to negative (Fig. 3 b).

1,0
Counts/Channel
0,8
0,6
0,4
0,2
0
Channel No
20
40
60
80
100
120

Abb. 1

1,0
Counts/Channel
0,8
0,6
0,4
0,2
0
Channel No
20
40
60
80
100
120

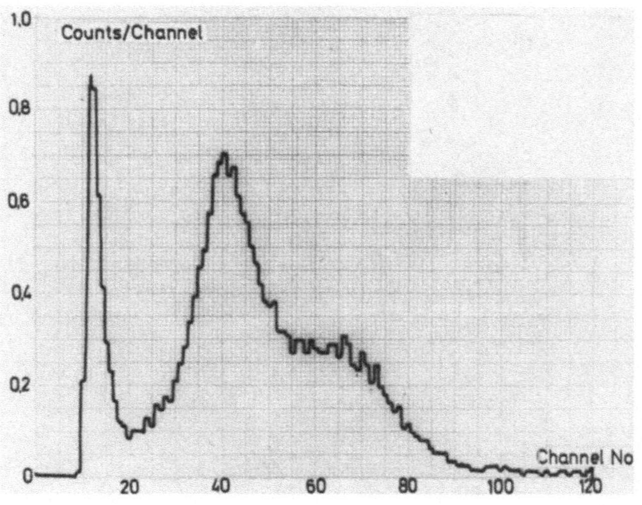

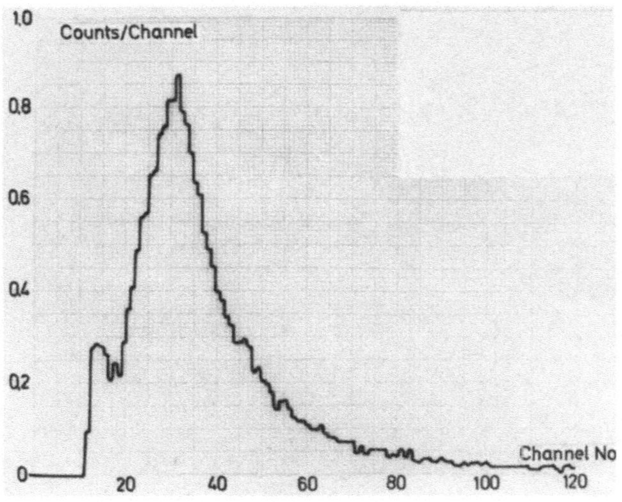

Abb. 2

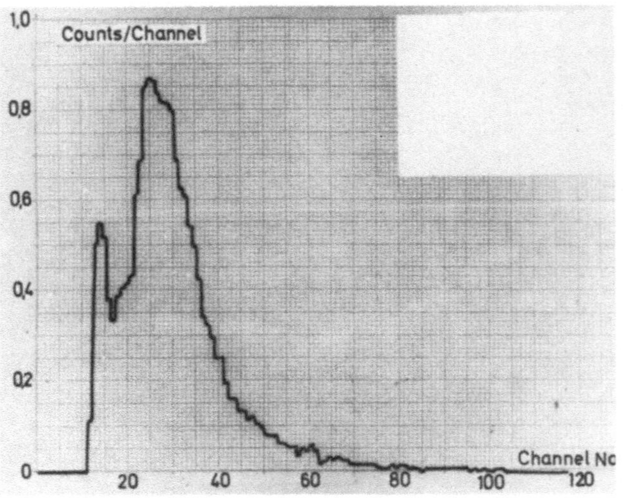

Abb. 3 a

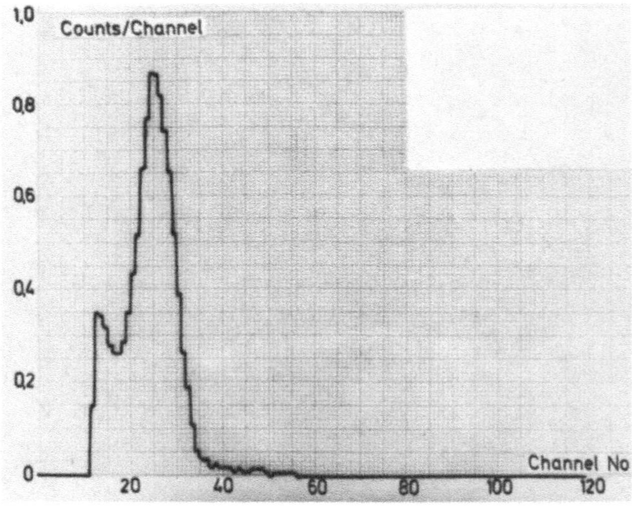

Abb. 3 b

If ultrasound is applied in a positive case, the histogram is not modified. remaining positive after treatment with ultrasound (Fig. 4 a and b).

166

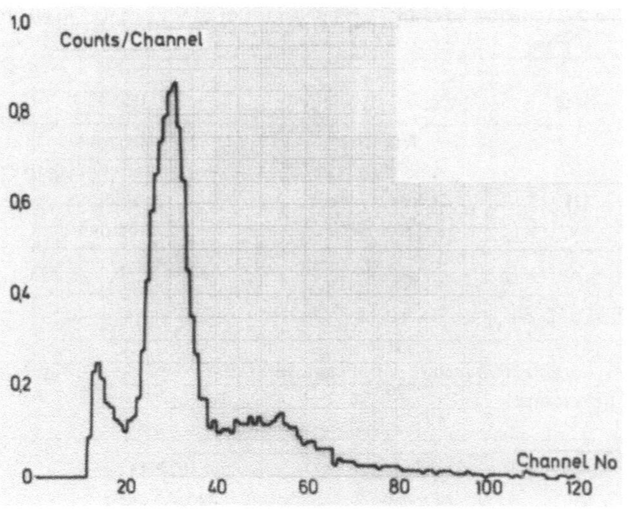

Abb. 4 a

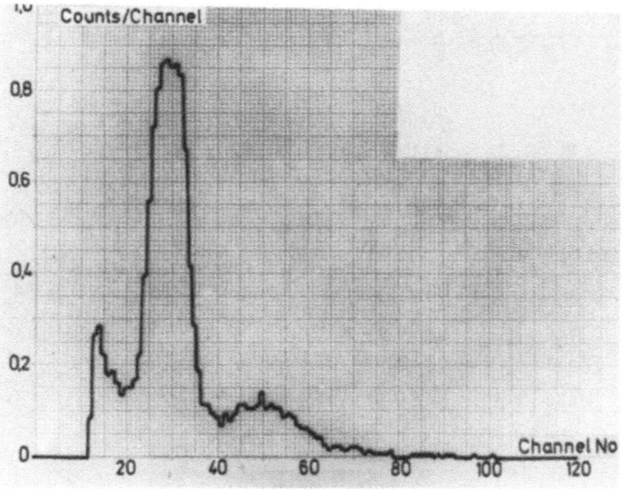

Abb. 4 b

Results

The results obtained in ICP were compared with those obtained by vaginal cytology. Table 2 shows the equivalent findings for all groups.

Table 2. Comparative results with diagnosis of uterine cancer in all gropus

Stage	Vaginal Cytology	ICP-11
I	Negative	Negative
II	Mild dysplasia	Not definitely negative
III	Severe dyplasia	Suspicious
IV	Carcinoma	Positive

Table 3. Comparative results with diagnosis of uterine cancer: Group 1. without use of ultrasound

Stage	Vaginal cytology		ICP-11	
	No. of cases	%	No. of cases	%
I	104	71.23	90	61.64
II	11	7.53	14	9.59
III	7	4.79	12	8.22
IV	24	16.44	30	20.55
Total	146	100	146	100

MD	=	7.00	General divergence	= 19.18 %
V	=	66.50	General coincidence	= 82.82 %
S	=	8.15	Standard error of this percentage	= 3.62 %

If the divergence is considered in absolute terms and according stage of cancer the following results are obtained:

Stage I	absolute divergence	+ 14
Stage II	absolute divergence	− 3
Stage III	absolute divergence	− 5
Stage IV	absolute divergence	− 6

Table 4. Comparative results with diagnosis of uterine cancer. Group 2: with use of ultrasound

Stage	Cytology		ICP-11	
	No. of cases	%	No. of cases	%
I	498	75.68	497	75.53
II	61	9.27	54	8.21
III	68	10.33	69	10,49
IV	31	4.71	38	5.78
Total	658	100	658	100

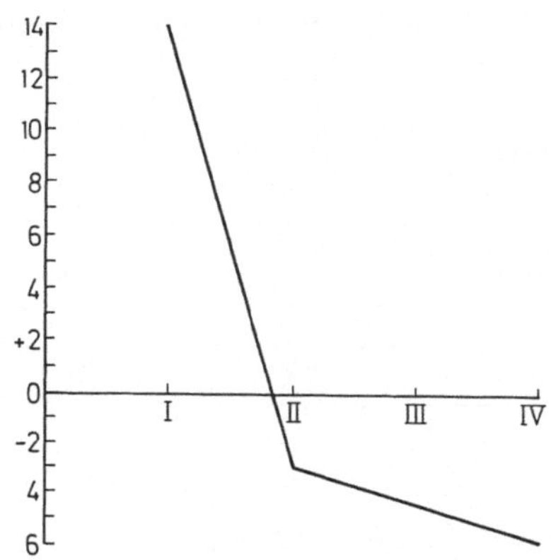

Absolute divergence without ultrasound

If divergence is considered in absolute terms and according to the stage of cancer the following results are obtainded:

Stage	I	absolute divergence	+ 1
Stage	II	absolute divergence	+ 7
Stage	III	absolute divergence	− 1
Stage	IV	absolute divergence	− 7

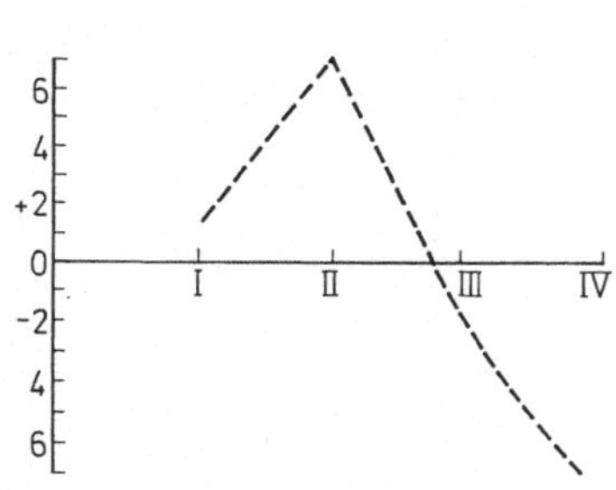

Absolute divergence with ultrasound

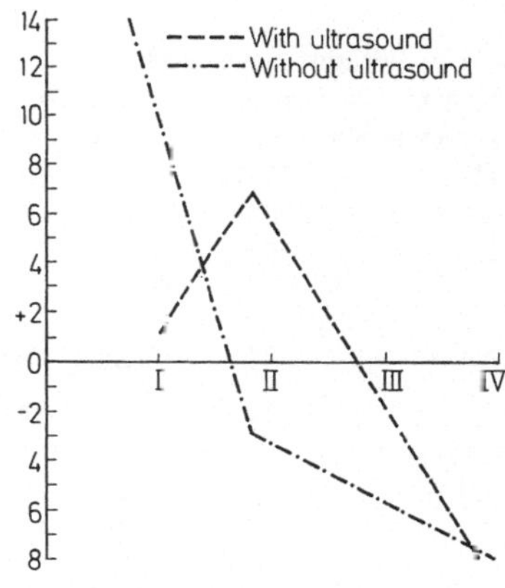

Absolute divergence of both techniques

In Group 3 (197 cases) a comparative study was made of results with vaginal cytology (Table 5) and with ICP with and without prior application of ultrasound to the same sample (Table 6).

Table 5. Diagnosis of uterine cancer by vaginal cytology: Group 3

Stage	No. of cases	%
I	167	84.77
II	9	4.57
III	9	4.57
IV	12	6.09
Total	197	100

Table 6. Diagnosis of uterine cancer by ICP with and without ultrasound: Group 3

	Without ultrasound		With ultrasound	
Stage	No. of cases	%	No. of cases	%
I	117	59.39	162	82.23
II	35	17.77	11	5.58
III	28	14.21	10	5.08
IV	17	8.63	14	7.11
Total	197	100	197	100

Group 3 the comparison between the two diagnostic procedures gave the following values:

Without ultrasound:
General divergence = 50.76 %
General coincidence = 49.24 %
MD = 25.00
V = 890.50
S = 29.84

With ultrasound:
General divergence = 5.08 %
General coincidence = 94.92 %
MD = 2.50
V = 8.50
S = 2.92

The divergence in absolute terms without ultrasound is:

Stage	I	absolute	divergence	+	50
"	II	"	"	−	26
"	III	"	"	−	19
"	IV	"	"	−	5

The divergence in absolute terms with ultrasound is:

Stage	I	absolute	divergence	+	5
"	II	"	"	−	2
"	III	"	"	−	1
"	IV	"	"	−	2

Group 4 comprised endometrial samples taken with a pipet. These were compared as to the results obtained by vaginal cytology (Table 7) and by ICP with and without ultrasound in the same sample (Table 8).

Table 7. Diagnosis of uterine cancer by vaginal cytology: Group 4

Stage	No. of cases	%
I	41	100
II	0	0
III	0	0
IV	0	0
Total	41	100

Table 8. Diagnosis of uterine cancer by ICP-11: Group 4

Stage	Without ultrasound		With ultrasound	
	No. of cases	%	No. of cases	%
I	36	87.80	41	100
II	1	2.44	0	0
III	2	4.88	0	0
IV	2	4.88	0	0
Total	41	100	41	100

In Group 4 the comparison between the diagnostic procedures gave the following values:

Without ultrasound			With ultrasound		
General divergence	=	24.39 %	General divergence	=	0 %
General coincidence	=	75.61 %	General coincidence	=	100 %

Conclusion

The statistical analysis of the results obtained in the groups treated with ultrasound (Groups 2 – 4) indicated a general coincidence of 97,57 % as between cytology and ICP. The statistical analysis of results obtained with and without ultrasound showed a coincidence of 94,92 % in samples treated with ultrasound. These percentages indicate that this is a good diagnostic procedure but more experimental data are needed to confirm these results.

Ultrasound should not be applied systematically to every sample, i. e. it should not be incorporated as another step in the preparation technique. It should be used only if the histogram suggests a lack of homogeneity in the sample, e. g. curves with a very broad base or asymmetric courves, and in every nonpositive histogram to confirm that it is not false-negative.

The drawback of systematic application of ultrasound to every sample is that, as the residuum increases, the curve of the small pulses rises to high levels, producing histograms without diagnostic value. However, for the same cases without the use of ultrasound normal and valuable histograms are obtained.

The statistical analysis of the results obtained took two distributive variables: vaginal cytology and ICP. In the statistical data subjective factors had an influence that we intend to eliminate in our future work. With mathematically sound methodology, we shall try to make the data of the histogram as objective as possible, excluding subjective data, e. g. clinical data.

We are currently engaged in a new study, but this research is not yet finished. Such variables as the magnitude of the slope of the histogram, the area of the several angles of the curve, and the direction of the curve, are absolutely objective. To make these data objective, we read all the data of the histogram point by point without reference to the clinical picture.

A series of quantitative and qualitative measurements were established for study of the curve. The qualitative measurements are classified as: progressively increasing, progressively decreasing, and horizontal curves which are recorded in both directions in the reading zone. We have called these last curves modal curves. In these curves we have studied the maximum inflexion, called modal point, and the minimum inflexion, called postmodal inflexion point.

The quantitative measurements taken are: (1) Direct measurements: maximum point, minimum point, modal point, and postmedal inflexion point; Measurement of distance between the preceding points, and of the distance between these points and the points of the preceding zone, if any; (3) Measurements of relationships: ratio of modal point to maximum point of G_1 and of maximum point of zona to G_1; difference between modal point and postmodal inflexion point, difference between maximum and minimum points.

Our aim is to characterize the histograms of a mathematical methodology and to interpret every one of the inflexions of a histogram. To sum up, the methodology is (1) reading; (2) processing; (3) perforation; (4) comparison; (4) feed the data to the computer.

We have used both analog and digital methods, starting from the basic statistical studies at every point of the histogram: the mean point, variance, standard deviation, coefficient of variation, standard measuring error, percentage distribution, chi-square, and the area of probability of each curve. We also studied the correlation between multiple variables. We worked with the minimum of 18 variables, using the new SIPRODAC method, which allowed us to determine the influence of one independent variable over several variables that have no limit, i. e. have an infinite limit. The purpose of this study is to obtain highly critical levels of correlation in every one of the variables of the known biologic parameters at every point of the histogram.

Präcanceröse Dysplasie im Prescreening

H. SACHS und M. ESPINOLA-BAEZ

Präcancerose ist ursprünglich ein klinischer Begriff. Er beruhte auf der Beobachtung, daß bestimmte Gewebsveränderungen mit hoher Regelmäßigkeit in ein Carcinom übergehen. Nach jahrzehntelanger Diskussion zwischen Gynäkologen und Pathologen wurde die Präcancerose Oberflächencarcinom der Cervix uteri erst 1964 bei den Verhandlungen der deutschen Gesellschaft für Pathologie als echtes Vorstadium des invasiven Cervixkrebses offiziell anerkannt.

Das Oberflächencarcinom der Cervix uteri kann als eine proliferierende Präcancerose angesehen werden, vergleichbar dem Morbus Bowen der Haut. Es gibt aber auch ruhende Formen von Präcancerosen (z. B. die Keratosis senilis), an der Cervix uteri sind es die Dysplasien. In Anlehnung an die Untersuchungen von Ehlers könnte das Oberflächen-Carcinom heute auch als obligate und die Dysplasien als fakultative Präcancerose bezeichnet werden.

Für diese beiden Präcancerosen, ruhende (fakultative) und proliferierende (obligatorische), gibt es divergierende Abläufe zum invasiven Krebs: Die kontinuierliche Progression, das ist ein Fortschreiten von der ruhenden über die proliferierende Präcancerose zum invasiven Carcinom und den diskontinuierlichen Übergang von der ruhenden Präcancerose unmittelbar in das aggressiv-invasive Carcinom und schließlich kennen wir primär proliferative Präcancerosen, bei denen das ruhende Stadium anscheinend fehlt (Morbus Bowen).

Die Dysplasien wurden 1961 auf dem I. internationalen Kongress für exfoliative Cytologie in Wien als ein umfassender Begriff für praktisch alle nennenswerten Epithelveränderungen zwischen dem normalen Epithel und dem Oberflächen-Carcinom der Cervix uteri abgegrenzt. Hillemanns hat darauf hingewiesen, wie problematisch diese Definition ist, weil gutartige Prozesse wie abnormes Epithel, Metaplasie, Atrophie u. a. ebenso einbezogen sind wie die ruhende Stufe der Cervixpräcancerosen.

Ein beachtenswerter Fortschritt wurde hier in den letzten Jahren erzielt. Es konnte nämlich in mehreren Arbeitskreisen (in Westdeutschland vom Freiburger Arbeitskreis und unserer Gruppe) unabhängig und zeitlich parallel mit cytophotometrischen DNS-Bestimmungen gezeigt werden, daß die präcancerösen Dysplasien ein atypisches aneuploides DNS-Muster haben, vergleichbar dem von invasiven Carcinomen und Oberflächen-Carcinomen der Cervix uteri. Es wurden an allen Schweregraden von Dysplasien, also leichten, mittleren und schweren Dysplasien, für die präcancerösen Dysplasien breit nach rechts streuende DNS-Histogramme mit Stammlinien und atypischer Polyploidisierung bzw. Proliferation gefunden. Nimmt man dieses Kriterium, den atypischen DNS-Gehalt, hinzu, könnten präcanceröse Dysplasien aus dem Sammeltopf Dysplasie als eine dem Oberflächen-Carcinom gleichwertige Präcancerose abgegrenzt werden. Hinzu kommt, daß für die präcanceröse Dysplasie inzwischen noch eindeutige morphologische Kriterien erarbeitet wurden. Eine präcanceröse Dysplasie ist im allgemeinen gekennzeichnet durch Schichtungsverlust des Epithels, gesteigerte Proliferation der basalen Epithelschichten und vermehrt hervortretende individuelle Zellpolymorphie und -atypie. Klinisch-therapeutische Konsequenz der Diagnose präcanceröse Dysplasie ist die Konisation. Dies ist mit 100 %iger Heilung gleichzusetzen.

1. Hier zunächst eine mögliche Einteilung der Portio-Dysplasie: Man kann sie einteilen in Schweregrade, milde — mittelgradig — stark, das hat sich klinisch durchaus bewährt. Man kann sie gruppieren nach ihrer Differenzierung, und man kann sie nach ihrer biologischen Potenz cytophotometrisch untersuchen und dann abgrenzen, welche als benigne und welche als präcancerös oder prämaligne zu werten sind.

2. Hier ein Beispiel dafür: Wir haben sieben Fälle mit Intermediärzellen leichter Dysplasien untersucht. Fünf davon haben eine diploide Meßwertanordnung und zwei fallen heraus durch ihr aneuploides DNS-Muster, diese sind präcanceröse Dysplasien, das andere waren frischere Umwandlungszonen, altersatrophisches Epithel u. s. w.

3. Es wurden auch mittelgradige Dysplasien untersucht: Hier findet man nur noch bei zwei von sieben Fällen ein normales DNS-Muster, alle anderen mittelgradigen Dysplasien erwiesen sich als präcancerös, und bei den schweren Dysplasien wurde überhaupt kein normales DNS-Muster mehr gefunden. Wir haben diese Messungen auch

4. am Zytoscann bei Zeiss in Oberkochen überprüft, das erste wurde mit einem einfachen Cytophotometer gemessen. Wir haben auch hier für leichte Dysplasie, mittlere Dysplasie, schwere Dysplasie eine DNS-Verteilung aneuploider Art, vergleichbar der eines Carcinoma *in situ* der Cervix uteri, gefunden.

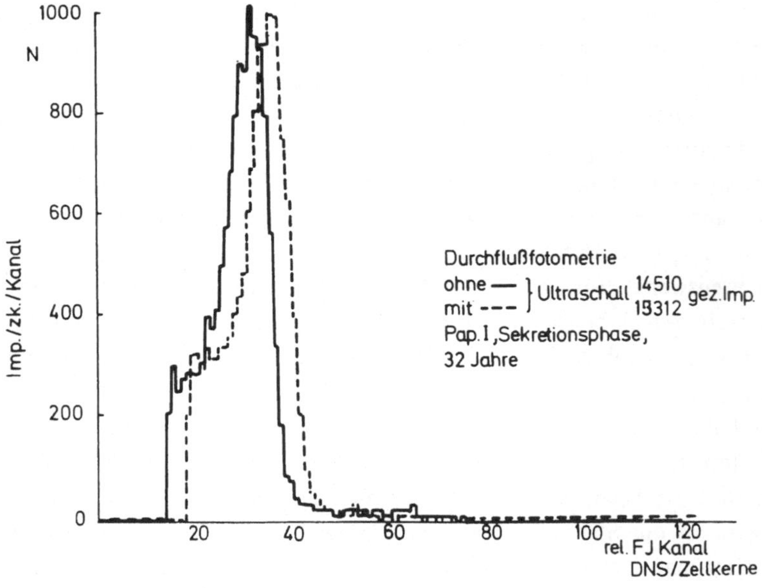

Abb. 1

Auf Grund ihres DNS-Musters würden bei einem breitangelegten automatisierten cytologischen Screening im Rahmen gynäkologischer Krebsvorsorgeunterschungen neben invasiven Carcinomen und Oberflächencarcinomen auch präcanceröse Dysplasien sicher mit erfaßt werden können. Dafür sprechen auch erste eigene impulscytophotometrische Ergebnisse an ausgewählten Fällen von präcancerösen Dysplasien der Cervix uteri.

Abb. 1. Sie finden hier in der Legende die Papanicolao-Klassifikation, das ist die vierte Zeile von oben, das war also hier ein normaler Ausstrich, Papanicolao I — Sekretionsphase — 32 Jahre alte Frau, wir würden ein solches Histogramm als negativ klassifizieren. Die getrochene Linie ist mit Ultraschall-Applikation, die durchgezogene Linie ohne. Sie wurden ein bißchen nebeneinander versetzt, damit es nicht genau koincident ist, sonst kann man es ja nicht in ein Bild bringen.

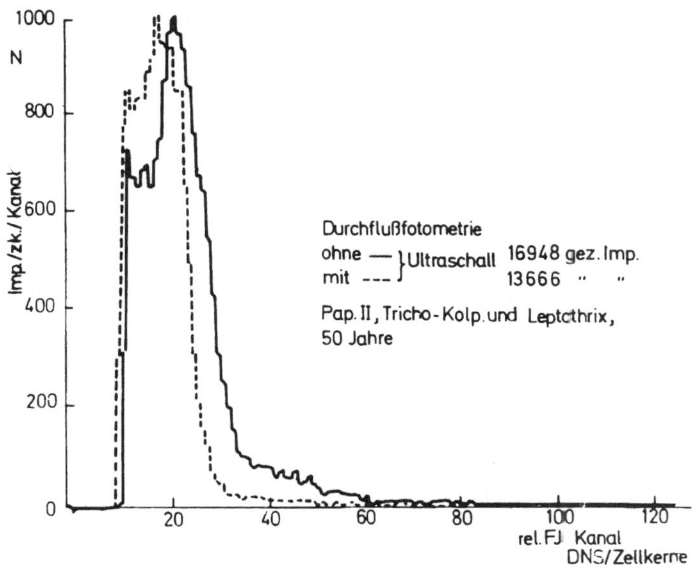

Abb. 2

Abb. 2. Hier sehen Sie einen Papanicolao-Abstrich der Gruppe II, eine Trichomomadenkolpitis, vermischt mit Leptotrix bei einer 50 Jahre alten Frau. Auch ein solches Histogramm würden wir als negativ einstufen; besonders nach der Ultraschall-Applikation sieht man, daß diese Verunreinigung ein wenig zurückgeht. Das hier ist der Vorgipfel und dann kommt der eigentlich diploide Gipfel.

Abb. 3. Das war hier ein nach Papanicolao III eingestufter Abstrich, eine unruhige Metaplasie, die aber keineswegs carcinomatös war, bei einer 43 Jahre alten Frau, der sehr schmale Vorgipfel. Die Schwelle wurde etwas weiter herangelegt, und wir würden das auch als negativ interpretieren.

N
1000
800
600
400
200
0
Imp./zk./Kanal
Durchflußfotometrie
ohne —— } Ultraschall 15 277 gez. Imp.
mit - - -   14 507
Pap. III, unruhige Metaplasie,
43 Jahre
20   40   60   80   100   120
rel. FJ Kanal
DNS /Zellkerne

Abb. 3

N
1000
800
600
400
200
0
Imp./zk./Kanal
Durchflußfotometrie
ohne ——] Ultraschall 15 211 gez. Imp.
mit - - -   17 942
Pap. IV, Grav. 35. Wo., 30 Jahre
Mittlere Dysplasie
20   40   60   80   100   120
rel. FJ. Kanal
DNS /Zellkerne

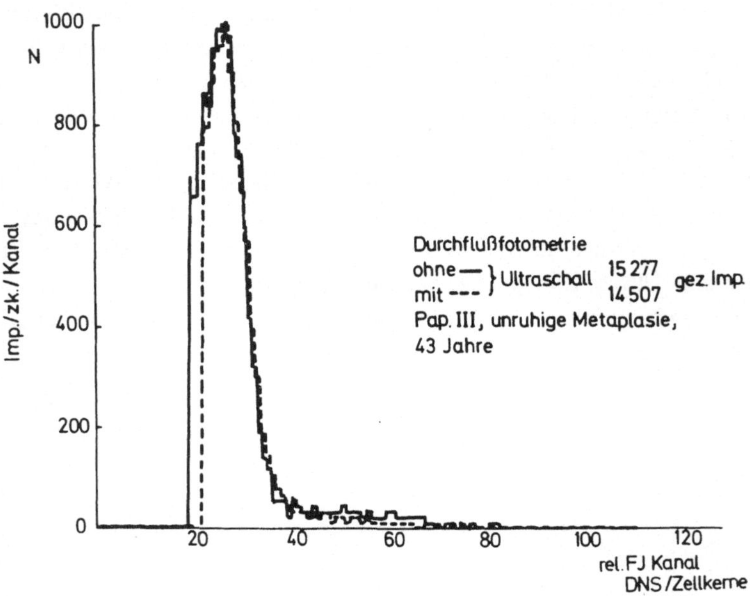

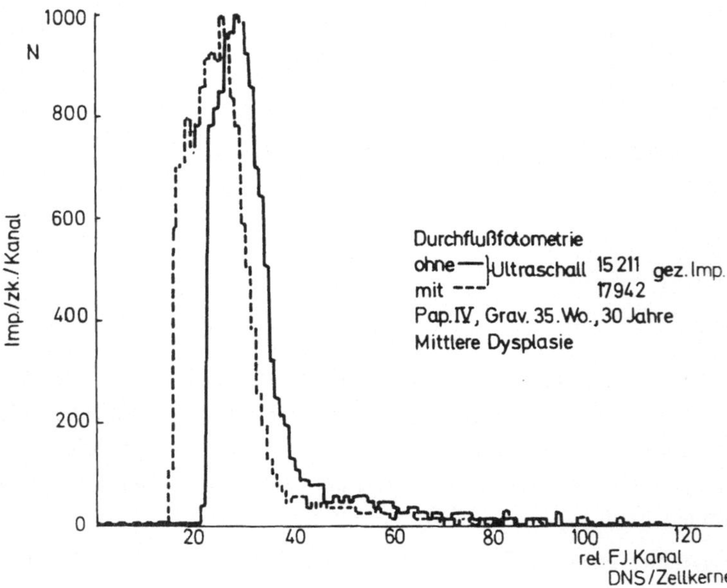

Abb. 4

Abb. 4. Auch dies ist ein Papanicolao-Abstrich IV, Gravidität der 35. Woche bei einer 30
Jahre alten Frau, mittelgradige Dysplasie, cytologisch und histologisch, und man kann eben
hier erkennen, daß im Gegensatz zu den Normalabstrichen, die wir vorher gezeigt haben,
unmittelbar an das Abfallen des diploiden Gipfels sich eine solche Schulter anschließt, ohne
nennenswerte Veränderungen bei Ultraschall-Applikation.

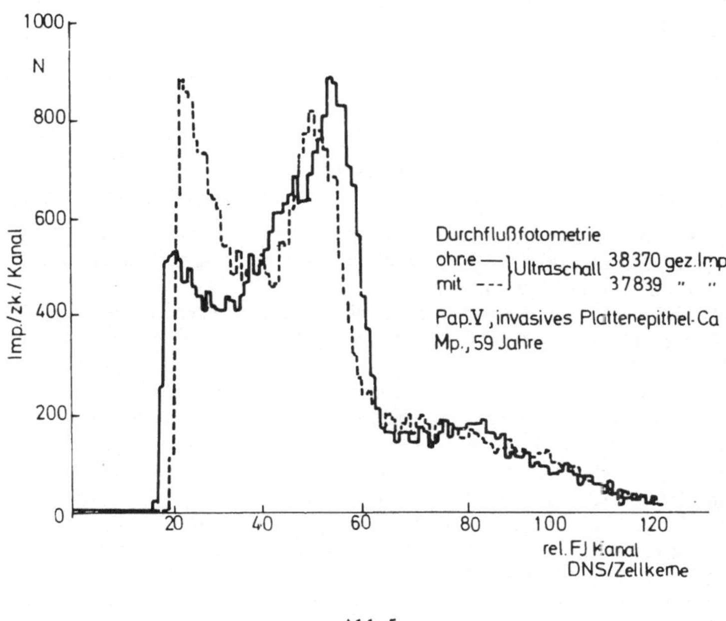

Abb.5

Abb. 5. Zum Schluß dieser Serie ein invasives Carcinom. Der eine Gipfel liegt im hyperdiploiden Bereich, dann die breite Schulter, die sich bei Applikation von Ultraschall nicht wesentlich ändert, allerdings nimmt die Zahl der Bruchstücke nach Ultraschall-Applikation deutlich
zu. Alle diese Fälle sind auch histologisch gesichert.

Methodisch ist dazu zu sagen, daß wir nach den Vorschriften von Herrn Berkhan gearbei-
tet haben, also Pepsin und RNase, daß wir Ultraschall 5 Sec., etwa 80 − 100 W daraufge-
geben haben. Ich glaube, das wäre das Wesentlichste zur Methode. Was man zur Interpretation dieser Bilder noch sagen muß: wir können natürlich eine quantitative Differenzierung
noch nicht machen, weil wir zu wenig Fälle haben und weil das mathematisch noch exakt
berechnet werden muß. Wir konnten diese Untersuchungen machen, weil Herr Linden vom
Strahlenbiologischen Institut in Hamburg sich freundlicherweise bereit erklärt hat, uns Gast-
recht zu gewähren und diese orientierenden Versuche durchzuführen.

Es muß allerdings eindeutig gesagt werden, dies ist der aktuelle Stand der morphologischen Forschung an diesen Präcancerosen. Wann die präcanceröse Dysplasie als eine poten-

tiell dem Oberflächen-Carcinom gleichwertige Präcancerose von Pathologen und Frauenärzten genauso als mögliche Vorstufe des invasiven Cervixkrebses offiziell anerkant wird wie das Carcinoma *in situ* ist ungewiß. Am Beginn einer Ära allgemeinen cytologischen Screenings in einer Bevölkerung sollte als Grundlage späterer epidemilogischer Erfolgsstatistiken klar festgelegt werden, woran der Effekt cytologischen Screenings auch in der automatisierten Form später gemessen werden soll. Unseres Erachtens kann als Maßstab nicht allein die Senkung der Mortalitätszahlen an Cervixcarcinomen zugrunde gelegt werden. Viel eindrucksvoller dürfte sich die Wirksamkeit derartiger Vorsorgeprogramme an der Erfassungsrate der Präcancerosen der Cervix uteri zeigen lassen. Dies sind das Oberflächen-Carcinom und die präcanceröse Dysplasie.

Literatur

EHLERS, G., STEPHAN, T.: Quantitativ-histochemische Untersuchungen über den DNS-Gehalt fakultativer und obligater Präkanzerosen der Haut I. Zur DNS-Ausstattung sog. fakultativer Präkanzerosen. Archiv Derm. Forsch. **243**, 114 (1972).

EHLERS, G., STEPHAN, T.: Quantitativ-histochemische Untersuchungen über den DNS-Gehalt fakultativer und obligater Präkanzerosen der Haut. II. Zur DNS-Ausstattung sog. obligater Präkanzerosen. Archiv Derm. Forsch. **243**, 133 (1972).

EHLERS, G.: Präcancerosen der Haut und Schleimhaut aus moderner Sicht. Zur Frage der nosologischen Sonderstellung fakultativer und obligater Präcancerosen der Haut. Der Hautarzt **23**, 480 (1972).

HILLEMANN, H.-G., LIMBURG, H.: Dysplasie-Carcinoma in situ- Mikrocarcinom der Cervix uteri. Handbuch der speziellen Pathologischen Anatomie und Histologie Band 7, Teil 4, p. 727 weibliche Geschlechtsorgane, Berlin, Heidelberg, New York: Springer 1972.

HILLEMANN, H.- G.: Das Zervixkarzinom. Der Gynäkologe **1**, 150 (1969).

SACHS, H.: Cytofotometric DNA-determination of Cells of Dysplasia. 4 th international Congress of Cytology, 23 th- 27 th May, London 1971.

SACHS, H., STEGNER, H. - E. BAHNSEN, J.: Zytofotometrische Untersuchungen an Epitheldysplasien des Collum uteri. Vortrag auf der 2. Arbeitstagung für gynäkologische Morphologie 19./20. 11. 1971 in Mannheim.

SACHS, H., STEGNER, H.- E., BAHNSEN, J.: Cytofotometrische Untersuchungen an Epitheldysplasien des Collum uteri. Arch. Gynäk. **212**, 97 (1972).

SACHS, H., BAHNSEN, J., STEGNER, H.- E.: Scanning-mikroskopisch-cytophotometrische Untersuchungen an Dysplasien des Collum uteri. Arch. Gynäk. **212**, 401 (1972).

WAGNER, D., SPRENGER, E.: Cytofotometrische DNS-Messungen bei Dysplasien des Cervixepithels. Vortrag. Oberrh. Ges. Geburtsh. u. Gynäk. Basel 13./14. 11. 1971.

WAGNER, D., BLANK, H. M., SPRENGER, E., BÖHM, N.: DNA-Content of Dysplastic Cells of the Uterine Cervix. Acta cytol. (Phil.) **16** (1972).

179

Ethidiumbromid   3, 5, 11, 12, 20, 21, 47, 128, 140
Euchromatin   47

F
Feulgen-Färbung   8, 11, 73
Fixierung mit Alkohol   16, 32, 47, 87, 97, 122,
   125, 143, 154, 161
–, Lagerung in NaCl nach   125
Fluorescein-Diacetat   11
Fluorescenzintensität   7, 9, 29
–, extranucleare   28
–, Photodekomposition   27
Fluorescenzmessung   7, 73
Fluorochromkonzentration   7, 12, 128
5 - Fluorouracil   103, 104

G
Generationszeit   74
G_1 - Phase s. Autoradiographie
– bei chron.-myeloischer Leukämie   48
–, s. DNA-Histogramm, Auswertung des
– und Generationszeit   74
–, noncycling cells in   110
G_2 - Phase, Arretierung   74, 83
–, s. Autoradiographie
–, Block s. Arretierung
–, s. DNS-Histogramm, Auswertung des
   Granulocyton und Ultraschall   55
growth fraction s. Wachstumsfraktion

H
Halbwertsbreite s. DNS-Histogramm
Herzmuskel, Einzelzellpräparation   60
Heterochromatin   47
Histogramm s. DNS-Histogramm
Histon   38
Hodgkin s. Lymphogranulomatose
Hydrolyse s. DNS-Hydrolyse
Hydroxyharnstoff   74, 88, 89
hydroxyurea s. Hydroxyharnstoff

I
Immune deficiency s. Immunmangel
Immune status s. Immunstatus
Immunmangel und Lymphocyteninaktivierung
   39, 40
Immunstatus   38
Impulscytophotometrie s. Durchflußcytophoto-
   metrie
Impulsgeber   122, 128
Interkalation in Nucleinsäuren   31

K
Kniegelenkerguß   143
Knochenmark, s. Leukämie
–, Präparation für die Impulscytophotometrie
   97
–, Zellcyclusphasen   97
Körperhöhlenexsudat s. Erguß

L
Lambert-Beers'sches Gesetz   7
Leber, DNS-Gehalt   22
–, Einzelzellpräparation von   60
Lebercirrhose, Ascites bei   146
Leukämie, akute lymphatische   97 ff
–, – myeloische   77 ff, 97 ff, 148
–, chronische lymphatische   87 ff
–, – myeloische   48, 87 ff
–, Knochenmark   47, 148 ff
–, Pleuraerguß   125
–, Remission   102
–, Synchronisation   77
Leukemia, smouldering   99, 102
Liquor   143
Lymphocyten   5, 8, 38
–, Aktivierung durch Immuntherapie bei
   Melanom   38
–, – bei Influenza   38
–, B-L.   40
–, DNS-Gehalt   8
–, DNS-Histogramm, Halbwertsbreite   15
–, Inaktivierung bei M. Hodgkin   39
–, – bei Immunmangel   40
–, Präparation   46, 87, 128
–, Standard   5, 124, 128, 154
–, Stimulierung und Acridin-orange-Bindung
   40
–, – mit Phytohämagglutinin   38
–, T-L.   40
Lymphogranulomatose, Chromatininaktivie-
   rung   39, 40

M
Mammacarcinom, DNS-Histogramme   62, 63
Massenwirkungsgesetz   12
Mayer-Rokitansky-Küstner-Syndrom,
   Ascites bei   156
Melanom, Lymphocyten bei   38
–, Metastasen in der Diffusionskammer   68 f
–, Pleuraerguß bei   146
Mesotheliom   129

Meßfehler   13
- s. Halbwertsbreite
- durch Koincidenzen   47
Metachromasie bei Acridinorange   31, 33
Methotrexat   8, 9
Mikroautoradiographie s. Autoradiographie
Mikrokinematographie   74
Milz   112 ff
Mitose, nach Bestrahlung   113
-, Block   74, 83
-, DNS-Gehalt   8, 9
Muskel, Einzelzellpräparation   60
Myelobromol   89
Myotonie, DNS-Histogramme   60, 61

N
Naphthylgelb   73
Neutronenbestrahlung   74
noncycling cells s. Wachstum, Ruhephase
Nucleinsäuren, Acridinorangebindung   31
-, Ethidiumbromidbindung   47

O
Ovarialcarcinom, Ascites bei   146, 154 ff,
Ovarialcaste   157

P
Pancreascarcinom   128
Papanicolaou-Färbung   3 f, 58, 120, 125 ff,
    155, 175 ff
Pepsinierung   4, 5, 16, 17, 21, 59, 60, 83, 87,
    122, 143, 154, 162
Pericarderguß   122, 135
Peritonealerguß   122, 143
Phytohämagglutinin   38
Plasmazelle, RNS-Gehalt   38
Pleuraerguß   122 ff, 143 ff
Pleuritis carcinomatosa, DNS-Histogramm   64,
    65, 122 ff, 143 ff
Ploidiestufen, Leber   24 ff
-, Tumorzellen   130 ff, 151
Portio uteri, Abstrich   161 ff
-, DNS-Histogramm   55
-, Dysplasie   120, 173 ff
Präcancerose, der Cervix uteri   173
Präparation s. Zellpräparation
Prednison   100, 101
prescreening   119
Proliferation   73, 74, 151
proliferation kinetics s. Proliferationskinetik

Proliferationskinetik bei Bestrahlung s. Strahlen-
    therapie
- bei Leukämien   48, 87
- bei Rhabdomyosarkom   108 ff
Pronase   29, 59, 83
Proteinsynthese nach Bestrahlung   113

R
radiotherapy s. Strahlentherapie
recruitment   74, 102
Rhabdomyosarkom   108 f
RNase, Anwendung bei Ehrlich-Ascites-Tumor
    32
-, - Ergüssen   122, 143, 154
-, - Knochenmark   47
-, - Leber   21
-, - Leukämie   83, 97
-, - Leukocyten   18
RNS, Fluorochromierung mit Acridinorange
    32, 34
-, Fluorochromierung mit Ethidiumbromid
    21
-, in Plasmazellen   38
Röntgenbestrahlung   74
- s. Bestrahlung, Strahlentherapie

S
Sarkom, Hamster   103 f, 106
Scanning-Mikroscop-Photometer s. Absorp-
    tionscytophotometer
Schilddrüsencarcinom, DNS-Histogramm   64,
    65
Strahlentherapie   103, 108, 112
Synchronisation   74, 77, 87, 103 ff, 108
synchrony s. Synchronisation
Synthese-Phase s. DNS-Synthese
Scintillationsspektrometrie   74

T
6-Thioguanin   89, 99
C_{14}-Thymidin-Einbau s. DNS-Synthese
Thymus   112 ff, 124, 154
Transplantationskammer s. Diffusionskammer
Trypsinierung   59, 87, 108

U
Ultraschall   5, 32, 55 ff, 59 ff, 124 ff, 143,
    154, 164 ff, 174 f
ultrasound s. Ultraschall
Uterine cancer   164 ff

L. Reimer, G. Pfefferkorn
Raster-Elektronenmikroskopie

138 Abbildungen. XI, 263 Seiten. 1973. DM 68,–; US $27.80
ISBN 3-540-06102-9

Advanced Techniques in Biological Electron Microscopy

Editor: J.K. Koehler
With contributions by S. Bullivant, J. Frank, K. Hama,
T.L. Hayes, J.H. Luft, F.A. McHenry, D.C. Pease, M.M. Salpeter
108 figures. XII, 304 pages. 1973. Cloth DM 50,–; US $20.40
ISBN 3-540-06049-9

Fluorescence Techniques in Cell Biology

Proceedings of the Conference on "Quantitative Fluorescence
Techniques as Applied to Cell Biology", held at Battelle Seattle
Research Center.
Editors: A.A. Thaer, M. Sernetz
303 figures. VIII, 420 pages. 1973. Cloth DM 44,–; US $18.00
ISBN 3-540-06421-4

P. C. Koller
The Role of Chromosomes in Cancer Biology

With a Foreword by A. Haddow
42 figures. XII, 122 pages. 1972 (Recent Results in Cancer
Research, Vol. 38). Cloth DM 48,–; US $19.60
ISBN 3-540-05812-5

Results and Poblems in Cell Differentiation

A Series of Topical Volumes in Developmental Biology.
Editors: W. Beermann, J. Reinert, H. Ursprung
In 5 volumes. Please ask for further information

D. F. H. Wallach, R. J. Winzler
Evolving Strategies and Tactics in Membrane Research

70 figures, 53 tables. IX, 381 pages. 1974
Cloth DM 73,10; US $29.80
ISBN 3-540-06576-8

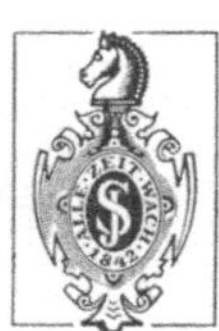

**Springer-Verlag
Berlin Heidelberg New York**